W0268768

ISBN 978-3-642-98680-2   ISBN 978-3-642-99495-1 (eBook)
DOI 10.1007/978-3-642-99495-1

Aus dem Senckenbergischen Pathologischen Institut der Universität zu Frankfurt a. M.

Die funktionellen Störungen des peripheren Kreislaufs.[1]

Von

Prof. Dr. Bernh. Fischer-Wasels.

Mit 16 Abbildungen im Text.

Inhaltsverzeichnis.

---

[1] Die vorliegende Arbeit ist hervorgegangen aus einem Referat über die Pathologie der Gefässfunktion, das ich auf Einladung der „*Deutschen Gesellschaft für Innere Medizin und Neurologie in der Tschechoslowakei*" am 23. April 1932 zu *Prag* erstattet habe. Naturgemäß musste sich der Vortrag auf einige Kapitel dieser Abhandlung beschränken, die jetzt die Aufgabe hat, die vorgetragenen Thesen noch weiter auszubauen, zu vertiefen und eingehender zu begründen. Es handelt sich besonders um die Folgen der Arterienkrämpfe und die Entstehung der Hirnblutung, worüber auch neues Material inzwischen beigebracht werden konnte.

Verbunden war der Vortrag mit einer Demonstration eigener Beobachtungen und Versuchsergebnisse und insbesondere mit der Vorführung des über lokale Kreislaufstörungen und die Leukocytenemigration in meinem Institut von meinem Schüler und Mitarbeiter Prof. *J. Tannenberg* auf meine Veranlassung hergestellten *Filmes*. Einzelne Stellen dieses Filmes werden auch hier zur Erläuterung bestimmter Kreislaufvorgänge wiedergegeben.

A. Die Aufgaben des Kreislaufs.

Die Aufgabe des Kreislaufes liegt in der Versorgung jeder Einzellzelle des Organismus mit Sauerstoff und Nahrung und in der Beseitigung der Abfallstoffe und der Kohlensäure. Diese Aufgabe erfüllt der Kreislauf durch die dauernde Bewegung des Blutes in einem geschlossenen Röhrensystem. Die zur Aufrechterhaltung dieser Bewegung nötige Energie liefert der Motor des Kreislaufes, das Herz, durch seine Contractionen. Die Durchströmung des ganzen Röhrensystems ist ein ausserordentlich komplizierter Vorgang, weil die Röhren selbst nicht starr, sondern elastisch sind, weil sie, z. T. sogar in sehr hohem Grade, durch verschiedene Tonus- und Contractionseinstellungen ihre Weite verändern und weil endlich in den weitesten Teilen der Strombahn, dem Capillarsystem, sehr grosse Gebiete (in ständigem Wechsel) leerlaufen, d. h. am Kreislauf zeitweise nicht beteiligt sind. Die Blutmenge des Gesamtkörpers ist viel zu klein, um alle Abschnitte des Gefässnetzes zu füllen, daher müssen Füllung und Drosselung besonders im Gebiete der Arteriolen und Capillaren ständig wechseln. Schon ganz physiologische Vorgänge bedingen tiefgreifende Umstellungen des gesamten Kreislaufes, der sich jeweilig den Verhältnissen anpassen muss. So hat *Rein*[1] gezeigt, dass eine Abkühlung der Körperoberfläche zu einer starken Abnahme der Hautdurchblutung, dagegen gleichzeitig — bei einem Blutdruckanstieg von 10 bis 20 mm Hg — zu einer über 400%igen Mehrdurchblutung des Darms, einer 20- bis 30%igen der A.-carotis und einer 10- bis 20%igen Mehrdurchblutung der Nieren führt.

Der Bedarf der Zellen, Gewebe und Organe an Blutströmung, an Zufuhr und Abfuhr ist aber ungeheuer verschieden und wechselt im höchsten

---

[1] *Rein, H.:* Erg. Physiol. **32**, 28. München: J. F. Bergmann 1931.

Grade, besonders nach den Funktionszuständen. „Es gehört zu den wunderbarsten Erscheinungen der feiner, als das feinste Präzisionsinstrument arbeitenden Kreislaufregulation, dass sie den ungeheueren Schwankungen des Blutbedarfes und der Blutversorgung der jeweils tätigen Organe jeden Augenblick Rechnung trägt und dabei den Blutdruck zumeist auf einer konstanten Höhe hält, die bekanntlich 110 bis 120 mm Hg beträgt" (*Volhard*[1]). Die motorische Kraft des Herzens hat die Aufgabe, diesen notwendigen Blutdruck im Anfangsteil des Kreislaufes dauernd aufrecht zu erhalten, da die Strömung ja nur eine Folge der Druckdifferenzen ist.

Die tägliche motorische Arbeit des menschlichen Herzens ist auf 20000 mkg berechnet worden und bei schwerer Arbeit leistet das Herz sogar eine Arbeit von 87 mkg in der Minute. Dieses Minutenvolumen des Herzens, die in der Minute ausgeworfene Blutmenge dient uns als Maßstab der Kreislaufgrösse. Der Blutstrom, im Anfang des Kreislaufs ungeheuer rasch, nämlich $^1/_2$ m in der Sekunde im Anfangsteil der Aorta, wird nach der Peripherie immer langsamer und im Capillargebiet herrscht die für den Stoffaustausch notwendige langsame Strömung von Bruchteilen eines Millimeters in der Sekunde. Die lebendige Kraft auch dieser Strömung wird aber vom Herzen geliefert.

Der Grad dieser Arbeitsleistung des Herzens wird allerdings nicht autonom vom Herzen selbst bestimmt und steht auch nicht wesentlich unter centralnervöser Regulierung. Das ist schon deshalb nicht möglich, weil *das Herz keine Saugpumpe* ist. Trotz alledem zeigt die Herzarbeit geradezu enorme Unterschiede, da das Herzminutenvolumen, das beim erwachsenen Menschen in der Ruhe etwa 4 Liter beträgt, bei Körperarbeit Steigerungen bis zu 20 Liter erreicht. Diese Steigerung des Minutenvolumens geht von den peripheren Teilen des Kreislaufs aus und steht in unmittelbarer Abhängigkeit von der Blutmenge, die aus der Peripherie dem Herzen zuströmt, also von dem Füllungsdruck der grossen Venen abhängig ist. Das in dieser Richtung sehr leistungsfähige und sofort anpassungsfähige gesunde Herz wirft alles Blut aus, das ihm durch die Venen geliefert wird und die *Grösse des Schlagvolumens* entspricht daher genau dem *venösen Füllungsdruck*. Auch die Schlagfolge der Herztätigkeit wird *durch die Organperipherie bestimmt*, in der die Gefässmuskulatur die Blutgeschwindigkeit regelt.

Letzten Endes wird also das Minutenvolumen bestimmt durch die Blutspeicher und die grossen Venen. Die Blutspeicher, insbesondere die Milz (*Barcroft*) und die Leber (*Rein, Krogh, Pick*) schütten bei erhöhtem Blutbedarf grosse Blutmengen aus, dies und die Verengerung der Venen vermehrt den Blutrückfluss zum Herzen, und der erhöhte venöse Füllungsdruck führt sofort zu einer Vergrösserung des Schlagvolumens. Im arbeitenden Organ entsteht durch die Zerfallsprodukte eine stärkere Säuerung des Blutes. Diese führt zur Venencontraction und zugleich wird bei Steigerung der Arbeitsleistung Adre-

---

[1] *Volhard, F.:* Handbuch der inneren Medizin, 2. Auflage, von *v. Bergmann* und *Staehelin*, 6. Bd. S. 397. Berlin: Julius Springer 1931.

nalin ausgeschüttet, das ebenfalls Venencontraction und Milzcontraction herbeiführt und in der Leber bis zu 59% des Lebergewichtes an Blut aus der Leber herauswirft (Schliessen und Öffnen der Lebersperre, *Mautner* und *Pick*). Eine Venenerweiterung und damit ein ungenügender venöser Rückfluss mit verstärkter Lebersperre kann dagegen durch Acetylcholin und Histamin herbeigeführt werden. Der Venentonus hängt dabei zu einem grossen Teile von der Wasserstoffionenkonzentration, also vor allem von der Kohlensäureanhäufung im Blute ab, die weiter auch noch über das Venomotorenzentrum eine Venencontraction auslösen und damit das Minutenvolumen vergrössern kann (*Boothby, Fleisch, Gollwitzer-Meier, Bohn*[1]). Blutdrucksteigerung z. B. durch Erregung der Blutdruckzügler oder durch elektrische Reizung kann auch reflektorisch Venenerweiterung hervorrufen. Aber auch hier sehen wir schon, dass alle diese Vorgänge nicht unter dem beherrschenden Einfluss der Nervenbahnen stehen. „Die Nervenbahn ist nicht Anfangsglied dieser Abläufe, sondern nur gleichsinnig mitbetätigtes Meldewerk" (*G. Hauffe*[2]).

I. Gefässarbeit, Blutgefühl, Blutdruck.

Die Verteilung der Blutmenge und des Blutstromes auf die einzelnen Organe und die wechselnden Bedarfsstellen ist Aufgabe des Gefäßsystems. Maßgebend hierfür sind die verschiedenen Funktionsleistungen. Herz und Gehirn werden als die lebenswichtigsten Organe verschwenderisch mit Blut versorgt und wenn die Hauptmasse des Blutes nach den Stellen des Bedarfs durch regulatorische Gefässverengerungen anderer Gebiete hingeleitet wird, so sind diese beiden Organe, die nur spärlich mit Vasoconstrictoren versorgt sind, ausgenommen. Im übrigen wird das Blut den Organen, die sich in lebhafter Tätigkeit befinden, in grosser Menge zugeführt auf Kosten der gerade ruhenden Körperorgane. Die Lösung dieser ausserordentlich wichtigen Aufgabe erfolgt durch die rasch wechselnde Einstellung und Arbeit der Gefässe. Bis in die neueste Zeit hat man geglaubt, dass diese „*Gefässarbeit*" an der Lieferung der Kreislaufenergie wesentlich beteiligt sei und manche haben sogar von den Arterien als „*peripheren Herzen*" gesprochen. Die Strömung des Blutes selbst sollte also durch die Arbeit der Gefässmuskulatur gefördert werden (*Ricker* und *Natus, Hasebroeck* und viele andere). Es darf aber heute als bewiesen gelten, dass die Gefässe *weder durch Pression noch durch Aspiration* den Blutstrom selbst fördern und besonders *Fleisch* und *Hürthle*[3] haben den positiven Beweis erbracht, dass weder die grossen noch die kleinen Arterien des Körperkreislaufes eine Gefäßsystole ausführen, dass sie also lediglich anpassungsfähige Leitungsröhren sind[4].

---

[1] *Fleisch, A.:* Schweiz. med. Wschr. **1932**, 873.

[2] *Hauffe, G.:* Virchows Arch. **286**, 781 (1932).

[3] Zit. n. *A. Fleisch:* Bethes Handbuch der norm. u. pathol. Physiologie Bd. 7 II, S. 1071. Berlin: Julius Springer 1927.

[4] Vgl. unsere Bearbeitung dieser Frage in Bethes Handbuch der norm. u. pathol. Physiologie Bd. 7 II, S. 1593. Berlin: Julius Springer 1927.

Der Gesamtkreislauf kann aber unmöglich maßgebend sein für die Blutfülle des tätigen Organs. Es müssten ja sonst bei erhöhter Tätigkeit eines Organes auch alle anderen Organe eine erhöhte Blutmenge bekommen, wozu schon die Gesamtmenge nicht im entferntesten ausreichen könnte. Die erhöhte Tätigkeit des Herzens durch den verstärkten venösen Zufluss und die Entleerung der Blutspeicher kann demnach nur das Minutenvolumen und damit die Kreislaufgeschwindigkeit im allgemeinen steigern. Die richtige *Verteilung des Blutes* auf ruhende und tätige Organe kann lediglich durch die verschiedene Einstellung der Organarterien, also durch Erweiterung und Verengerung der Arterien und Arteriolen erfolgen. Dieser Mechanismus muss notwendigerweise so arbeiten, dass mit dem auf das 3- bis 10fache erhöhten Blutzufluss zu dem tätigen Organ eine entsprechend starke Drosselung der Blutströmung zu den übrigen Teilen des Körpers untrennbar Hand in Hand geht. Während also Arterienweite, Blutdruck und Blutmenge in dem einen Arteriensystem stark erhöht sind, müssen in den übrigen Teilen der arteriellen Bahnen entsprechende Drosselungen eintreten.

Da für die Aspirationshypothese durch die Capillaren bisher keinerlei Beweis erbracht werden konnte, so muss der Arbeit der Gefässmuskulatur eine andere Bedeutung zukommen, als die einer aktiven Förderung des Blutstromes. Haben auch sorgfältige Funktionsbeobachtungen der Gefässe ergeben, dass dieselben grundsätzlich alle Funktionen des Herzens besitzen, nämlich Automatismus, Tonus, Reizbarkeit, Contractilität und Reizleitung (*Ignatowski* und *v. Lemesic*[1]), so sagt das eben noch nicht, dass die Contractionstätigkeit der Gefässe eine Unterstützung des Gesamtkreislaufs darstellt. Auch die bekannten Spontancontractionen der Arterien entfalten in dieser Richtung keine Energie, sie müssen — bei den niederen Tieren auf das ganze System annähernd gleich verteilt — als eine rudimentäre und bedeutungslose Funktion bei den höheren Tieren angesehen werden, deren Herz diese rhythmische Contraction dafür um so vollkommener ausgebildet hat (vgl. *Atzler* und *Lehmann*[2]). Besonders die *Biersche* Schule hat dann noch eine Förderung des Kreislaufes durch „das *Blutgefühl*" der Capillaren annehmen zu müssen geglaubt, aber diese Hypothesen sind durch die Nachprüfung von *Rothmann*[3]) und durch eingehende experimentelle Untersuchungen aus meinem Institut (*Tannenberg*[4]) wohl endgültig widerlegt worden. Insbesondere haben die letzteren Untersuchungen gezeigt, dass für die spontane Blutstillung in einer Wunde nicht das Blutgefühl der Capillaren und das Ansaugen anämischer Bezirke eine Rolle

---

[1] *Ignatowski* und *v. Lemesic:* Verh. dtsch. Ges. Kreislaufforsch., 4. Tagg. Breslau 1931.

[2] *Atzler* und *Lehmann:* Bethes Handb. der norm. u. path. Physiologie, Bd. 7 II, S. 963. Berlin: Julius Springer 1927.

[3] *Rothmann:* Münch. med. Wschr. 1913, 1664.

[4] *Tannenberg* und *Dassel:* Arch. klin. Chir. 147, 730 (1927) u. Dtsch. Path. Ges. 23. Tagg. Danzig, S. 301 (1927).

spielen, sondern lokale Gefässcontraction und Thrombenbildung. Ebenso konnten wir die Annahme widerlegen, dass die Capillaren sich gegen den Zustrom venösen Blutes sperren und nur arterielles Blut durchlassen. Schon ein einfacher Adrenalinversuch an der Froschschwimmhaut spricht gegen die Fähigkeit der Capillaren, sich gegenüber dem venösen Blut verschliessen zu können. Durch Adrenalin kann man hier leicht einen Verschluss der kleinen Arterien und Arteriolen herbeiführen. Die Capillaren laufen dabei leer, sind mit reinem Plasma gefüllt und werden nach etwa ¼ Stunde erweitert und von den Venen aus mit Blut gefüllt. Erst wenn alle Capillaren mit Blut gefüllt sind, kommt der Blutstrom zur Ruhe, es kommt zum Blutstillstand. Der rückwärts fliessende venöse Blutstrom findet also in den Capillaren *keinen* Widerstand.

Dem Gefäßsystem fallen demnach zwei Aufgaben zu: Durch den Tonus, die Spannung und Contraction haben die Arterien den Gesamtquerschnitt des Kreislaufes so einzuengen, dass der notwendige *Blutdruck* aufrecht erhalten wird und durch die regionale Verschiedenheit dieser Einstellungen haben sie zugleich die nach den Funktionszuständen wechselnde *Verteilung des Blutzuflusses* zu den Organen zu regeln. Es genügt uns nicht zu wissen, dass die Verteilung des Blutes im Körper durch körperliche und seelische Kräfte geregelt wird, deren Zentrum im engen Zusammenhang mit dem Schmerzzentrum an der Basis des dritten Ventrikels liegt (*Kulenkampff*[1]), und dass das Sympathicussystem hierfür und für die Gefässinnervation eine grosse Rolle spielt. Es ist notwendig, auch das Zusammenwirken der Teile in allen Phasen und Abhängigkeiten übersehen zu können, obwohl hier sicherlich noch viel wichtiges aufzuklären ist.

Um den Blutdruck den wechselnden Anforderungen des Gesamtorganismus in der richtigen Weise anzupassen und zu regeln, sind die verschiedenen Organbezirke in sehr verschiedener Weise mit gefässverengernden Nerven versehen. Es ist kein Zufall, dass gerade die Gefässe der Haut und des Splanchicusgebietes am reichlichsten mit Vasoconstrictoren ausgestattet sind, denn gerade diese Gebiete können am leichtesten zeitweise grosse Blutmengen entbehren bzw. abgeben (vgl. *E. Atzler*[2]). Erweitern sich aber sämtliche Arterien und Arteriolen des gesamten Kreislaufes (z. B. Vasomotorenlähmung durch Gifte), so muss der Kreislaufquerschnitt zu gross werden und es erfolgt der Zusammenbruch des ganzen Kreislaufes durch Verblutung in das zu weit gewordene Gefäßsystem. Grundsätzlich denselben Vorgang beobachten wir bei zu geringem Füllungsdruck der grossen Venen (z. B. plötzliches Aufrichten) und dadurch bedingtem ungenügenden venösen Rückfluss von der Peripherie her. Denn Venen und Blutspeicher regulieren diesen venösen Rückfluss und dadurch das Minutenvolumen des Herzens.

---

[1] *Kulenkampff:* Dtsch. Z. Chir. **234**, 187 (1931).
[2] *Atzler, E.:* Bethes Handb. d. norm. u. pathol. Physiologie, Bd. 17 II, S. 934. Berlin: Julius Springer 1927.

Durch Giftwirkungen können auch allgemeine oder wenigstens sehr ausgedehnte Erweiterungen grosser Capillargebiete entstehen. Da ohnedies stets zahlreiche nicht funktionierende Reservecapillaren vorhanden sind (s. unten S. 10), so muss eine solche Capillarerweiterung, wenn sie z. B. das gesamte Splanchnicusgebiet betrifft, zu einer derartigen Vergrösserung des gesamten Kreislaufquerschnittes führen, dass auch hier die grossen Venen zu wenig Blut enthalten, der venöse Rückfluss also zu gering wird, das Herz leerläuft und die Spannung und Füllung des Arteriensystems nicht mehr aufrecht erhalten werden kann: Verblutung in die Capillarräume. Das ist der Mechanismus des Todes durch Vergiftungsshock und da ja auch (s. unten S. 32) der anaphylaktische Shock am Capillarendothel sich abspielt, so hat man das Capillarsystem wohl auch als das Shockorgan bezeichnet. Besonders die Schwermetalle als ausgezeichnete Capillargifte (z. B. Goldsalze) und das Histamin können solche Zustände bzw. raschen Tod auf diesem Wege herbeiführen (s. S. 34/35).

II. Die Blutverteilung zu den Funktionsgebieten.

Diese kurzen Hinweise auf einige grundlegende Blutdruckfragen mögen hier genügen. Die zweite Aufgabe der Gefässtätigkeit ist die der *Blutverteilung auf die Funktionsgebiete.*

Der Blutdruck allein kann hierfür nicht maßgebend sein, mag er auch in den verschiedenen Gebieten schwanken. Auf dem Wege zu den Capillaren gehen 83 bis 95 % des centralen Druckes verloren. Dabei zeigt der Aufbau der Gefässverzweigungen des Körpers den optimalen Bautypus, dessen Gesamtwiderstand ein Minimum beträgt und daher die besten Strömungsbedingungen schafft (*W. R. Hess*[1]). Den ungeheuren Wechsel des Blutbedarfs der Organe aber ermöglicht *lediglich die Arbeit der Gefässe* und zwar durch die nach Funktion und Ruhe in sehr verschiedener Weise eingestellte Gefäss- und Capillarweite. Nehmen wir als Beispiel den stark erhöhten Blutbedarf ausgedehnter Organgebiete, wie z. B. zahlreicher Muskeln bei sehr starker körperlicher Anstrengung, so arbeiten eine Reihe verschiedener Mechanismen zusammen, um den Muskeln die notwendigen Blutmengen rasch zu liefern. Zunächst wird die Herztätigkeit durch die Stoffwechselprodukte reflektorisch stark erhöht und auch der Blutdruck steigt an zur Beschleunigung des Umlaufes.

Die Organfunktion selbst steht nun in zahlreichen Fällen, wie z. B. beim Skeletmuskel, unter dem beherrschenden Einfluss des Nervensystems. Sie erhält ihren Impuls zu verstärkter Tätigkeit vom nervösen Centralorgan, vom Gehirn und nun muss in Bruchteilen von Sekunden der stark erhöhte Blutbedarf gedeckt werden. Die einfachste Erklärung hierfür schien die der *Mitinnervation* zu sein. Mit dem Tätigkeitsimpuls sollte eine vom Zentrum ausgehende Reizung der Vasodilatatoren festgekoppelt sein. Aber diese Er-

---

[1] *Hess, W. R.:* Bethes Handb. d. norm. u. path. Physiol., Bd. 7 II, S. 904 (1027).

klärung konnte schon deshalb keine Allgemeingültigkeit beanspruchen, weil ja zahlreiche Funktionen und Funktionssteigerungen ganz unabhängig vom Centralnervensystem verlaufen (z. B. Niere, Leber, Verdauung, Wachstum, Regeneration) und in einer sehr gründlichen Untersuchung hat *W. R. Hess* schon vor Jahren nachgewiesen, dass auch bei der Skeletmuskulatur für die Annahme einer vasodilatatorischen Mitinnervation keine genügenden Unterlagen, geschweige denn Beweise, bisher beizubringen sind. Es muss daher der gesteigerte Blutzufluss zum tätigen Organ durch die Peripherie selbst veranlasst sein, es muss ein *peripherer Regulationsmechanismus* bestehen. Für die reaktive Hyperämie hat *Aug. Bier* schon im Jahre 1898 einwandfrei zeigen können, dass diese Hyperämie auch an nervös-isolierten Extremitäten, also ganz unabhängig vom Gehirn entsteht und einfach durch den Mangel an Sauerstoff im Blut ausgelöst wird. Allerdings mit dem einfachen Begriff des „Blutgefühls des Gewebes" war dieser periphere Mechanismus noch nicht aufgeklärt.

In diesem Mechanismus kommt selbstverständlich dem Nervensystem und den nervösen Reflexen eine ausserordentlich bedeutungsvolle Rolle zu. Wir wissen z. B., dass eine „konsensuelle Vasomotorik" besteht, indem bei der Tätigkeit eines Beines auch die Gefässe des anderen Beines hyperämisch werden. Diese nervösreflektorische Hyperämie bleibt immer aus nach Entnervung. Auch die Weiterstellung der Arteriolen im Tätigkeitsgebiet erfolgt im wesentlichen auf nervös-reflektorischem Wege. Dagegen steht das gesamte Capillargebiet jenseits der Arteriolen vor allem unter dem Einfluss chemischer Vorgänge.

Heute kennen wir eine Reihe von Faktoren, die zur Erklärung des Mechanismus der peripheren Kreislaufregulation herangezogen werden können, wenn auch eine restlose Aufklärung bisher noch nicht vorliegen dürfte. In erster Linie dachte man an die gefässerweiternde Wirkung der Stoffwechselprodukte, die sich natürlich im tätigen Gewebe reichlicher ansammeln müssen und *Fleisch*[1] insbesondere hat gezeigt, dass Kohlensäure und Milchsäure in schwacher Konzentration gefässerweiternd, insbesondere auf Arteriolen und Capillaren wirken und so eine vermehrte Durchblutung zustande kommt. Auch der Sauerstoffmangel führt zu einer Gefässdilatation und weiter dürfen wir als besonders wichtig die Kreislaufhormone, Histamin, Acetylcholin, Adenylsäure und Kallikrein ansehen. Sie werden z. T. bei mechanischen Reizungen, z. T. durch nervöse Einflüsse im Gewebe frei, wobei das Histamin besonders stark Capillarerweiterung, das Acetylcholin aber Arterien- und Arteriolenerweiterungen herbeiführt. Da aber diese Stoffe nur im Gewebe selbst entstehen und dann keineswegs bis zu den grösseren Arterien hin wirken können, so bestand immer noch die Schwierigkeit, gerade das Wichtigste, die Erweiterung der grossen Organarterien zu erklären. *Hess* hat infolgedessen die Annahme gemacht,

---

[1] *Fleisch* a. a. O., ferner *Fleisch*, *Sibul* u. *Ponomareo*, Pflügers Arch. **230**, 814 (1932).

dass jedes Gewebe mit einer *spezifischen nutritiven Sensibilität* ausgestattet sei, auf die der Bluthunger als adäquater Reiz einwirke. Dadurch sollen dann Reflexe bis zu den grossen zuführenden Arterien ausgelöst werden und je grösser der Blutmangel, um so höher sollen diese nutritiven Reflexe bis zu den Hauptarterien, ja bis zum Centralnervensystem sich auswirken können. Wir kennen Beispiele von reaktiven Hyperämien genug, bei denen der hyperämische Bezirk den Reizungsort weit überschreitet und diese Grösse der Hyperämie nicht mehr auftritt, wenn die Nerven degeneriert oder durch Narkotica ausgeschaltet sind. Diese nutritiven Reflexe sollen im sympathischen Nervensystem verlaufen und vielleicht nicht nur durch Sauerstoffmangel, sondern auch durch die freiwerdenden genannten Kreislaufhormone ausgelöst werden.

Da der Bedarf der verschiedenen Organe nicht nur an Sauerstoff, sondern auch an spezifischen chemischen Substanzen sehr verschieden ist, so würde der Organismus eine ungeheure Verschwendung treiben, wenn er zur Deckung dieses Bedarfes die Konzentration der an einer einzelnen Stelle angeforderten Stoffe im Gesamtblut gleichmäßig erhöhen müsste. Aus diesem Grunde bedient er sich für die Stoffwechselvorgänge gleichzeitig noch besonderer Transportmittel für die einzelnen notwendigen Substanzen. Schon das Hämoglobin der roten Blutkörperchen dient als ein solches Transportmittel, als Vehikel für den Sauerstoff und da, wo sich reichlicher Kohlensäure oder Milchsäure ansammeln, wird durch diese Säuren (ebenso wie durch Wärme) die Bindungsfähigkeit des Hämoglobins für Sauerstoff vermindert, der Sauerstoff also jetzt leichter abgegeben. Wir sehen also an den Orten erhöhten Bedarfs einen spezifischen Abgabereiz für den Sauerstoff eintreten. In ganz ähnlicher Weise besteht ein besonderes Vehikelsystem, wie vor allem *Bennhold*[1] nachgewiesen hat, für den Transport des Wassers im Körper, das als Quellungswasser an die Serumeiweisskörper gebunden wird. In gleicher Weise werden Fremdstoffe, Farbstoffe, Bilirubin quantitativ an die Bluteiweisskörper gebunden und so zeitweise ihrer physikalisch-chemischen Individualität vollständig beraubt. Erst wenn diese Substanzen an die Orte des Bedarfs oder der physiologischen Ausscheidung gelangen, wird die Verbindung mit den Eiweisskörpern wieder gelöst, sie werden sozusagen „abgehängt", in der Leber z. B. durch die Einwirkung der oberflächenaktiven gallensauern Salze, und nun ausgeschieden. Hierbei hat sich gezeigt, dass die Albumine vor allem als Transportmittel für Bilirubin und die künstlichen Farbstoffe dienen, die Globuline als Transportmittel für die Lipoide, insbesondere das Cholesterin. So verstehen wir auch, dass eine Cholesterinvermehrung im Blute mit einer Globulinämie, dass der chronische Ikterus mit einer Albuminvermehrung einhergeht. Wir sehen aus alledem, dass die für das Leben notwendigen Transportvorgänge im Organismus einerseits durch den Blutkreislauf, das Blutangebot im Gewebe, andererseits durch eine Reihe

---

[1] *Bennhold, H.*: Transportprobleme im tierischen Organismus Klin. Wschr. **1932,** 2057.

wichtiger physikalisch-chemischer Mechanismen sichergestellt werden. *Bennhold* betont mit Recht, dass diese beiden Mechanismen Hand in Hand arbeiten müssen und für das Verständnis der Lebensvorgänge im Gewebe von *gleich* grosser Wichtigkeit sind.

III. Die Blutspeicher und der Leerlauf der Capillaren.

Weiterhin sehen wir, dass bei Bedarf grosse Gebiete des Körpers und zwar die nur zeitweilig tätigen Organe grosse Blutmengen abgeben müssen: Die *Blutspeicher*, auch *Blutdepots* genannt, entleeren sich. Als solche Blutdepots, die sich bei Bedarf entleeren, sind heute mit Sicherheit nachgewiesen: die Leber, das Gefässgebiet des Splanchnicus, die subpapillären Gefässnetze der Haut und die Flutkammern der Milz (vgl. *Wollheim*[1], *E. F. Müller* und *Hölscher*[2]). Wir wissen, dass bei starker Muskelarbeit z. B. regelmäßig eine Contraction der Milz auftritt. Auch das Blutdepot der Leber kann sehr stark verringert werden und wir haben also dann eine starke Herabsetzung der Blutfülle in Darm, Haut, Milz und Leber.

Alle diese Blutspeicher können in verschieden hohem Grade entleert, dadurch die zirkulierende Blutmenge stark vermehrt werden bei körperlicher Arbeit, bei Blutverlusten, bei Sauerstoffmangel usw. Im Gegensatz dazu bleibt die Durchblutung der Niere wohl meistens proportional dem Gesamtblutdruck. Ähnliches nahm man früher für den Kreislauf im Gehirn an, aber neuere Untersuchungen von *Rein* (vgl. S. 2) haben dargetan, dass auch für das Gehirn besondere Gesetzmäßigkeiten und eine ziemlich weitgehende Unabhängigkeit seiner Durchblutung vom mittleren Blutdruck in den grossen Arterien angenommen werden muss. Auch für das Herz müssen besondere Gesetze und eine Unabhängigkeit hohen Grades vom Gesamtblutdruck angenommen werden (vgl. S. 40). Bei starker Abkühlung können aber noch andere Regelungen eintreten. Hier wird das Splanchnicusgebiet sehr stark erweitert, während alle peripheren Gefässe stark gedrosselt werden bis zu einem totalen Block der Extremitätendurchblutung (*Rein*[3]). Schon 1878 hat *Pawlow*[4] im Tierexperiment die Verengerung der Hautgefässe bei starker Erweiterung der Eingeweidegefässe durch direkte Beobachtungen nachgewiesen.

Sehr eingehende Untersuchungen über diese und andere grundlegende Kreislaufvorgänge verdanken wir vor allem *Rein*[5]. Er hat dargelegt, dass wir drei verschiedene Möglichkeiten der Blutspeicherung unterscheiden müssen. Die 1. Form ist die Speicherung des Blutes in *echten Depots*, wo das Blut längere Zeit aus dem Kreislauf völlig ausgeschaltet ist. Ein solcher echter Blutspeicher ist wahrscheinlich nur die Milz, bei der z. B. nachgewiesen

---

[1] *Wollheim, E.:* Klin. Wschr. **1928**, 1261 u. Dtsch. med. Wschr. **1930**, 556.
[2] *Müller, E. F.* und *Hölscher:* Klin. Wschr. **1929**, 252.
[3] *Rein:* 11. Tagg. d. Dtsch. physiol. Ges. Kiel, Mai 1929.
[4] *Pawlow:* Pflügers Arch. **16**, 266 (1878).
[5] *Rein:* Klin. Wschr. **1933**, 1.

wurde, dass das Milzblut bei Kohlenoxydeinatmung fast frei oder frei von CO bleibt. Die 2. Form der Speicherung ist die *Änderung* des Fassungsvermögens grösserer Kreislaufgebiete *im Nebenschluss.* Hier spielt das Splanchnicusgebiet eine besondere Rolle, da hier 2 Capillarsysteme und 2 Venensysteme hintereinander geschaltet sind und die Strombettweite, das Fassungsvermögen, hier grossen Änderungen unterliegt durch Öffnung und Schliessung von Schleusen, also durch Stauung und Entstauung in hohem Ausmaße geändert werden kann. Ausser dieser Speicherung durch Änderung des Strombettes im Nebenschluss gibt es endlich 3. noch eine Speicherung des Strombettes *im Hauptschluss.* Hier spielen eine wesentliche Rolle wohl nur die grossen Venen, deren Bedeutung für die Kreislaufregulation von *Meier-Gollwitzer* zuerst aufgedeckt worden ist.

Schon diese Einteilung und Gliederung zeigt, dass unter Blutspeicher und Blutspeicherung sehr verschiedene Dinge verstanden werden. Selbst wenn wir die Milz betrachten, die wohl von allen als echter Blutspeicher anerkannt wird, müssen wir doch betonen, dass selbstverständlich auch das Blut in den Flutkammern der Milz nicht für sehr lange Zeit, geschweige denn dauernd aus dem Kreislauf ausgeschaltet sein kann. Wir wissen, dass bei starker körperlicher Arbeit, ja selbst bei leichterer Muskeltätigkeit das Blut der Flutkammern der Milz durch Contraction des Organes ausgepresst und unter Öffnung der Schleusen in den Gesamtkreislauf gedrückt wird. Von Blutspeichern, die etwa lediglich unter pathologischen Verhältnissen ihr Blut wieder an den Kreislauf abgeben würden, kann also keine Rede sein, sondern auch das Blut in diesen Speichern kann nur *zeitweise* aus dem allgemeinen Kreislauf herausgezogen sein. Es ist ausgeschlossen, dass ein solches Blut etwa wochenlang im Speicher verharrt, dann würden zweifellos pathologische Störungen die Folge sein, so wie wir an dem flüssig bleibenden Blut einer durch doppelte Unterbindung aus dem Kreislauf völlig ausgeschlossenen Vene nach einigen Wochen Veränderungen beobachten. Mit dieser Feststellung sind wir aber schon an den wesentlichen Punkt der ganzen Blutspeicherleere gekommen: *Es kann sich nur um die verschiedenen Grade der Strömungsverlangsamung handeln.* Zeitweise mag es bei der Blutspeicherung zum völligen Kreislaufstillstand kommen, aber sicherlich nach einigen Stunden muss diesem völligen Stillstand ein langsames Abströmen wieder folgen, weil sonst irreparable Schädigungen die notwendige Folge sein müssten. Ganz besonders wird dies für die Blutspeicher 2. und 3. Ordnung zutreffen, denn in Leber, Haut, Lunge ist in grösseren Gebieten ein längerer und völliger Blutstillstand ohne schwere krankhafte Folgen nicht denkbar. Aber auch in der Milz werden durch die natürlichen Bedingungen des Lebens die Blutfilter zeitweise immer wieder entleert, hat doch *Rein* nachgewiesen, dass selbst die Arbeit eines einzigen Muskels sofort die zirkulierende Blutmenge vermehrt, also zu einer Entleerung von Speichern führt. Da schon bei mittlerer körperlicher Arbeit des Menschen das Minutenvolumen des Herzens von 5 auf 21 l ansteigt, so dürfen wir schon bei jeder körperlichen Arbeit, weil sie nur zu einer Steigerung des Blutdrucks um 25—30% führt, mit einer starken Entleerung aller Blutspeicher rechnen. Ebenso starke Ansprüche an den Kreislauf stellt aber die Wärmeregulation. Eine Senkung der Umwelttemperatur um 20° steigert das Minutenvolumen um 100—200%. Der Stromwiderstand wird hierbei geringer, die Gesamtkapazität der Blutbahn grösser, also müssen die Blutspeicher entleert werden. Der Begriff der Speicherung gilt also nur insofern und ist natürlich insofern auch von grosser Bedeutung, als sich die einzelnen Organe sehr verschieden verhalten. Der Muskel kann überhaupt nicht als Blutspeicher dienen: Alles Blut, das er für die augenblickliche Funktionslage nicht nötig hat, gibt er sofort ab, die Capillaren entleeren sich und füllen sich erst wieder bei Bedarf. Ähnlich dürfte sich die Lunge verhalten und wir können demnach nur zwischen *zirkulierendem und nichtzirkulierendem Blut* für jeden einzelnen Zeitpunkt unterscheiden. Das Blut, das in einem gegebenen Augenblick sich an der Zirkulation nicht beteiligt, bildet das Depotblut, der Rest des Blutes ist die zirkulierende Blutmenge. Eine ganz scharfe Grenze lässt sich auch hier nicht ziehen, da ja der Begriff der zirkulierenden Blutmenge wesentlich mit bestimmt wird von der Zeit und auch die zirkulierende Blutmenge noch nach der Schnelligkeit und Langsamkeit der Strömung unterschieden werden muss. Bei völliger Ruhe des Körpers wird nur ein Teil des Blutes sich in schneller Zirkulation befinden, grosse Teile werden zwar an der Zirkulation beteiligt sein, aber in sehr langsamer Strömung, und weitere Teile werden zeitweise aus der Zirkulation so gut wie ganz ausgeschaltet sein. Nur diese letztere stellen das Depotblut dar und *Barcroft* schätzt die beim Hunde in der Ruhe in Reserve stehende Depotblutmenge auf 46% des Gesamtblutes, wobei von dieser Gesamtblutmenge 16% in der Milz, 20% in der Leber, 10% in der Haut (schätzungsweise) gespeichert sind. Schon die (durchaus berechtigte) Hinzunahme der Leber zu den Blutspeichern beweist ja nach den anatomischen Verhältnissen, dass es sich hier im wesentlichen nur um eine Weitstellung der sehr ausgedehnten Capillarbahnen und um eine *ganz langsame Strömung* handeln kann. Am klarsten ist natürlich die Depotfunktion der Milz. Hier haben wir grosse Flutkammern, an denen die *Schweigger-Seidelschen* Capillarhülsen als Schleusen und Sperrventile wirken. Auch in der Leber müssen nach den Untersuchungen von *Meier-Gollwitzer* und *Pick* solche Sperrvorrichtungen, Schleusen vorhanden sein, und zwar offenbar sowohl in den grossen Lebervenen, wie in den (bei Fleischfressern nachgewiesenen) muskulären Polstern der Vena centralis. Die Lunge kann höchstens eine Speicherfunktion 3. Ordnung nach *Rein* haben. Hier gilt offenbar das von *Krogh* aufgestellte Gesetz, dass das Blut nur dann durch die Gewebe fliesst, wenn sie tätig sind. Auch hier spielt nur die Weitstellung der gesamten Capillarbahn eine Speicherrolle für Ankurbelungs- und Ausgleichvorgänge, eine Depotfunktion im physiologischen Sinne kommt der Lunge nicht zu, deren Kreislauf ja auch eine sehr ausgeprägte nervöse Steuerung aufweist. Nach den

Feststellungen von *Wollheim*[1] stagniert das Blut nur in der Milz völlig (auch das gilt, wie gesagt, nur für bestimmte Zeitabschnitte), in den wichtigen subpapillären Capillarnetzen der Haut äussert sich dagegen die Speicherfunktion nur darin, dass die Blutströmung hier 5—20fach verlangsamt ist. Die Blutspeicher füllen sich vor allem im Schlaf, also hier beteiligt sich während grösserer Zeiträume ein Teil des Blutes überhaupt nicht an der Zirkulation und ein weiterer Teil zeigt in Leber und Haut eine sehr stark verlangsamte Strömung.

Alle diese Erkenntnisse sind auch von grosser Bedeutung für die *Blutmengenbestimmungen*. Diese können natürlich nur die zirkulierende Blutmenge erfassen, nicht die aus dem Kreislauf ganz oder durch sehr langsame Strömung ausgeschaltete Blutmenge. Da ja alle zur Zeit vorhandenen Blutmengenbestimmungen am lebenden Organismus auf sehr kurze Zeiträume eingestellt sind, so werden ihnen auch die in sehr langsamer Strömung befindlichen Teile des Gesamtblutes entgehen. Die Differenz zwischen zirkulierender und totaler Blutmenge des Menschen wird auf $1—1\frac{1}{2}$ l geschätzt.

Abgesehen vom Schlaf kommt eine wesentliche Abnahme der zirkulierenden Blutmenge vor allem beim *Kreislaufkollaps* vor. Hier bekommen wir durch Abnahme des Venendrucks eine schlechtere Auffüllung des Herzens, eine Abnahme des Minutenvolumens und der Herzgrösse. Ganz besonders führen solche *Vergiftungen* zum Kreislaufkollaps, die zu ausgedehnten Erweiterungen der Capillarbahn führen. Wir sehen daher solche Zustände von Kreislaufkollaps durch toxische Capillarerweiterungen auftreten unter der Wirkung der Eiweisszerfallsprodukte, des Peptons, des Histamins und beim anaphylaktischen Shock. Besonders beim experimentellen Histaminkollaps ist das Pfortadergebiet sehr stark mit Blut überfüllt und die Ursache liegt nach *Pick* in einer Sperre der Lebervenen (die Tierarten ohne Lebervenenmuskeln zeigen keinen Histaminshock!), nach *Dale* in einer Capillarlähmung mit Plasmaauftritt, wodurch die Zahl der Erythrocyten in den stagnierenden Blutsäulen um 1—1,5 Millionen ansteigen kann.

Wir sehen also nach alledem, dass der *Begriff des Blutspeichers* ohne jegliche scharfe Grenze in den Begriff der *peripheren Kreislaufschädigung*, insbesondere Capillarschädigung übergeht und übergehen muss. Denn auch hier kommt es lediglich auf die Schnelligkeit der Blutströmung und die Hochgradigkeit der Stromverlangsamung an. Auch sind die krankhaften Vorgänge an keiner Stelle von den physiologischen irgendwie scharf abzugrenzen, denn auch der Begriff der physiologischen Stromgeschwindigkeit ist ein völlig relativer, da diese Geschwindigkeit ja nicht nur in all den verschiedenen Gefässarten und Gefässgebieten verschieden ist, sondern auch in jedem Organgebiet je nach dem augenblicklichen Funktionszustand wechseln muss.

Während also das Blut aus allen Gebieten, wo es augenblicklich entbehrt werden kann, herausgeholt wird (kollaterale Gefässverengerung), strömt es in

---

[1] *Wollheim*: Klin. Wschr. **1933, 16.**

stark vermehrter Menge und mit erhöhter Geschwindigkeit dem Funktionsorgan zu. Sämtliche zuführenden Arterien zeigen hier eine maximale Erweiterung, aber nicht nur das: jetzt treten auch zahlreiche Capillaren in Funktion, die vorher überhaupt nicht durchblutet waren. Diese Tatsache der Capillarvermehrung im tätigen Organ ist meines Wissens zuerst von *Krogh* am tätigen Muskel in ihrer vollen Bedeutung erkannt und beschrieben worden. Hunderte von Capillaren, von denen man vorher nichts gesehen hat, treten auf einmal auf, sobald der Muskel tätig ist. An fast jedem lebenden Objekt kann man diese eigenartige Erscheinung der Unsichtbarkeit zahlreicher Capillaren im Ruhezustande des Organs leicht feststellen. Da zahlreiche Capillaren in der Ruhe sehr eng, kontrahiert sind und ihre Lumen nur einen dünnen Plasmafaden enthält, so sind sie am lebenden Objekt nicht sichtbar und auch am histologischen Präparat nur höchst undeutlich zu erkennen. Sobald aber ein starker Funktionsreiz das Organ trifft, erweitern sich zahlreiche dieser Capillaren und da sie nun von roten Blutkörperchen durchströmt werden, springen sie plötzlich in die Augen, als wenn sie neu gebildet wären. Nach *Krogh* sind in einem Muskelquerschnitt von Stecknadeldicke je nach dem Funktionszustande 700 bis 4000 Blutcapillaren vorhanden und in der Sauerstoffdrüse des Aals hat er — das Organ hat die Grösse eines Wassertropfens — 88000 venöse und 11600 arterielle Capillaren festgestellt, die eine Gesamtlänge von 352 und 464 m haben. Im arbeitenden Muskel ist die Zahl der durchbluteten Capillaren 10- bis 20mal so gross als im ruhenden Muskel, der Durchmesser der einzelnen Capillare ist um das Drei- bis Vierfache vergrössert. Durch diese Vorgänge vergrössert sich die Kontaktfläche zwischen Blut und Gewebe bis auf den 250fachen Betrag, eine Tatsache, die natürlich den ganzen Stoffaustausch beherrschen muss. Die Gesamt*oberfläche* der Blutcapillaren ist auf etwa 80 qm (*Bürker*) geschätzt worden, also die gleiche Fläche, die für die innere Oberfläche der Lunge berechnet wurde. Dass riesige Capillarräume im normalen Kreislauf abwechselnd leerlaufen, geht auch aus der Tatsache hervor, dass der Blutdruck auch nach Transfusionen grosser Mengen von Flüssigkeit nicht ansteigt (*Worm-Müller*[1]) und dass das Gefäßsystem auch an der Leiche viele Liter von Flüssigkeit ohne weiteres aufnehmen kann, ohne dass ein Ödem entsteht.

Wenn *Ebbecke*[2] aus der Geschwindigkeit des Blutstromes in der Aorta von 50 cm, in den Capillaren von ½ mm in der Sekunde den *Gesamtquerschnitt des Capillarraumes* errechnet, und ihn tausendmal so gross findet, als die Weite der Aorta, so ist bei dieser Berechnung natürlich nur die durchströmte Capillarbahn und auch hier nur eine mittlere Strömungsgeschwindigkeit und ein mittlerer Füllungsgrad eingesetzt. In Wirklichkeit muss die Gesamtweite des Capillarsystems wohl noch wesentlich grösser sein.

Besonders schön kann man den Unterschied zwischen ruhenden und

---

[1] Diese Literatur ist von uns bereits zusammengestellt in Bethes Handb. d. norm. u. pathol. Physiologie, Bd. 7 II, S. 1518. Berlin: Julius Springer 1927.

[2] *Ebbecke:* Naturwissenschaften 1926, S. 1131.

tätigen *Capillaren an der lebenden Niere* mit den modernen mikroskopischen Methoden verfolgen, wie wir uns in eigenen Untersuchungen überzeugen konnten. Man sieht wie nur einzelne Glomeruli in den Kreislauf eingeschaltet sind und wie nun abwechselnd bald dieser, bald jener Glomerulus eingeschaltet oder ausgeschaltet wird, was am roten Blutfaden der Glomeruluscapillarschlingen leicht zu erkennen ist. Für zahlreiche Grundfragen der Physiologie und Pathologie ist diese wechselnde Tätigkeit der Capillaren von grösster Bedeutung und an meinem Institut hat mein Schüler *Tannenberg*[1] Beobachtungen über die vitale Farbstoffspeicherung und -Ausscheidung am lebenden Glomerulus anstellen können. *Ascoli*[2] konnte nachweisen, dass normalerweise in der Niere des Meerschweinchens ungefähr 30% der Glomeruli funktionieren, bei Contraction der Nierenarterien nur 10%, bei Verminderung des Blutdruckes etwa doppelt so viel (Gefässlähmung), bei Funktionssteigerung bis zu 90%. Wenn *Nordmann* annimmt, dass während der Funktion die Organcapillaren vollzählig durchströmt seien, so trifft das nicht ganz zu und wir dürfen wohl grundsätzlich annehmen, dass auch im tätigen Organ noch ein Teil der Capillaren leer läuft. Diese Tatsache, dass zahlreiche Capillaren der Organe unter normalen Verhältnissen „leerlaufen", wird auch heute noch in zahlreichen Arbeiten viel zu wenig beachtet. Wenn *Carrier*[3] z. B. angibt, dass die Hautcapillaren im warmen Bade weit sind und sich bei 20⁰ „Stasen" entwickeln (bei Contraction der Capillaren und der Arteriolen) oder wenn *Parrisius* und *Winterlin*[4] die stillstehenden Capillaren als „Stasen" bezeichnen und die Zahl dieser Stasen in den verschiedenen Hautgebieten bestimmen, so liegt hier eine irreführende Verwechslung zwischen leerlaufenden Capillaren und Stasen vor. Wenn die Verfasser selbst die Stasen als diejenigen Capillaren bezeichnen, „in denen das Blut stagniert", so geben sie ja deutlich genug an, dass sie etwas ganz anderes vor sich hatten, als den durchaus pathologischen Prozess der echten Stasenbildung. Stase ist mehr als Stillstand und verbunden mit Konglutination der Erythrocyten. Gerade für die Pathologie des Gefäßsystems ist aber diese Kenntnis der physiologischen Verhältnisse von grundlegender Bedeutung, um nicht schweren Irrtümern Tür und Tor zu öffnen.

Wir sehen also, dass das periphere Gefäßsystem seine wichtigste Aufgabe der richtigen Blutverteilung auf die wechselnd funktionierenden Organbezirke dadurch erfüllt, dass es die Weite der kleinen Arterien und Arteriolen der funktionellen Aufgabe entsprechend einstellt und dass es weiterhin die riesigen Reserven der leerlaufenden Capillaren durch starke Erweiterung für den Organkreislauf in Bruchteilen von Sekunden heranziehen kann. Dazu tritt noch die verschiedene Weite der Funktionscapillaren. Zu dieser richtigen Blutverteilung ist also eine *sehr erhebliche Gefässarbeit* nötig und eine *exakteste Präzisionsarbeit*.

---

[1] *Tannenberg* und *Winter:* Frankf. Z. Path. **37**, 1 (1929).

[2] *Ascoli:* Polislinco Sez. med. **36**, 149 (1929).

[3] *Carrier:* zit. nach *Atzler* und *Lehmann* a. a. O. S. 995.

[4] *Parrisius* und *Winterlin:* Dtsch. Arch. klin. Med. **141**, 243 (1923).

Daran sind die verschiedenen Gefässabschnitte aber in sehr verschiedenem Umfange beteiligt.

IV. Einteilung der Gefässarten.

Schon die *Arterien* zeigen anatomisch und funktionell grosse Unterschiede:

1. Den *grossen Arterien*, den sog. Centralarterien fällt die Funktion der Hauptblutzuleitung und die des „Windkessels" zu. Die Breite ihrer Windkesselfunktion schwankt zwischen $+$ und -40% (*Magnus-Alsleben*)[1]. Für die Pathologie der Aorta und der grossen Centralarterien ist es wichtig, dass heute schon Methoden zur Bestimmung ihrer Windkesselfunktion ausgearbeitet worden sind. Diese Centralarterien sind auch durch ihren anatomischen Bau von den andern unterschieden: Sie enthalten in der Media eine grosse Menge kräftiger elastischer Membranen, die mindestens ebenso reichlich entwickelt sind, wie die glatte Muskulatur.

2. Die *kleinen Arterien* übernehmen die grobe Einstellung der Blutzufuhr und die Funktion der „elastischen Druckspeicherung". Ihre Wand enthält immer noch reichlich elastisches Gewebe, ist aber viel reicher an glatter Muskulatur, die immer mehr in den Vordergrund tritt, je mehr wir uns den ganz kleinen Arterien nähern.

3. Die *Arteriolen*, deren Bedeutung für Physiologie und Pathologie in den letzten Jahren immer mehr in den Vordergrund getreten ist, besorgen die feinere Einstellung der Blutzufuhr, die Sperrung und Öffnung des Zuflusses zum Capillarsystem. Sie enthalten nur noch eine spärliche Elastica, dagegen eine reichlich entwickelte, vorwiegend zirkulär angeordnete Media-Muskulatur. Diese Gefässmuskulatur ist reichlich mit vasomotorischen Nerven versorgt und steht unter dem beherrschenden Einfluss der Gefässreflexe.

4. Die *Capillaren*, denen bisher eine fast ausschliesslich passive Rolle zugeschrieben wurde, sind ausserordentlich empfindliche Teile des Kreislaufsystems, denen die wesentliche Rolle des Austausches zwischen Blut und Gewebe zufällt, d. h. die Aufgabe, deren Erfüllung eigentlich die Aufgabe des gesamten Kreislaufes überhaupt darstellt. Sie funktionieren gewiss in grösstem Umfange in gemeinsamer Einstellung mit den übrigen Gefässen, insbesondere den Arteriolen. Aber die Capillaren sind auch aktiv an den Kreislaufvorgängen beteiligt und können ganz unabhängig von den anderen Gefässen funktionieren. Auch auf Grund ausgedehnter eigener Untersuchungen wissen wir, dass sie sich ganz unabhängig und selbständig aktiv erweitern und verengern können (vgl. S. 21 ff.).

5. Den *Venen* ist bisher für den Kreislauf nur eine geringe Beachtung zuteil geworden. Aber auch hier lassen sich regulatorische Kaliberänderungen nachweisen, haben doch die Venen in ihrer Media neben dem elastischen Gewebe, reichlich glatte Muskulatur. Die Änderung ihres Fassungsvermögens regelt

---

[1] *Magnus-Alsleben:* Dtsch. Ges. f. inn. Med., 43. Tagg. Wiesbaden 1931.

besonders die Grösse des Blutzuflusses zum Herzen (*Gollwitzer-Meier*[1]). *Pick* und *Mautner* haben experimentelle Tatsachen beigebracht, die beweisen sollen, dass die starken *Muskelringe* der abführenden *Lebervenen* den *Wassergehalt des Blutes* für den Gesamtorganismus regulieren. Diese vagotonische Lebervenen-Muskelsperre soll durch Sympathicusreize und Diuretica der Purinreihe gelöst werden, insbesondere soll aber Histamin eine Lebersperre und Lungensperre hervorrufen. *Ganter* und *Schretzenmayr*[2] glauben allerdings diese Lehre widerlegt zu haben, da der Druckabfall im Gesamtkreislauf erst eintritt, wenn das injizierte Histamin in den allgemeinen Kreislauf gelangt und die Arterien unmittelbar erweitert. Der Druckabfall wäre also nicht durch eine Leber- oder Lungensperre und auch nicht reflektorisch bedingt, sondern durch die direkte Einwirkung des Histamins auf die Muskulatur der Arterienwand.

Inzwischen sind aber weitere Beweise für die Speicherfunktion der Leber beigebracht worden. *Dale* hatte anfangs die Lehre von der Blutspeicherung in der Leber abgelehnt, hat sie aber inzwischen auf Grund eigener Arbeiten anerkannt und vor allem gezeigt, dass die Entleerung des Leberblutes durch eine Art *Entstauung* vor sich geht. *Barcroft* hat festgestellt, dass ein Unterschied im Kohlenoxydgehalt des Leberblutes und des Gesamtblutes niemals festzustellen war, dass also die Blutspeicherung der Leber andersartig ist, wie in der Milz (vgl. S. 10).

Diese grob-anatomische Einteilung der Gefässarten reicht heute — insbesondere für die genauere Untersuchung des physiologischen Geschehens am Gefäßsystem — nicht mehr aus. Nicht nur in experimentellen Untersuchungen am lebenden Tier, sondern auch bei der Lebendbeobachtung des menschlichen Capillarsystems ist einwandfrei festzustellen, dass die verschiedenen Teile des Röhrensystems gerade in der Peripherie, im Bereich der terminalen Blutbahn noch sehr viel zahlreichere und feinere funktionelle Unterschiede aufweisen als es der grob anatomischen Einteilung entspricht. Leider sind diese Unterschiede nicht sehr genau abzugrenzen und nur aus dem Zusammenhang des Gefässbaumes (nicht ohne weiteres an der einzelnen Gefässwandstelle) deutlich, so dass es nicht leicht ist, klare und genaue Abgrenzungen zu geben. Man unterscheidet schon seit längerer Zeit, weil sich das bei den Beobachtungen des lebendigen Kreislaufs als unbedingt nötig herausgestellt hat, *arterielle und venöse Capillarschenkel* und hat auch von Präcapillaren und Postcapillaren (zwischen Arteriole und Capillare bzw. zwischen Capillare und kleiner Vene) gesprochen (*Midsuno*[3]). Aber das genügt noch nicht; die genauen Untersuchungen des Kreislaufs gerade an der lebenden Haut des Menschen haben noch weitere Unterscheidungen notwendig gemacht, die für die Verständigung über das sehr komplexe Kreislaufgeschehen der terminalen Strombahn un-

---

[1] *Gollwitzer-Meier:* Dtsch. Ges. f. Inn. Med., 41. Tagg., S. 361. Wiesbaden 1929.
[2] *Ganter* und *Schretzenmayr:* Naunyn-Schmiedebergs Arch. **151**, 49 (1930).
[3] *Midsuno:* Beitr. path. Anat. **84**, 183 (1930).

bedingt notwendig sind. Die genaueste anatomische Analyse dieser Art verdanken wir *W. Spalteholz* und *Th. Lewis*, die folgende Einteilung der menschlichen Hautgefässe aufgestellt haben:

Gerade Hautarterien
Arterielles Netzwerk der Haut } **starke (kräftige) Arteriolen**
Verbindungsarteriolen
Zweige der letzteren
Arterielles subpapilläres Netzwerk
Endarteriolen
Capillaren
Sammelvenen   } **kleinste Gefässe**
  1. venöser Plexus } *venöser subpapillärer*
  2. venöser Plexus }   *Plexus*
Verbindungsvenen
  3. venöser Plexus
Verbindungsvenen   } **tiefe Venen.**
  4. venöser Plexus
Gerade Hautvenen

Auf dieser Einteilung hat *Th. Lewis*[1] seine grundlegenden Untersuchungen der Kreislaufstörungen in der Haut des Menschen aufgebaut. Wenn es auch leider *nicht* möglich ist, in jedem *mikroskopischen* Bilde diese funktionell wichtigen Unterscheidungen in allen Einzelheiten durchzuführen, so müssen wir uns doch darüber klar sein, dass für die Erkenntnis der physiologischen Vorgänge die Berücksichtigung dieses höchst komplizierten Aufbaues der terminalen Kreislaufbahn von grösster Bedeutung ist.

B. Anatomie und Physiologie der Capillaren.

Da für die Grundaufgabe des Kreislaufes den *Capillaren* die allergrösste Bedeutung zukommt, so seien zunächst zu ihrer Anatomie und Physiologie einige Bemerkungen vorausgeschickt.

I. Anatomie der Capillarwand. Bau der Organcapillaren.

Schon die *Anatomie der Capillaren* bietet eine grosse Zahl wichtiger und z. T. noch ungelöster Probleme. Die Netzstruktur der Endothelien, die die Innenwand auskleiden, gewährleistet durch die Verminderung der Zellsubstanz in den Maschen des Protoplasmanetzes einen raschen und reichlichen Durchtritt von Flüssigkeit (*Zimmermann*[2]). Dieses Endothelrohr wird von den *Zimmermannschen* „*Pericyten*" umsponnen und von Gitterfasern umgeben. Die Capillar-Pericyten werden nach der venösen wie nach der arteriellen Seite immer dichter und gehen schliesslich in die glatten Muskeln der kleinen Venen

---

[1] *Thomas Lewis:* The blood vessels of the human skin. London: Shaw und Sons 1927. Deutsche Übersetzung von E. Schilf. Berlin: S. Karger 1928.
[2] *Zimmermann:* Z. Anat. **68**, 29 (1923).

und Arteriolen ohne jede scharfe Grenze über. Es ist ein viel verbreiteter Irrtum, dass die Capillaren in den verschiedenen Teilen des Organismus überall völlig gleich seien. Schon anatomisch zeigt sich sehr häufig eine deutliche Anpassung der Capillarstruktur an die besonderen lokalen Verhältnisse. An den Lebercapillaren z. B. finden wir im freien Lumen des Endothelrohrs die *Kupfferschen* Sternzellen ausgespannt als eine Art „lokaler Sanitätspolizei" des Blutes. Ganz besondere anatomische Verhältnisse des Capillarsystems finden wir auch im Glomerulusapparat der Nieren und im Knochenmark.

Die Dichte des Capillarnetzes und damit die Anzahl der Capillaren in einem Organ ist nach *Weidenreich*[1] abhängig von der Intensität des Stoffwechsels und wir verstehen daher, dass beim Frosch auf den qmm im Muskel nur 400 Capillaren kommen, dagegen beim Pferd 1350, beim Hund 2650 und beim menschlichen Herzen sogar 5500. Auch die Länge und besonders die Weite der Capillaren sind je nach den Organgebieten sehr verschieden. Anatomisch finden sich besonders gebaute Capillarrohre besonders in der Leber, wo sie aus einem Zellsyncytium, das von Gitterfasern umkleidet ist, bestehen; und ähnliche Capillarstrukturen finden sich in Nebenniere, Hypophyse, Thymus und Knochenmark. Im Knochenmark sind die Capillaren besonders weit und ausgebuchtet (Sinusoide). Aber auch im Knochenmark sind nach *Bargmann*[2] die Capillaren allseitig durch eine dünne, cytoplasmatische, kernhaltige Membran gegen das Markgewebe abgeschlossen und sie münden mit trichterartiger Erweiterung in das reichverzweigte Wundernetz der Venensinus ein, das an keiner Stelle durch präformierte Öffnungen in das Markreticulum übergeht. Es müssen hier noch Besonderheiten in der Wandstruktur bestehen, denn die reifen Erythrocyten werden ja aus dem Knochenmark in die Blutbahn eingeschwemmt und diese Einschwemmung ist durch periodische Durchbrechungen der histiocytären Wandmembran zu erklären. Die Milz dürfte das einzige Organ sein, in dem das Blut zeitweise die geschlossene Gefässbahn verlässt, da hier die arteriellen Capillaren frei im Reticulum des Zwischengewebes enden. Auch in der Niere finden wir anatomische Besonderheiten des Capillarsystems, insbesondere der Glomeruluscapillaren, die nach *Bargmann*[3] (entgegen der Behauptung *Nordmanns*) durch ein Netzwerk feinverzweigter Pericyten (Rouget-Zellen) gegen das Lumen der *Bowmanschen* Kapsel abgegrenzt sind.

Noch grösser dürften die *funktionellen und physiologischen Differenzen der Organcapillaren* sein. Die Lebercapillaren sind für Eiweiss durchgängig, auch in Milz und Knochenmark zeigen schon in der Norm die Capillaren eine erhöhte Durchlässigkeit. Die endothelialen Antigenreaktionen in den einzelnen Organen sind je nach der Tierart verschieden: Während bei Meerschweinchen,

---

[1] *Weidenreich:* Allgemeine Morphologie des Gefäßsystems. Handb. d. vergleich. Anat. Urban & Schwarzenberg, Bd. 4, 1933.

[2] *Bargmann, W.:* Feinbau der Knochenmarkscapillaren, Z. Zellforsch. **11**, 1 (1930).

[3] *Bargmann, W.:* Struktur des Nierenglomerulus. Z. Zellforsch. **14**, 73 (1931).

Kaninchen und Ziegen die Lungencapillaren am heftigsten reagieren, sind es
beim Hunde die Endothelien der Lebercapillaren (Leberschwellung), so dass wir
eine Organgebundenheit der chemischen Endothelfunktion annehmen müssen.
Sind auch allen Capillaren eine Reihe von Reaktionen gemeinsam, so zeigen die
Organgefässe doch viele und wichtige Differenzen auf Funktionsreize und
pharmakologische Reize (vgl. S. 33). Betrachtet man von diesem Gesichtspunkte aus den Gefässaufbau der Organe, so zeigt sich eindeutig, dass die
periphere Strombahn einen „nach Länge und Kaliber der zuführenden Arterien,
nach Länge und mittlerem Durchmesser der Capillaren und nach dem Wand-
aufbau der Venen einen von Organ zu Organ verschiedenen anatomischen
Aufbau" hat (*Nordmann*)[1]. Die gesamte Gestalt, der gesamte Aufbau der
Gefäßsysteme ist für jedes Organ hinreichend typisch. Und so ist es eigentlich
selbstverständlich, dass „Strombahngebiete so verschiedener Struktur auch
funktionell ganz verschiedene Gesetzmäßigkeiten haben". Blutdruck und
Strömungsgeschwindigkeit sind schon in der Norm in den verschiedenen
Gefässprovinzen sehr verschieden und mit Recht betont *Nordmann*, dass man
eigentlich bei jedem Problem des peripheren Kreislaufes „es stets mit der
gesamten Pathologie überhaupt zu tun" hat.

Sehen wir also schon solche Unterschiede an den Arterien, so werden
wir sie in vielleicht noch höherem Maße von den Organcapillaren erwarten
dürfen. Auch das Capillarendothel kann an der Verschiedenartigkeit dieser
Reaktionen stark beteiligt sein. So sehen wir bei der intravenösen Injektion
von Fremdstoffen fundamentale Unterschiede zwischen Lungencapillaren
und Lebercapillaren und gerade die Fähigkeit der Phagocytose ist in den
verschiedenen Organcapillaren sehr verschieden ausgeprägt. Diese Tatsache wurde die Grundlage für die Aufstellung des reticulo-endothelialen
Systems. Ganz besonders das Stoffwechselgeschehen des Gefässendothels
ist mit dem Parenchym des Organes so eng verknüpft, dass es für sehr viele
Vorgänge als funktionelle Einheit angesehen werden darf. Man kann also
geradezu von einer „*Organspezifität des Capillarsystems*" sprechen[2]. Allerdings wollen wir uns darüber klar sein, dass die Beobachtungen, welche für
eine solche Organspezifität der Capillaren sprechen, durch sehr verschiedene
Faktoren bedingt sein können. Es muss sich nicht in jedem Falle um anatomische oder funktionelle Besonderheiten der Capillarwand insbesondere des
Capillarendothels selbst handeln. Es kann auch eine verschiedene Sensibilität
der spezifischen Organzellen gegenüber Reizen der verschiedensten Art vorliegen. Es ist schon ausserordentlich bedeutungsvoll, dass die Organzellen
auf Reize *vasoaktive Substanzen* (vgl. S. 40ff.) in ganz verschiedener Menge und
Geschwindigkeit produzieren oder austreten lassen und so auf diesem Wege
Kreislaufänderungen, ja selbst Gefässveränderungen entstehen können, die für

---

[1] *Nordmann:* Allgem. Pathol. d. peripheren Kreislaufs. Verh. dtsch. Ges. Kreislaufforsch. 5. Tgg. 1932. S. 173ff.
[2] Vgl. *Fischer-Wasels, B.:* Frankf. Z. Path. **39**, 212 (1930).

das betreffende Organ geradezu charakteristisch sein können. Wissen wir doch, dass sogar die individuellen Unterschiede in dieser Richtung sehr gross sind, z. B. die Zellen der Haut auf einen mechanischen Reiz hin bei dem einen Menschen sehr reichlich, bei dem anderen nur ganz wenig histaminartige Substanzen frei werden lassen. Die sehr verschiedenartige Capillarreaktion in den verschiedenen Organen auf den gleichen Reiz hin kann also einerseits durch eine verschiedene anatomische oder funktionelle Organspezifität des Capillarsystems bedingt sein, kann aber andererseits auch einfach die Folge der verschiedenen Sensibilität der Organzellen sein, insbesondere ihrer sehr differenten Fähigkeit zur Produktion vasoaktiver Stoffe. Wahrscheinlich werden wir sogar in vielen Fällen diese beiden Faktoren gemischt finden und schwer auseinanderhalten können.

Dazu kommt noch die anatomische und funktionelle Besonderheit jedes Organgefäßsystems überhaupt. Im anatomischen Aufbau wie in der Art seiner physiologischen Tätigkeit hat jeder Organ-Gefässbaum seine besonderen typischen Eigenschaften. So zeigen die Organarterien viele und wichtige Differenzen auf Funktionsreize und pharmakologische Reize. Zahlreiche Beispiele hierfür sind von *Wertheimer* zusammengestellt und sie verdienten eine weitere systematische Bearbeitung für jedes Organ. So wirkt Adrenalin am Kreislauf der Niere und des Darms gefässverengend, an den Nebennieren (und den Coronararterien) gefässerweiternd, während es am Lungenkreislauf unwirksam bleibt. Am Herzen ist Cholin unwirksam, das am Darm gefässerweiternd wirkt usw. *Wertheimer* kommt mit Recht zu dem Schluss: Jedes Organ hat seine eigenartigen ihm angepassten Gefässe, ja jedes Organ hat seinen *individuellen Kreislauf*. Die Gefässe der oberen Körperhälfte sind durchlässiger wie die der unteren (*Deutsch*). Nieren- und Hautgefässe reagieren auf thermische Reize in gleicher Weise (*Stahl* und *Schute*).

Es ist klar, dass diese sehr differenten Wirkungen und funktionellen Leistungen der einzelnen Organgefässe unter dem Einfluss des Nervensystems, insbesondere des vegetativen Nervensystems stehen. Selbst der Stoffaustausch zwischen Blut und Geweben kann unter dem Einfluss des Nervensystems stehen (Versuche von *Pohle*, *W. Frey* u. a.) und dieser Reizeffekt vegetativer Nerven ist vom cellulären Milieu abhängig (Umkehr durch Vorbehandlung mit Kochsalz, Cholin usw.). Auch an den peripheren Nerven sind diese Einflüsse von grosser Bedeutung für den Organkreislauf.

II. Die Capillarcontraction und ihre Formen.

Schon der Nachweis der Capillarpericyten von *Zimmermann* und ihre enge Verwandschaft mit den glatten Muskelzellen der Gefässwand weisen darauf hin, dass primitive Contractionszellen auch in der Capillarwand vorhanden sind und machen aktive Contractionen des Capillarrohres und aktive Erweiterungen desselben in hohem Grade wahrscheinlich. Aber es ist klar, dass der Nachweis der Contractions- und Erweiterungsfähigkeit nicht mit histologischen Methoden, sondern nur durch die direkte Beobachtung am Lebenden erbracht werden konnte. So ist denn auch in der Tat die *Contractilität der Capillarwand* zuerst im Experiment bei Beobachtung des lebenden Vorganges entdeckt worden und zwar durch elektrische Reizung am herausgeschnittenen überlebenden Gewebe (*Weber* 1847, *Stricker* 1865). Trotz dieser Beobachtungen wurde die Contractilität der Capillaren für das lebende Tier von *Marchand, Klemensiewicz* u. a. abgelehnt, da man keinen anatomischen Träger der Contractilität fand. 1872 beschrieb dann *Rouget* contractile Aussenzellen an der Capillarwand von jungen Molchlarven, die dann von *Siegmund Mayer* 1902 ebenfalls beschrieben und von *Zimmermann* als Pericyten überall nachgewiesen wurden. *Steinach* und *Kahn* haben dann 1903 die echte Contractilität der Capillaren an der Nickhaut des Frosches und dem Omentum junger Katzen nachgewiesen, das blieb aber unbeachtet bis der dänische Zoophysiologe *August Krogh* 1922 mit *Vimtrup* in eingehenden Untersuchungen die Contractilität der Froschcapillaren nachwies. Von wichtigen neueren Arbeiten über die Capillarcontractionen nenne ich besonders noch die von *R. Müller*[1] sowie *Lewis*[2] und insbesondere die grundlegende Monographie von *Lewis:* „Die Blutgefässe der menschlichen Haut" (s. S. 18).

An meinem Institut sind eingehende Untersuchungen über die Contractilität des Capillaren des Frosches wie des Warmblüters (Kaninchens) von *Tannenberg*[3] durchgeführt worden. Es konnte besonders in Physostigminversuchen die Verengerung isolierter Capillaren des Mesenteriums bis zum Blutstillstand in einzelnen Capillaren und im Pankreas und Fettgewebe die spontane Verengerung und der grosse Unterschied zwischen Ruhe- und Funktionszustand aufgezeigt werden. Vor allem geht aus unseren Untersuchungen klar und eindeutig hervor, dass es einen Mechanismus gibt, durch den die Capillaren sich ganz unabhängig von den Verhältnissen des Gesamtkreislaufs, von Tonus und Weite der Arterien und vom Verhalten der Arteriolen erweitern und verengern können. Die Tätigkeit der Capillaren kann ebenso losgelöst sein vom Verhalten der Venen und sogar die einzelnen Capillarschlingen und Capillargebiete sind in Weite und Strömung voneinander in hohem Grade unabhängig.

Sieht man Stellen von Capillarverschluss mit stärkerer Vergrösserung an, so sieht man in die Abgangsstelle der Capillare ein spornartiges Gebilde hineinragen. Ab und zu dringt in die enge Lichtung zwischen Sporn und gegenüberliegender Capillarwand ein rotes Blutkörperchen ein. Wenn das Blutkörperchen sich hindurchgequetscht hat, dann schnellt rasch wie eine Feder der Sporn wieder in seine Ausgangsstellung zurück und verhindert so das weitere Eindringen von anderen Blutkörperchen, bis sich nach

---

[1] *Müller, R.:* Dtsch. Z. f. Nervenheilk. **47/48**, 413 (1913).

[2] *Thomas Lewis:* J. Physiol. **58** (1923) u. **11**, 109 (1924).

[3] *Tannenberg:* Frankf. Z. **34**, 1 (1926); Verh. dtsch. path. Ges., 20. Tagg. Würzburg, S. **374**, 1925.

einiger Zeit das Spiel wiederholt. Es gelang uns auch, besonders unter Zuhilfenahme der vitalen Färbung mit Trypanblau, festzustellen, dass dieser Sporn, der nicht nur an der Angangsstelle, sondern auch im weiteren Verlauf der Capillare in Erscheinung treten konnte, durch Raffung der Wand der Capillare gebildet wurde. Diese Raffung wird bewerkstelligt durch aussen an der Capillarwand aufliegende Zellen, die wir im Institut „Capillarpförtner" genannt haben. Diese Zellen haben mehrere Ausläufer, die sich von aussen her gegen die Capillarwand vorwölben können und so die spornartigen Einstülpungen in das Capillarlumen hinein hervorrufen. Auch in dem von uns hergestellten Kreislauffilm gelingt es, die Bewegung der Capillarpförtnerzelle an den Capillaren des lebenden Granulationsgewebes direkt zu beobachten.

Die Unabhängigkeit der Capillarcontraction von der Contraction der Arterien geht übrigens schon aus älteren Versuchen von *Ricker*[1] selbst hervor, der die isolierte Erweiterung einzelner Schlingen durch mechanischen Druck schon 1911 beobachtet hat.

Olkon und *Joannides*[2] haben endlich eingehende Untersuchungen auch an den *lebenden* Capillaren der *inneren Organe* des Hundes angestellt insbesondere an der Lunge (durch ein Pleurafenster) und dabei die Eigenbewegung und die Contractionen auch der Lungencapillaren festgestellt. Das gleiche wurde an den Gehirncapillaren beobachtet. Wenn noch in neuester Zeit *Midsuno*[3] behauptet hat, dass eine aktive Beweglichkeit der terminalen Blutbahn nur an den arteriellen Capillaren, den Präcapillaren und den Arteriolen bestehe und zwar sowohl durch amöboide Beweglichkeit und Quellung der Endothelzellen wie durch die Tätigkeit der Pförtnerzellen, so können wir uns dem nicht anschliessen. Die Lumenschwankungen des Capillarsystems mögen auf der arteriellen Seite rascher und häufiger erfolgen. Sie sind aber auch auf der venösen Seite der Capillaren und ebenso an den kleinsten Venen nachzuweisen.

Es gibt aber verschiedene *Formen der Capillarcontraction:*

1. Die *erste Form* ist die der *aktiven echten Capillarcontraction.* Sie ist unabhängig von dem Contractionszustand der vorgeschalteten Arteriole und betrifft *immer nur einzelne Capillaren.* Hier lässt sich sehr eindrucksvoll die Verengerung des Capillarabganges durch die „Pförtnerzelle", der der Wand aussen aufliegenden *Rougetzelle* mit Kernbewegung (Trypanblauspeicherung) demonstrieren, wobei das Capillarrohr gefaltet, gerafft wurde (Hitze- und Kälteversuche). Auch *Kukulka*[4] beschrieb (allerdings nur an ausgeschnittenen Froschorganen) diese Fältelung der Capillarwand bei der Contraction und *Heimberger*[5] sah die Fältelung der Capillarwand in der Längsrichtung auch beim Menschen.

[1] *Ricker:* Beitr. path. Anat. **50,** 579 (1911).
[2] *Olkon* und *Joannides:* Arch. int. Med. **45,** 201 (1930).
[3] *Midsuno:* Beitr. path. Anat. **84,** 183 (1930).
[4] *Kukulka:* Z. exper. Path. u. Ther. **21,** 332 (1920).
[5] *Heimberger:* Z. Zellforsch. **4,** 713 (1927).

2. Die *zweite Form* der Capillarverengerung entsteht durch *Quellung der Endothelzellen* selbst, so dass dadurch das freie Lumen stark eingeengt wird, ja verschwinden kann.

3. Die *dritte passive Form* der Capillarcontraction entsteht dann, wenn der Blutdruck in dem zugehörigen Gebiet einer (kontrahierten) Arteriole stark absinkt und alle zugehörigen Capillaren kein oder wenig Blut erhalten; hier bleibt die Wand der Capillare glatt, keine Fältelung[1].

Zahlreiche weitere Beweise für die Fähigkeit der Capillaren zu aktiver autonomer Verengerung und Erweiterung folgen im nächsten Kapitel, insbesondere auf S. 25.

III. Die Faktoren, welche die Capillarweite bestimmen.

Capillardruck und -Strömungsgeschwindigkeit.

Diejenigen Richtungen in der Pathologie, welche bei allen physiologischen Vorgängen, insbesondere bei den Reaktionen der Strombahn, dem Nervensystem einen beherrschenden Einfluss zuweisen wollten, nahmen natürlich auch an, dass die gesamte funktionelle Tätigkeit der Capillaren unter diesem Einfluss steht. Einerseits ist von vielen Autoren mitgeteilt worden, dass es möglich ist, aktive Capillarcontractionen durch direkte Reizung des Sympathicus hervorzurufen. Auch die in der Umgebung einer mechanisch oder thermisch gereizten Hautstelle auftretende diffuse Rötung der Haut (roter Hof) ist auf nervöse Erregungen zurückzuführen und zwar solche, die entlang dem Nervenstamm fortgeleitet werden und unabhängig vom Rückenmark sind, also auf dem Wege eines sogenannten *Axon*reflexes. Der Axonreflex ist unabhängig vom Rückenmark, wird entlang dem Nervenstamm fortgeleitet und funktioniert auch nach Trennung der Nerven vom Rückenmark, solange die peripheren Nerven nicht degeneriert sind. Ist letzteres der Fall, so treten Änderungen in Capillarreaktionen auf, aber es ist keine Rede davon, dass sie völlig aufgehoben seien. Zahlreiche Reaktionsmechanismen funktionieren ungestört weiter.

Aber sowohl hier, wie bei der sog. „*antidromen Capillarerweiterung*" (*Bayliss*, *Lewis* und *Marvin*, *Krogh*) spricht sehr vieles dafür, dass durch den Nervenreiz chemische, capillarerweiternde Stoffe frei gemacht werden. Bei dieser antidromen Capillarerweiterung entsteht bei Reizung der hinteren Wurzeln eine starke Rötung der Haut im Bereiche des gereizten Segmentes. Durch Absperrung des Kreislaufes nach erfolgter Reizung wird die Zeitdauer dieser Hautrötung um die Dauer der Sperrung der Blutzufuhr verlängert, ein Beweis dafür, dass die chemischen capillaraktiven Substanzen während der Blutsperre im Gewebe liegen geblieben sind und erst später ausgeschwemmt

---

[1] Vgl. *Tannenberg* und *Fischer-Wasels:* Bethes Handb. d. norm. u. path. Physiologie, Bd. 7 II, S. 1531. Berlin: Julius Springer 1927.

werden. Solcher reflektorischen Capillarreaktionen kennen wir also eine Reihe. Hierzu zählen die Reflexerytheme der Haut bei Erkrankung innerer Organe und die Hyperämie der Eingeweide des gleichen Segmentes bei Erwärmung des Haut, die Capillarerweiterung der Augenbindehaut bei Reizung der Nasenschleimhaut, die Contraction der Nagelfalzcapillaren bei Abkühlung des Oberarmes, die psychisch ausgelösten Erytheme und manche andere. Trotz alledem steht die Tätigkeit der Capillaren sehr viel weniger unter dem Einfluss des Nervensystems und nervöser Vorgänge als etwa das Arterien- und Venensystem. Für die Capillartätigkeit steht, darüber kann nach den heute gegebenen experimentellen Unterlagen gar kein Zweifel mehr sein, die *humorale Regulation*, die Wirkung *lokal gebildeter Stoffwechselprodukte*, also chemischer Substanzen *ganz im Vordergrunde*. Insbesondere werden capillarerweiternde Substanzen sowohl durch den Nervenreiz, wie unmittelbar durch mechanische, thermische und elektrische Reizungen frei gemacht. Auch eine leichte Gewebsschädigung geht mit dem Freiwerden solcher chemischer Substanzen nachweisbar einher, wobei in dem Freiwerden dieser Körper sowohl die Organe, ja die verschiedenen Hautstellen, wie die einzelnen Individuen erhebliche Unterschiede aufweisen. Als wichtigste humoral wirkende Faktoren für die Erweiterung von Capillaren, für die Eröffnung leerlaufender oder vorher geschlossener Capillaren und für die Herabsetzung des Capillartonus sind endlich der *Sauerstoffmangel* und die saueren Stoffwechselprodukte, insbesondere *Milchsäure und Kohlensäure*, zu erwähnen.

Je nach dem einwirkenden Reiz entstehen verschiedene Zerfallsprodukte und daher auch verschiedene Reaktionen. *Krogh* unterscheidet hierbei die frühzeitig wirkenden, leicht diffusiblen, kleinmolekularen und die spät wirkenden schwer diffusiblen grossmolekularen Stoffe. Die kleinmolekularen Substanzen entstehen besonders bei mechanischen, thermischen und elektrischen Reizen, die grossmolekularen bei Lichtwirkungen und Verbrennungen. Die kleinmolekularen bewirken Capillardilatation und Permeabilitätssteigerung sehr rasch, die grossmolekularen erst nach längerer Zeit. Zu den kleinmolekularen, leicht diffusiblen Stoffen dürften das Histamin und die H-Substanzen gehören, die besonders nach mechanischen und elektrischen Reizungen auftreten.

Die Capillarweite und -Strömung ermöglichen es sogar, die Wirkung mancher Substanzen zahlenmäßig festzulegen. So fand *Killian*[1], dass sich die Arteriolen und arteriellen Capillarschenkel der Froschzunge auf Adrenalin selbsttätig aktiv kontrahieren und zwar von 25 bis 40 μ auf 8 bis 10 μ Lumenweite. Die Reaktion trat aber nicht in der Reihenfolge des Stromes auf, sondern nach der Empfindlichkeit an den Ventilstellen, wohl infolge einer Anhäufung der Rougetzellen hier, wie der Autor selbst glaubt. Durch Histamin werden alle Capillaren (Arteriolen und Arterien) erweitert. Es kann sich hierbei um Tonuslähmung oder aktive Dilatatorenreizung handeln.

---

[1] *Killian:* Arch. f. exper. Path. **108**, 255 (1925).

Eine Reihe wichtiger Arbeiten von *L. R. Müller*[1], *Ebbecke*[2], *Carrier*[3] sowie *Lewis, Grant* und *Harris*[4] hat die *Bedeutung der mechanischen Reize für die aktive Capillarcontraction* aufgedeckt. Die Contraction der kleinsten Gefässe, die auf Spannungsänderung nach kurzer Latenzzeit auftritt, scheint eine direkte Folge der Reizung der Gefässwände zu sein. Sie ist von centralen oder lokalen Reflexen unabhängig. *Ebbecke* beobachtete sie an Hautstellen, deren Nerven schon seit langem degeneriert waren und *Carrier* bei lokaler Anästhesie der Haut. *Lewis* hat sie an Hautbezirken beobachtet, deren Nerven operativ durchschnitten und degeneriert waren. Er erhielt die durch Contraction der kleinsten Gefässe bedingte *Weissreaktion* der Haut bei vorhandener und nicht vorhandener Empfindung der Haut. Die Reaktion der kleinsten Gefässe, sich auf Reize zusammenzuziehen, ist offenbar nicht nur eine Eigentümlichkeit der Hautgefässe; *Ebbecke* gibt an, dass die Weissreaktion in gleicher Weise auf der Oberfläche von Säugetiereingeweiden (Leber, Milz, Niere) hervorgerufen werden kann. *Florey*[5] beobachtete auf mechanische Reizung Contraction der Capillaren, die aus den Arteriolen der Pia mater kommen und zur Grosshirnrinde ziehen. *Magnus*[6] zeigte, dass ein mechanischer Stich in eine Capillare dieselbe sofort zur Contraction bringt und durch punktförmige elektrische Schädigung kann man Contractionen kurzer Strecken einzelner Capillaren erzielen. Auf mechanische Reize fand *Heimberger* an den menschlichen Hauptcapillaren reflektorische Erweiterungen der Capillarschlingen, Contractionen der Endothelzellen, periodische Einbuchtungen der Capillarwand, offenbar entstanden durch Contraction von Zellen, die dem Endothelrohr aufsitzen und es in Falten legen. Beim Anstechen der Capillare fand *Heimberger* Contraction der Capillarpericyten, bei Druck Capillarerweiterung durch Lähmung der contractilen Elemente. Erweiterte Capillaren, sog. Capillarneurysmen haben ihre Contractionsfähigkeit verloren (*Ellmer*).

Durch all dies ist einwandfrei festgestellt, dass Veränderungen des Capillarlumens auch vollständig unabhängig vom Blutdruck eintreten können und ebenso ist die Selbständigkeit der Capillaren gegenüber gewissen innervatorischen und pharmakologischen Reizen erwiesen. Die Capillarverengerungen und -erweiterungen erfolgen auch unabhängig vom Tonus der Arterien und Arteriolen, es müsste ja sonst auf jede Blutdrucksteigerung eine Capillarverengerung, auf jede Blutdrucksenkung eine Capillarerweiterung erfolgen, da ja die Arteriolen auf den Dehnungs- oder Entspannungsreiz kräftig reagieren. Auch wenn der arterielle Blutdruck auf Null sinkt, braucht sich die Capillar-

[1] *Müller, L. R.:* Dtsch. Z. Nervenheilk. **47/48**, 413 (1913).
[2] *Ebbecke:* Pflügers Arch. **169**, 1 (1917).
[3] *Carrier:* Amer. J. Physiol. **61**, 528 (1922).
[4] *Lewis, Grant* und *Harris:* Heart **14**, 1 (1927).
[5] *Florey:* Brain **48**, 43 (1925).
[6] *Magnus:* Arch. klin. Chir. **120**, 96 (1922).

weite nicht zu ändern (*Roy* und *Brown*[1]) und selbst an der herausgeschnittenen Warmblüterniere kann man durch leichte mechanische Reizung das „*Nachblassen*", auf stärkere Reizung das „*Nachröten*" beobachten (*Ebbecke*[1]). Weiter kennen wir eine Anzahl pharmakologischer Mittel, die erweiternd oder verengernd auf die Capillaren wirken. Besonders die *Temperatur* spielt eine grosse Rolle: im warmen Bad sind die Capillaren weit, bei Abkühlung treten Contractionen ein, bei stärkerer Abkühlung erschlaffen die Capillaren und füllen sich mit arteriellem Blut, bei noch grösserer Kälte sind die Capillaren ganz gelähmt und mit venösem Blut gefüllt bei Verengerung der Venen und Arteriolen (*Carrier*[1]). Dabei reagieren die Capillaren der inneren Organe teils ebenso wie die der äusseren Haut, teils entgegengesetzt. Auf jeden Fall kann es keinem Zweifel unterliegen, dass jede einzelne Capillare und die ganzen Capillarsysteme der Organe eigener Contraction und Erweiterung fähig sind und *gleichsinnig* **oder** *antagonistisch* zum arteriovenösen System reagieren können (*Michael*[2]).

Sehr wichtig ist die Reaktion der Gefässe und Capillaren auf *Temperatureinflüsse*. Auch hier steht die Reaktion der arteriellen Capillare im Vordergrund, da die venösen viel schwächer und später reagieren. Allgemein kann man sagen, dass die Wärme die arteriellen Capillaren und später auch die venösen erweitert und dass der Grad der Erweiterung direkt abhängig ist von der Höhe der Temperatur. Auf Kältereize verengern sich die arteriellen Capillaren, um nach längerer Einwirkung sich wieder zu erweitern, während die venösen gleichmäßig dilatiert bleiben (*Castellotti*[3]). Dabei reagieren die Einzelcapillaren in verschiedener Weise. Der Einfluss der physikalischen Faktoren, insbesondere der *Temperaturschwankungen* auf die Capillarreaktionen der menschlichen Haut ist in sehr eingehenden Untersuchungen von *Lewis* studiert worden, auf die hier verwiesen werden soll (Monographie S. 44ff.).

Gerade Hitze und Kälte können auch reflektorisch an entfernten Capillargebieten starke Reaktionen auslösen. Dies ist für die Netzhautgefässe in eingehenden Untersuchungen über die Wirkung von Haut- und Schleimhautreizen von *Metzger* und *Grahe*[4] sichergestellt worden.

Diese experimentell gefundenen Tatsachen und Contractionsformen der Capillaren dürfen heute allgemeine Gültigkeit beanspruchen, zumal sie in allen Punkten und von zahlreichen Beobachtern durch die Capillarmikroskopie *am lebenden Menschen* (s. unten) bestätigt sind. *Ricker* und *Volterra* bestreiten ohne ausreichende Gründe die Existenz dieser perithelialen Contractionszellen und *Huzella* und *Volterra*[5] wollen die Capillarcontractionen auf den selbständigen

---

[1] Zit. n. *Atzler* und *Lehmann*, Bethes Handb. der norm. u. path. Physiologie, Bd. 7 II, S. 995. Berlin: Julius Springer 1927.

[2] *Michael:* Med. Klin. **1929**, 1321.

[3] *Castellotti:* Biochimica e Ter. sper. **16**, 324 (1929).

[4] *Metzger* und *Grahe:* Folia Oto-Laryng. (Lpz.) **1926**, 171.

[5] *Huzella:* Z. Zellforsch. **2**, 558 (1925).

Mechanismus des besonderen Gitterfasersystems der Capillarwand zurückführen. Hierfür vermisse ich einen zwingenden Beweis, auch ändert das alles
nichts an der tatsächlich erwiesenen Contractilität. *Ebbecke*[1] betont die
Fähigkeit der Capillaren, sich aktiv und autonom — ohne Einfluss der Arterie —
zu kontrahieren, und glaubt, dass die Endothelzellen selbst und die von ihnen
abstammenden Adventitialzellen amöboid-beweglich sind. Für den Menschen
nimmt *Heimberger*[2] genau wie wir selbst für die Capillarwand zwei Schichten
contractiler Elemente an: 1. Die Endothelzellen selbst, 2. der Capillarwand
aufgelagerte contractile Elemente. *C.* und *E. Clark*[3] fanden ebenfalls zwei
Typen der Capillarcontraction: einen *aktiven* und einen *passiven*, von der
Elastizität des Endothels abhängigen, und zwar sollen beide Typen
ohne Rücksicht auf das Vorhandensein oder Fehlen von Adventitialzellen
auftreten können. *Heimberger* fand auch an den kleinsten Venen eine
ausserhalb des Endothelrohrs liegende contractile Substanz. Auch bei
Krogh[4] und in meiner Handbuchbearbeitung mit *Tannenberg* (a. a. O.)
findet sich eine Zusammenstellung der Beweise für die contractile Funktion
der Rougetzellen.

Wichtig ist die Frage, ob diese Capillarcontractionen unter dem *Einfluss
des Nervensystems* stehen können oder immer darunter stehen. Zahlreiche
Autoren (*Steinach* und *Kahn, Krogh, Gabbe, Woolhard*[5], *Harris* und *Marvin*[6]
sowie *Anochin*[7]) haben experimentelle Beweise dafür beigebracht, dass die
Capillaren auf Reize des Sympathicus reagieren und die Capillarnerven nur
sympathischen Ursprungs sind. Auch *A. Krogh* hat experimentelle Beweise
für die Existenz von Capillarnerven beigebracht. Grundsätzlich sind die
Capillarcontractionen rein peripher autonome Vorgänge, wenn sie auch
gelegentlich centralen Einflüssen unterliegen (*Kreibich*). Nach Reizung
des Halssympathicus sah *Crawford*[8] die Contraction der Arteriolen, denen
die Verengerung der Capillaren auch dann folgte, wenn die Arteriolen durch
Acetylcholin weit offen gehalten wurden. Dass ein Nervenreiz bei starker
venöser Stauung die Capillaren nicht mehr zur Contraction bringen kann,
braucht nicht auf der Ansammlung von Histaminsubstanzen zu beruhen.
Auch bei völlig unterbrochenem Kreislauf, also bei besonders reichlichem
Vorhandensein histaminähnlicher Stoffwechselprodukte, lässt sich an der
Haut z. B. noch eine starke Gefässcontraction, die sog. Weissreaktion, leicht
hervorrufen. Der vasoconstrictorische Reiz (z. B. das Adrenalin) zieht also

---

[1] *Ebbecke:* Klin. Wschr. **1923**, 1341.

[2] *Heimberger:* Z. exper. Med. **48**, 179 (1925) u. **53**, 107 (1926) u. Z. Zellforsch. **4**,
713 (1927).

[3] *Clark:* Amer. J. Anat. **35** (1925).

[4] *Krogh, A.:* Anatom. u.Physiol. der Capillaren, 2. Aufl., Berlin: Julius Springer 1929.

[5] *Woolhard:* Amer. Heart J. **13**, 319 (1926).

[6] *Harris* und *Marvin:* Amer. Heart J. **14**, 135 (1927).

[7] *Anochin:* Pflügers Arch. **220**, 410 (1928).

[8] *Crawford:* J. clin. invest. **7**, 527 (1929).

die kleinen Gefässe nur mit einer bestimmten Kraft zusammen und diese
Kraft genügt bei venöser Stauung nicht, um den hohen venösen Druck zu
überwinden, die Gefässe bleiben also weit (*Lewis*, a. a. O.). Nervöse Capillar-
erregungen können dabei centripetal fortgeleitet werden und auch weiter-
abliegende gefässverengernde nervöse Elemente erregen; Beispiel: die Fernwirkung des Adrenalins (*Heimberger*[1]). Gegenüber *Ricker* und seiner Schule
muss jedenfalls betont werden, dass auch nach Degeneration der Hautnerven
die Capillarreaktionen bestehen bleiben: Es tritt ebenso die Capillarerweiterung
und Quaddelbildung auf Ultraviolettbestrahlung, wie die Contraction auf
mechanischen Reiz oder Adrenalin und Pitruitin ein (*Lewis*). Dass selbst für
die Arterien von der centralen Kreislaufregulation unabhängige, selbständige
vasomotorische Regulationen bestehen (automatische Gefässerweiterungen
nach Gefässverengerungen und umgekehrt), glauben *Leriche* und *Fontaine*[2]
experimentell am Hund nachgewiesen zu haben.

Auf die verschiedenen Methoden zur *Bestimmung des Capillardrucks*,
der sich normalerweise zwischen 6 und 14 mm Hg hält (*A. Fleisch*[3]), soll hier
nicht näher eingegangen werden (vgl. *Strax* und *de Graff*[4], *Harris*[5], *Arnold*[6],
Ellis und *Weiss*[7], *Del Baere*[8], vor allem *Kylin*[9]). Von Wichtigkeit für uns ist,
dass *der arterielle Blutdruck ohne Einfluss auf den Capillardruck* ist und dass
sich beide parallel oder gegensinnig ändern können, dass dem Capillardruck also
auch für die Entstehung der Hypertonie kein Einfluss zukommt. Die
Schwankungen des Capillardrucks sind im allgemeinen gering, das Alter ist
ohne Einfluss, die heutigen Methoden der Druckmessung aber wohl noch
unzuverlässig.

Auch die *Strömungsgeschwindigkeit* des Blutes in den Capillaren ist
festgestellt worden und beläuft sich in der Norm auf 0,5 mm in der Sekunde.

IV. Capillarendothel und Stoffwechsel. Capillardurchlässigkeit.

Organspezifität der Capillaren und Shockorgan.

Untrennbar verknüpft mit der Kreislauftätigkeit der Capillaren ist die
Bedeutung der Endothelwand im Stoffwechselgeschehen des Organismus.
Die gesamten, bei der Zelltätigkeit der Organe verbrauchten und entstehenden
Stoffe müssen nicht einmal, sondern wiederholt die Capillarwand passieren

---

[1] *Heimberger:* Z. exper. Med. **73**, 488 (1930).
[2] *Leriche* und *Fontaine:* Arch. Mal. Coeur **21**, 778 (1928).
[3] *A. Fleisch:* Bethes Handb. d. norm. u. path. Physiologie, Bd. 7 II, S. 1292.
Berlin: Julius Springer 1927.
[4] *Strax* und *de Graff:* Amer. Heart J. **6**, 807 (1931).
[5] *Harris:* Lancet **1930**, 963.
[6] *Arnold:* Schweiz. med. Wschr. **1931**, 85.
[7] *Ellis* und *Weiss:* J. clin. Invest. **8**, 47 (1929).
[8] *Del Baere:* Nederl. Tijdschr. Geneesk. **1931**, 1737.
[9] *Kylin:* Die Hypertonie-Krankheiten, 2. Aufl. Berlin: Julius Springer 1930.

und daraus ergibt sich schon ohne weiteres die fundamentale Stellung dieser Membran für zahlreiche Stoffwechselvorgänge.

Ständiger Austausch gasförmiger (O_2.CO_2) und flüssiger Stoffe zwischen Blut und Gewebe in beiden Richtungen ist natürlich Voraussetzung des Lebens. Vermittler dieses Austausches ist die Capillarwand. Für diese Vorgänge sind ausschlaggebend:

1. *Die Onkodynamik der Capillarwand.* Nach den eingehenden und experimentellen Untersuchungen von *Schade* funktionieren die menschlichen Capillarwände ihrem Austausch nach als dialytische Membranen.

Sie zeigen als solche eine ausserordentlich geringe Beeinflussbarkeit durch die osmotische Energie, während sie ungemein stark beeinflusst werden durch kleinste mechanische und onkotische Druckveränderungen. Dieser wechselnde Quellungsdruck der Blutkolloide, die Onkodynamik, bewahrt die Capillaren vor dem oftmals im Gewebe stark vorhandenen Übermaß der osmotischen Drucke (*Schade* und Mitarbeiter[1]).

2. *Die Durchlässigkeit der Wand.* Für den Stoffaustausch durch die Capillarwand ist natürlich die Grösse der Moleküle ausschlaggebend. Die Gase, besonders Sauerstoff und Kohlensäure, diffundieren leicht durch die Capillarwand und in alle Organe, ebenso der Harnstoff und manche Salze. Aber bei einer grossen Anzahl anderer organischer und anorganischer Körper müssen besondere, noch unbekannte Kräfte den Übertritt aus dem Blute in die Gewebsflüssigkeit und umgekehrt ermöglichen (*A. Krogh*). Und bei diesen Vorgängen ist stets die Capillarwand beteiligt. Kolloide und die Riesenmoleküle der Eiweisskörper des Blutes können durch die normale Capillarwand nicht diffundieren. (Nur die Lebercapillaren sind für Eiweiss durchgängig, vgl. oben S. 19.) Die Capillaren der Bauchhöhle, besonders des Netzes scheinen eine besondere Fähigkeit zur Aufnahme von extravasculärem Eiweiss zu besitzen (*Field* und *Drinker*[2]). In der Pathologie wird überhaupt m. E. sehr häufig zu wenig beachtet, dass die Aufgabe der Capillaren nicht nur die Herbeiführung von Stoffen, sondern auch die Resorption von Abfallstoffen ist und dass die Capillarwand ständig in beiden Richtungen in Anspruch genommen wird. Besonders *Schade* und Mitarbeiter haben einwandfrei gezeigt, dass die menschlichen Capillarwände für den Austausch wie dialytische Membranen wirken und so ohne jede Änderung der Wanddurchlässigkeit schon auf kleinste Änderungen des mechanischen und onkotischen Druckes die Austauschvorgänge zwischen Capillaren und Gewebe in den verschiedensten Richtungen geändert werden können. Diese Energetik allein kann bei völlig unveränderter Membran stärkste Umstellungen der Austauschströmungen gesetzmäßig herbeiführen. Die *Umstellung in die Richtung der Transsudation* geschieht vor allem, wenn in den Capillaren der mechanische Druck steigt oder der onkotische

---

[1] *Schade, Claussen* und *Birner:* Z. klin. Med. **108**, 581 (1928).
[2] *Field* und *Drinker:* Amer. J. Physiol. **97**, 40 (1931).

Druck sinkt oder wenn extracapillar im Gewebe der osmotische Druck stark anwächst. Die entgegengesetzten Änderungen führen rasch zur Umstellung in die *Richtung der Resorption.* Solche gegensätzlich gerichteten Ausstrom- und Einstromänderungen sind im lebendigen Geschehen offenbar häufig. Die Durchlässigkeit der Capillaren ist je nach den funktionellen Bedürfnissen der einzelnen Gewebe abgestuft und immer beim Übergang in die kleinsten Venen am grössten (*Peyton Rous*[1]).

Oberflächenaktive Substanzen können die Durchlässigkeit der Capillarwände erhöhen, so wie man Collodiumfilter durch oberflächenaktive Substanzen für colloidale Lösungen durchgängig machen kann (*Brinkmann* und *Szent-Györgyi*[2]). Die capillaraktiven Substanzen können die Capillarwand so durchlässig machen, dass man z. B. durch Histamininjektion in die Haut in der Quaddel leicht das Bilirubin bei latentem Ikterus oder das Methämoglobin bei Methämoglobinämie nachweisen kann (*O. Klein*[3]).

Erst wenn die Capillarwand in der Niere geschädigt ist, tritt Eiweiss aus dem Blut in den Urin über. Aber solche Störungen sind häufig und spielen bei zahlreichen pathologischen Vorgängen eine bedeutsame Rolle. Schon Erweiterungen der Capillaren machen eine erhöhte Durchlässigkeit (*Fr. Herzog*[4]) und für die Dermographia elevata ist die Permeabilitätssteigerung der Capillarwand (mit Quaddelbildung) auf leichte taktile Reize charakteristisch (*Hoff*[5]). Viele Stoffe beeinflussen die Durchlässigkeit der Capillarwand, besonders Calcium und Hypophysin in fast spezifischer Weise (*Riehl*[6]). Bei Jodzufuhr, während der Menstruation ist die Durchlässigkeit der Capillarwand allgemein erhöht, was sich mit der Blasenmethode an der Haut (Cantharidenpflaster) nachweisen lässt (*Longo*[7], *Cantarow* und *Gordon*[8]). Dichtungen der Capillarwand werden durch kolloidales Eisen, Arsen, Adrenalin, Calcium, Uran (*Whithney*) erreicht, während Pepton (*Petersen* und *Jaffé*[9]), manche Salze und Tuberkulin die Permeabilität verringern. Eine Zunahme der Durchlässigkeit für Eiweisskörper ist auch regelmäßig an der Capillarwand bei Glomerulonephritis und bei chronischen Herzkranken festgestellt worden (*Vancura*[10]). Im entzündeten Gebiet ist die Durchlässigkeit der Capillarwand stark erhöht (*Hoff* und *Leuwer, Petersen* und *Willis*), so dass der Eiweissdurchtritt fast ungehindert ist (*Török, Lehner* und *Kenedy*[11]). Bei Leberkranken ist die

[1] *Rous, Peyton:* J. exper. Med. **51**, 807 (1930).
[2] *Brinkmann* u. *Szent-Györgyi:* Biochem. Z. **139**, 261 (1923).
[3] *Klein, O.:* Med. Klin. **1932**, Nr 39/40.
[4] *Herzog:* Virch. Arch. **256**, 1 (1925).
[5] *Hoff:* Z. exper. Med. **57** (1927).
[6] *Riehl:* Naunyn-Schmiedebergs Arch. **135**, 36 (1928).
[7] *Longo:* Klin. Wschr. **24**, 1131 (1929).
[8] *Cantarow* und *Gordon:* Arch. int. Med. **42**, 939 (1928).
[9] *Petersen* und *Jaffé:* Wien. klin. Wschr. **1924**, 233.
[10] *Vancura:* Arch. Mal. Reins 6, 147 1931).
[11] *Török, Lehner* und *Kenedey:* Z. exper. Med. **45**, 702 (1925).

Durchlässigkeit aller Körpercapillaren gesteigert (*De Tullio*[1]). Im anaphylaktischen Shock sind die Capillarwandungen so durchlässig, dass sie dem Austritt von gelösten Proteinen überhaupt keinen Widerstand entgegensetzten: Shockorgan (*Manwaring*[2], *Petersen* und *Jaffé*, a. a. O.). Auch der Capillardruck spielt natürlich beim Durchtritt der Stoffe eine grosse Rolle (*Landis*[3]).

Selbst für Gase kann die Durchlässigkeit der Capillarwand verändert sein. Insbesondere wird dies von den Lungencapillaren bei manchen Krankheitszuständen (Pneumonose) angenommen und andererseits kann in geschädigten Gewebsbezirken der Gasdurchtritt vollkommen aufhören. Nach schwerer Insulin-, Pituitrin- oder Histaminvergiftung kommt es vor, dass das venöse Blut noch ebenso viel Sauerstoff enthält, wie das arterielle, d. h. das Gewebe hat Sauerstoff überhaupt nicht mehr aufgenommen. Man könnte hier daran denken, dass das Blut das Capillarsystem in diesen Fällen überhaupt nicht passiert, sondern durch die anatomisch zuweilen reichlich nachweisbaren direkten arteriovenösen Anastomosen unmittelbar von der Arterie in die Vene zurückläuft, ohne das Gewebe berührt zu haben: *Arteriovenöser Kurzschluss.* Hierbei müssten aber Sauerstoff und Kohlensäure in gleichem Maße betroffen sein, in Wirklichkeit ist aber der weniger diffusible Sauerstoff weniger beteiligt. Dies alles macht wahrscheinlich, dass die Durchlässigkeit der Capillarwand für Gase verändert ist, zumal bei den angegebenen hormonalen und toxischen Störungen der Capillartonus zum Teil völlig verloren (Insulin, Histamin), in anderen Fällen (Pituitrin) stark gesteigert ist (*O. Klein*[4]). Man hat daher eine Störung der Gasdiffusion durch die Capillarwand angenommen und von einer „Pachydermie der Capillaren" gesprochen (*Eppinger*). Dies nur einige Beispiele, die die grundsätzliche Bedeutung der Capillardurchlässigkeit beleuchten. Auch für die Ödemfrage und die Kreislaufinsuffizienz ist dies alles von grösster Bedeutung.

Die Bezeichnung als *Shockorgan* — sowohl im Sinne des Kreislaufs wie der Permeabilität — führt uns jedoch noch zu einer weiteren, sehr wichtigen Stoffwechseltätigkeit des Capillarendothels. Schon die heftige Reaktion des Capillarendothels auf intravenöse Zufuhr fremder Eiweisskörper (s. S. 20) zeigt, dass das Capillarendothel wenigstens in vielen Organen artfremde Proteine lebhaft angreift und verarbeitet. Die Toxine der Infektionserreger sind aber ebenfalls artfremde Eiweisskörper und so ist von vornherein zu verstehen, dass bei allen Vorgängen der Infektion und Immunität das Capillarendothel eine sehr wichtige Rolle spielt. Die enorme Steigerung der Capillarpermeabilität bei Entzündung und Infektion erwähnten wir schon. Manche Erreger werden sofort und fast elektiv, sobald sie in die Blutbahn kommen,

---

[1] *De Tullio:* Rif. med **44**, 341 (1928).

[2] *Manwaring, Hosepian, Thomson:* J. Amer. med. Assoc. **82**, 542 (1924).

[3] *Landis:* Amer. J. physiol. **82**, 217 (1927).

[4] *Klein, O.:* Z. exper. Med. **73**, 787 (1930).

vom Capillarendothel bestimmter Organe (besonders Leber und Milz) absorbiert, gespeichert, zerstört. Aus beiden Tatsachen ist schon zu entnehmen, dass die Capillarendothelzellen auch, falls der Körper die Infektion überwindet, die Hauptstätte der Antikörperbildung sind. Mit all dem soll aber nicht gesagt werden, dass die Vorgänge des anaphylaktischen Shockes ausschliesslich im Capillarendothel sich abspielen. Hier ist das früher (S. 19) über die Organspezifität Gesagte zu berücksichtigen und neuere Untersuchungen über die Lunge des Meerschweinchens, die ja für dieses Tier als das Organ des anaphylaktischen Shocks gilt, haben gezeigt, dass in diesem Organ im Shock histaminähnliche Substanzen in grösster Menge frei werden. (Nachweis am überlebenden, durchströmten und sensibilisierten Organ, *Bartosch*, *Feldberg* und *Nagel*[1].)

Dazu kommt, dass ja die Bildung der Antikörper nicht rein auf das Mesenchym beschränkt ist. Die Überempfindlichkeitserkrankungen der Haut z. B. sind je nach dem Sitz der cellulären Antikörperbildung in zwei Gruppen geteilt worden. Bei Dermatitis und Ekzem wird eine epitheliale Überempfindlichkeit als Grundlage, die Epidermis also als Shockgewebe angenommen, während man bei Urticaria und *Quinckeschem* Ödem eine Sensibilisierung des Capillarendothels, eine vasculäre Überempfindlichkeit annimmt (*Hajos*[2]).

Bei der chronischen Streptokokkensepsis z. B. finden wir celluläre Abwehrreaktionen fast des ganzen Endothelapparates (*Siegmund*[3]). *Doerr* bezeichnet das Capillarendothel als das Shockorgan, in dem sich die Reaktionen zwischen Antigen und Antikörper abspielen. Dabei reagieren sowohl bei der Anaphylaxie, wie bei der Antikörperbildung, wie bei der Zellabstossung auf Eiweissinjektionen die Capillarendothelien der einzelnen Organe ganz verschieden. In einer experimentellen Arbeit aus meinem Institut von *Tannenberg*[4] konnte gezeigt werden, dass sogar die Muskulatur der Haut*arterien* im protrahierten anaphylaktischen Shock in erhöhter Contractionsbereitschaft steht (wodurch z. B. die Entzündung langsamer in Gang kommt). Wie oben, S. 20, bereits erwähnt, zeigen gerade die Beobachtungen im anaphylaktischen Shock, dass die Heftigkeit der endothelialen Antigenreaktionen in den einzelnen Organen je nach der Tierart ganz verschieden ist: *Organgebundenheit der chemischen Endothelfunktionen.* Dass auch das lockere Bindegewebe, das retikuläre Mesenchym aktiv am anaphylaktischen Vorgang beteiligt ist (*Klinge*[5]), soll dabei in keiner Weise bezweifelt werden und entspricht nur unserer Gesamtauffassung von der ungemein engen, funktionellen Verknüpfung der Capillaren mit dem Organgewebe. *Aschoff* hat schon vor Jahren die Gefässendothelien als den „*Reticuloendothelialen Stoffwechselapparat*" bezeichnet.

---

[1] *Bartosch, Feldberg* und *Nagel:* Pflügers Arch. **230,** 1 (1932).
[2] *Hajos:* Klin. Wschr. **1930,** 1618.
[3] *Siegmund:* Münch. med. Wschr. **1925,** Nr 16.
[4] *Tannenberg:* Verh. dtsch. path. Ges. 21. Tagg., Freiburg, S. 144, 1926.
[5] *Klinge:* Krankh.forsch. **5,** 471 (1928).

V. Die capillaraktiven Stoffe und Capillargifte.

Weiteren Einblick in das Stoffwechselgeschehen des Endothes erhalten wir aus den Studien der Wirkung pharmakologisch aktiver Substanzen. Als solche für das Capillarendothel äusserst aktive Körper haben wir Fremdblut, Eiweisskörper und Aminosäuren zu nennen. Weiter kennen wir Capillargifte, die von fast spezifischer Wirkung sind. Vor allem bekannt als solche sind die in der experimentellen Therapie und Geschwulstforschung so vielfach erprobten und auch bei Menschen angewandten *Schwermetalle,* darunter vor allem *Gold* und *Blei* (z. B. *Wood*[1]). Ich erwähne ferner als ausgezeichnete Capillargifte die Lysocithine (*Guerrini*[2]), die Radiumstrahlen (*Markl*[3]). Die schwere Capillarvergiftung bei Toxidermien kann aus der spastisch-atonischen Capillarreaktion erschlossen werden (*Fr. Herrmann*[4]) und ebenso weist bei Eklampsie alles darauf hin, dass wir es mit einer schweren toxischen Schädigung der Capillarendothelien zu tun haben, die offenbar — wie der anaphylaktische Shock — auf Eiweissvergiftung beruht (*Domagk*[5]). Auch durch Pilocarpin kann die Funktion der Capillarendothelien schwer geschädigt werden (Verzögerung der Farbstoffresorption im Blute und ähnliches), so dass die Tiere Giftwirkungen erliegen, die sie sonst vertragen (*Fr. Herrmann*[4]). Die ätherischen Öle der Kamillenblüte, des Pfefferminztees verringern die Zahl, Länge und Dicke der sichtbaren Hautcapillaren (im normalen wie im entzündeten Zustand), während Fenchelöl das Gegenteil bewirkt (*W. Arnold*[6]).

Besonders die elektroosmotische Einverleibung von Medikamenten (Atropin, Chinin, Adrenalin, Alkohol) hat gezeigt, dass diesen Substanzen durchaus gesonderte Wirkungen auf das Capillarendothei, auf die Strömung und den Druck in den einzelnen Schlingen zukommen und dass es sich also um streng örtliche Reaktionen handelt, die weiterhin noch bei den Vasoneurosen verstärkt und ganz atypisch auftreten (*L. Fischer*[7]). Wir kennen zahlreiche Gifte, die die Capillaren stark beeinflussen, die meisten Gifte führen zur Erweiterung der Capillaren mit Lähmung ihrer Wand. Auch am lebenden Menschen zeigt z. B. die Beobachtung der Nagelfalzcapillaren nach intravenöser Zufuhr von Jodnatrium deutliche Erweiterungen der Capillarschlingen, besonders der zuführenden arteriellen Schenkel, Vermehrung der durchbluteten Capillaren und Strömungsbeschleunigung (*Semerau-Semianowski*[8]).

Durch capillar-mikroskopische Untersuchungen an den Hautgefässen hat man sehr verschiedene Wirkungen von Arzneimitteln auf das Capillarbild

---

[1] *Wood:* J. Amer. med. Assoc. **87**, Nr 10 (1926).

[2] *Guerrini:* Z. Immunforsch. **45**, H. 314 (1925).

[3] *Markl:* Ann. d'Anat. path. **2**, H. 1 (1925).

[4] *Herrmann, Fr.:* Frankf. Z. Path. **36**, 481 (1928).

[5] *Domagk:* Klin. Wschr. **4**, H. 21 (1925).

[6] *Arnold:* Naunyn-Schmiedebergs Arch. **123**, 129 (1927).

[7] *Fischer, L.:* Klin. Wschr. **1931**, 1337.

[8] *Semerau-Semianowski:* Polsk. Arch. med. **7**, 84 (1929).

festgestellt und verschiedene Typen unterscheiden können. Der Adrenalintypus
ist immer durch Vasoconstriction gekennzeichnet. Nach diesem Typus wirkt
auch das Pituitrin. Coffein und Ergotamin wirken dagegen gefässerweiternd.
Arsen und Calciumsalze erzeugten dauernde Hyperämie, also eine Lähmung
(*Rondelli*[1]).

Die stärksten Capillarerweiterungen entstehen aber durch die Ansamm-
lungen von *Stoffwechselprodukten* im Gewebe. Schon die Kohlensäure wirkt in
dieser Richtung und sie führt besonders in der Lunge zu maximalen Capillarerweiterungen.

An der Lunge konnten wir durch Überrieselung mit Kohlensäure-Ringer-
lösung maximale Erweiterung, mit Sauerstoff-Ringerlösung maximale Verengerung der Gefässe am lebenden Tier sehr schön beobachten und wiederholt
hintereinander erzielen (*Tannenberg*).

Zu den wirksamsten Stoffen dieser Art gehört das Histamin und die
Histaminsubstanzen (H-Substanzen). Das Histamin bewirkt stärkste Gefäss-
dilatation und zwar führt es insbesondere eine starke Arteriolenwirkung herbei
(*Gollwitzer-Meier* und *Gelhaar*[2]). Eine ähnliche Wirkung zeigen Acethylcholin,
Pilocarpin, Ematin (*Rondelli*, a. a. O.).

Endlich kommt für die Einstellung des Arteriolensystems als sehr
wesentlicher Faktor die Wirkung der *Hormone* in Betracht. Auf diese Wirkung
und auf die Wirkung der Stoffwechselprodukte wollen wir später im Zusammenhang noch näher eingehen (vgl. S. 40ff.).

VI. Die Capillarpathologie des Menschen, die Neurosecapillaren.

Alle diese Tatsachen sind heute auch durch zahlreiche Beobachtungen am
Menschen gesichert. Seitdem *Otfried Müller* und *Weiss* die Capillarmikroskopie
am lebenden Menschen eingeführt haben, haben wir ja über Form, Weite,
Strömung und Contraction dieser Capillaren ausgedehnte Kenntnisse, besonders auch *unter pathologischen Verhältnissen* gewonnen (*O. Müller*[3]).

Otfried Müller und *Weiss* sowie *Nickau*, *Parrisus* u. a. haben diese
Methode der Capillarbeobachtungen ausgebaut, indem sie an der durch Öl
aufgehellten Haut Form und Breite des roten Blutfadens beobachteten. Die
Capillarwand selbst ist dabei nicht zu sehen, aber man kann ganz sicher den
selbständigen Regulationsmechanismus der Capillarströmung beobachten.
Hier findet man nun Änderungen nach Tageszeit, Jahreszeit, Konstitution,
bei Gravidität, organischen Krankheiten, Arteriolosklerose, Nephritis usw.
Wir wissen heute, dass auf die verschiedensten Reize, Hitze und Kälte,
mechanische, chemische, galvanische Reizungen auch an den menschlichen

---

[1] *Rondelli*: Minerva med. (Torino) **1930 II**, 229.

[2] *Gollwitzer-Meier* und *Gelhaar*: Naunyn-Schmiedebergs Arch. **161**, 325 (1931).

[3] *Müller, O.*: Die Capillaren der menschlichen Körperoberfläche in gesunden und
kranken Tagen. Stuttgart: F. Enke 1922.

3*

Capillaren sehr vielgestaltige und charakteristische Beeinflussungen des Blutstromes auftreten, die nur durch aktive Bewegungsvorgänge der Gefässwand selbst erklärt werden können.

Viele derartige Capillarbeobachtungen werfen ein helles Licht auf die Capillarfunktionen und ihre Bedeutung. So reagieren die Capillaren bei starken Kreislaufstörungen (Herzfehler) nicht mehr auf Wärme- und Kältereize (*Wollheim* und *Moral*[1], *Crawford*[2]). Bei Cutis marmorata hat man Spasmen und Atonie der Capillaren angenommen (*Mayer-List*[3], *Scharpff*[4]) und also von einer Vasoneurose der Haut gesprochen. *Lewis* hat aber in schönen Untersuchungen nachgewiesen, dass die Zeichnung der Cutis marmorata über Monate konstant bleibt und er erklärt sie so, dass die helleren Stellen der marmorierten Haut besser durchbluteten Gewebspartien entsprechen, in deren Bereich die gefässerweiternden Substanzen rasch weggeschwemmt werden. Die roten Ringe entsprechen der Peripherie dieser Zonen, sie sind schlechter durchblutet, eine gewisse Anreicherung von histaminähnlichen Substanzen ist möglich und diese machen die Gefässerweiterung. Spasmen und Atonie der Capillaren sind also durch die im örtlichen Stoffwechsel entstandenen Stoffwechselprodukte bedingt.

Immer zeigt sich beim Gesunden Ordnung und Planmäßigkeit im Aufbau des Capillarsystems, beim Kranken oft völlige Planlosigkeit und Unordnung (*O. Müller* und *Hübener*[5]). Ist auch für die Hypertonie die Capillarform und unregelmäßige Anordnung der Schlingen (*Bisbini*[6]) nicht ganz charakteristisch (*F. Lange*[7], *Deusch* und *Liepel*[8]), so findet sich hier doch beim Abschnürungsversuch hochgradige Entleerung der Capillaren (*Westphal*[9]). Auch die Capillaraneurysmen treten bei Kranken häufiger auf (*Lutz*[10], *Moos*).

Die Beobachtungen der Weite und Form der Capillaren, ergänzt durch die genauere Analyse des Blutstroms in die Capillaren, der Nachströmungszeit bei *Wärme* und *Kälte* (*Fritz Lange*) und des Capillardrucks, der unabhängig ist vom arteriellen Druck (*Lenaz*[11], *Haymann*[12], *Hill*[13]), kann wichtige Einblicke in die Capillartätigkeit geben. Auch die Änderungen der Geschwindigkeit des Blutstromes in den Capillaren können bestimmt werden, so bewirkt Insulin bei Diabetikern eine Beschleunigung der Capillarströmung in der Haut (*Jürgensen*

---

[1] *Wollheim* und *Moral:* Med. Klin. **22**, 1999 (1926).
[2] *Crawford, Hamilton* und *Rosenberger:* J. clin. Invest. **4**, 317 (1927).
[3] *Mayer-List:* Dtsch. Arch. klin. Med. **148**, 67 (1925).
[4] *Scharpff:* Dtsch. Arch. klin. Med. **151**, 275 (1926).
[5] *Müller* und *Hübener:* Dtsch. Arch. klin. Med. **149**, H. 1/2 (1925).
[6] *Bisbini:* Cuore **15**, 525 (1931).
[7] *Lange, F.:* Dtsch. Arch. klin. Med. **152**, 302 (1926).
[8] *Deusch* und *Liepel:* Dtsch. Arch. klin. Med. **160**, 207 (1928).
[9] *Westphal:* Z. klin. Med. **101**, 545.
[10] *Lutz:* Arch. f. Dermat. **153**, 498 (1927).
[11] *Lenaz:* Arch. Path. e. Clin. med. **6**, 369 (1927).
[12] *Haymann:* Amer. J. Physiol. **79**, 389 (1927).
[13] *Hill* und *Mc Queen:* Brit. J. exper. Path. **9**, 127 (1928).

und *v. Noorden*[1]). Diese Beeinflussung der Capillaren durch die spezifische Hormone ist sogar verwertet worden zur Feststellung, welche Drüsen bei innersekretorischen Störungen vorzugsweise erkrankt sind (*Bock*[2]). Wenn auch diese Methode noch unzuverlässig ist, so zeigen sich doch recht verschiedene Reaktionsformen der Capillaren auf Hormonzufuhr bei verschiedenen Krankheiten, die der Aufklärung harren (*del Aqua*). Auch der positive und negative Capillarpuls kann verfolgt werden (*Heimberger*[3]) und rhythmische Stromschwankungen der Capillaren werden besonders bei Nephritis, Schwangerschaft, Eklampsie, Vasoneurosen beobachtet (*Klingmüller*[4]). Retrograde Pulsation mit Rückströmung des Blutes aus dem venösen in den arteriellen Schenkel der Capillarschlingen wird bei Herzfehlern beobachtet (*Danzer*[5]). Die Contractionen der Capillaren nach Verletzungen fehlen bei der Hämophilie (*v. Bernuth*[6]). Röntgenbestrahlung verursacht abwechselnde Gefässerweiterungen und Verengerungen bis zum 12. Tage; dann folgt eine Lähmung mit Gefässerweiterung für etwa zwei Monate (*Turano*[7]). Zuweilen kann allerdings eine schwere Schädigung der *Rougetzellen* an den Capillaren mit starker Herabsetzung der Contractions- und Erweiterungsfähigkeit jahrelang bestehen bleiben (*Siedamgrotzky*[8]).

Bei angeborenen Herzfehlern äussert sich die dauernde Stauung des venösen Blutes in den Capillaren in einer Dehnung, die als „kongenitale Capillardehnung bei Morbus Coeruleus" bezeichnet worden ist (*Redisch* und *Rösler*[9]). Bei Sklerodermie ist als typisch ein sehr spärliches Capillarnetz, bei Erythromelalgie eine Atonie der Capillaren gefunden worden. Auch beim Diabetes sind mehrfach die Capillarveränderungen als ziemlich typisch angegeben worden. Bei der Akrocyanose ist die Atonie der Capillaren mit Arteriolenspasmus verknüpft. Auch für das Studium der Schilddrüsenerkrankungen (Kretinismus, Basedow) ist das Capillarbild von grosser Wichtigkeit (*Gehri*[10]). Krampfhafte Enge der Gefäßschlingen ist typisch für die Glomerulonephritis und den weissen Hochdruck. Toxische Lähmungen der Capillaren und Endothelschädigungen finden sich bei vielen Infektionskrankheiten (besonders Masern, Typhus, Fleckfieber, Scharlach) und manchen Vergiftungen. Je schwerer eine Infektion, desto deutlicher auch die Capillarschädigung, Stromverlangsamung und herabgesetzte Erregbarkeit. Die Schädigung des Vasomotorenapparates kann noch lange Zeit zurückbleiben *(O. Müller).* Bei reiner Fleischnahrung

---

[1] *Jürgensen* und *v. Noorden:* Klin. Wschr. 1925, 2395.
[2] *Bock:* Z. exp. Med. 55, 425 (1927).
[3] *Heimberger:* Klin. Wschr. 1925, 2235.
[4] *Klingmüller:* Z. exper. Med. 56, 594 (1927) u. 66, 734 (1929).
[5] *Danzer:* Amer. J. the med. sci. 171, 654 (1926).
[6] *v. Bernuth:* Dtsch. Arch. klin. Med. 152, H. 5 u. 6 (1926).
[7] *Turano:* Radiol. med. 17, 139 (1930).
[8] *Siedamgrotzky:* Strahlenther. 19, 84 (1925).
[9] *Redisch* und *Rösler:* Wien. Arch. inn. Med. 16, 463 (1928).
[10] *Gehri:* Schweiz. med. Wschr. 1930, 1084.

sind die Capillarschlingen weiter, kolbiger, kürzer (*Gänsslen*) und auch Hormone und manche Medikamente führen zu allgemeinen Veränderungen des ganzen Capillarsystems. Bei Vasonorotikern bekommen wir atypische Reaktionen der Capillaren auf mechanische und chemische Reizungen. Selbst Berufsschädigungen können besonders im Bereich der geschädigten Körperstellen Capillarveränderungen verursachen (vgl. die Zusammenstellung von *L. Fischer*[1]). Die Schädigung der Capillarenresistenz in der Niere lässt sich durch geeignete Funktionsprüfungen klar nachweisen (*Basch*[2]).

Die Untersuchungen verschiedener Formen und Entwicklungsstufen der Capillarschlingen hat zur Aufstellung eines morphogenetischen Capillarschemas durch *Hoepfner* und *Jaensch* geführt. Besonders eigenartige Formen und atonische Zustände der Capillaren sah man bei Neurasthenie und bei Neurosen, insbesondere traumatischen Neurosen (vgl. *Rud. Klotz*[3], *Goldbeck-Löwe*[4]). Man hat trotz des grossen Formenreichtums der Endcapillaren Schwankungen ihrer Formen nach Jahreszeit und Wetter, im sexuellen Zyklus und bei Klimaänderungen gefunden (*Bettmann*[5]). Auch konstitutionelle Veränderungen der Capillaren bei Tuberkulose wurden angegeben (*Stefko* und *Glagolewa*[6]). Vor allem aber hat *W. Jaensch* bestimmte Entwicklungsstörungen der Capillaren in grösserer Häufigkeit bei Schwachsinnigen gefunden und hierdurch eine grosse Diskussion ausgelöst, da besonders *Otfried Müller* diesen Deutungen widersprochen hat (vgl. *Doxiades*[7], *Lange-Malkwitz*[8], *Stefko*[9], *Knittel*[10] und die Verhandlungen des preussischen Landesgesundheitsrates[11]). Arbeit und Diskussion auf diesem Gebiete sind noch lange nicht abgeschlossen.

Fügen wir die grosse Bedeutung des Capillarendothels für die Gewebsneubildung, insbesondere die Wundheilung und Granulationswucherung hinzu, so dürften wir das Wesentliche der fundamentalen Stellung des Capillarsystems für den Gesamtorganismus in aller Kürze skizziert haben.

VII. Zusammenfassung. Die Bedeutung der Stoffwechselprodukte für die Capillarfunktionen.

Zusammenfassend können wir feststellen, dass der den gesamten Stoffaustausch beherrschende Teil der Kreislaufbahn, das *Capillarsystem*, einen

---

[1] *Fischer, L.:* Klin. Wschr. **1931**, 1337.

[2] *Basch:* Z. Kinderheilk. **49**, 446 (1930).

[3] *Klotz, Rud.:* Z. Kreislaufforsch. **21**, 153 (1929).

[4] *Goldbeck-Löwe:* Münch. med. Wschr. **1929**, 491.

[5] *Bettmann:* Münch. med. Wschr. **1930**, 2003, sowie Z. Anat. **91**, 391 (1929).

[6] *Stefko* und *Glagolewa:* Beitr. klin. Tbk. **73**, 641 (1930).

[7] *Doxiades:* Mschr. Psychiatr. **69**, 176 (1928).

[8] *Lange-Malkwitz:* Endokrinol 4, 340 (1929).

[9] *Stefko:* Z. Konstit.lehre **15**, 317 (1930).

[10] *Knittel:* Klin. Wschr. **1930**, 2389.

[11] Verhandlungen des preussischen Landesgesundheitsrates Nr 15. Veröff. Med.verw. **29**, 397 (1929). Vgl. hierzu auch *Otfried Müller*, Klin. Wschr. **1930**, 2392 und *Th. Hoepfner:* Arbeiten zum Kropfproblem, Veröff. Med.verw. **33**, Berlin: Richard Schoetz 1931.

hoch komplizierten anatomischen Bau besitzt, der zudem noch in den verschiedenen Teilen des Organismus gewisse Unterschiede und insbesondere Organeigentümlichkeiten aufweist. Noch deutlicher als die anatomischen sind die funktionellen und physiologischen Differenzen der *Organcapillaren*. Das gesamte Capillarsystem zeigt in gesunden Tagen ein harmonisches Zusammenarbeiten mit den übrigen Teilen des Kreislaufs und dem Organgewebe, aber dieses Zusammenarbeiten beruht nicht auf absoluter Abhängigkeit und Unselbständigkeit. Alle Capillaren sind eigener und *selbständiger Funktionsleistungen* fähig, die durchaus nicht ausnahmslos von Blutdruck, Arterientätigkeit, Nervensystem abhängig sind. Die Capillaren können ihr Lumen selbständig verengern und erweitern und sind echter aktiver Capillarcontraction fähig. Diese Fähigkeit besitzt jede einzelne Capillare durch aussen aufgelagerte Zellen, die Rougetzellen oder Pförtnerzellen. Verengerungen des Capillarlumens entstehen auch passiv durch starkes Absinken des Blutdrucks in der zugehörigen Arteriole oder durch Quellung der Endothelzellen selbst. Durch all diese Mechanismen können die Capillaren sowohl gleichsinnig wie antagonistisch zum arterio-venösen System reagieren.

Für die Richtung des Saftstromes zwischen Blutbahn und Gewebe ist der verschiedene Quellungsdruck der Blutkolloide, der onkotische Druck neben dem mechanischen Druck von besonderer Wichtigkeit. Änderungen desselben können rasch eine *Transsudation* aus der Blutbahn in die Richtung der *Resorption* aus dem Gewebe umkehren. Für die Erklärung der besonderen chemischen Funktion der Capillarwand ist wichtig, dass neben anatomischen und funktionellen Besonderheiten der Wand und des Endothels noch die verschiedene Sensibilität der spezifischen Organzellen gegenüber Reizen eine grosse Rolle spielt. Insbesondere erzeugen die verschiedenen Organzellen auf Reizungen vasoaktive Substanzen, Zellzerfallsprodukte, in ganz verschiedener Menge und Geschwindigkeit.

Für die Störungen des Kreislaufs im Capillarsystem kommt zahlreichen exogenen, fast spezifisch wirkenden Capillargiften und auf der anderen Seite der konstitutionell bedingten Empfindlichkeit des Gesamtorganismus wie der einzelnen Organe eine grosse Rolle zu. Die grösste Bedeutung aber haben sowohl für die physiologischen Kreislaufvorgänge wie für die krankhaften Kreislaufstörungen im Bereich der Capillarwand *die Hormone* und *die lokal gebildeten Stoffwechselprodukte*. Die letzteren sind deshalb mit Recht als „Lokalhormone" bezeichnet worden. Diese Lokalhormone werden schon im Anfang jeder Organtätigkeit gebildet und führen sofort zur Capillarerweiterung im Tätigkeitsgebiet und zu einer Erweiterung der zugehörigen Arteriolen. Sie dienen zugleich als „Nervenreizübertragungsstoffe" (*Dale*). Dieser periphere chemische Regulationsmechanismus, der der vegativ-nervösen Steuerung des Blutkreislaufs durchaus an die Seite zu stellen ist (*H. Bohn*[1]), bedarf wegen seiner grossen Bedeutung noch einer näheren Besprechung. Denn die

---

[1] *Bohn, H.:* Med. Welt 1932, Nr 15.

ganze Capillartätigkeit wird offenbar von diesen „Gewebsstoffen“ oder „Lokal-
hormonen“ gesteuert.

Kehren wir zur Kreislaufregulation des Körpers zurück, so sehen wir,
dass zur Erfüllung der verschiedenen Aufgaben ein höchst komplexer Mechanismus des Zusammenspiels aller Arterien, Arteriolen, Organcapillaren und
Venen mit dem Herzen notwendig ist. Auf die uns hier vorzugsweise inter-
essierende Regelung der Blutverteilung wirken maßgebend verschiedene
Dinge in verschiedener Weise ein:

1. Eine grosse Rolle kommt dem gesamten **Nervensystem** zu. Die
Bedeutung des Vasomotorensystems, der centralen vasoconstrictorischen
Impulse, der Sympathicuseinflüsse und der Axonreflexe ist heute durch zahlreiche klinische und experimentelle Tatsachen sichergestellt. Auch die rein
nervöse Beeinflussung der Gefässtätigkeit durch das sympathische Nervensystem darf als hinreichend bewiesen gelten (*Czarnecki*[1]). Von ähnlich grosser
Bedeutung für das Kreislaufgeschehen sind die in der verschiedensten Weise
abgestuften *Erregbarkeitsschwankungen* der Capillar- und Gefässwand wie der
Pförtnerzellen und Endothelzellen selbst. Auf diese Erregbarkeit wirken besonders stark auch die unter 2 und 3 angeführten humoralen Einflüsse ein.

2. Eine grosse Bedeutung hat hier vor allem die **Hormonbildung** des
Körpers. Die Hormone wirken teils direkt, teils über das Nervensystem, und die
hormonale Beeinflussung betrifft alle Funktionen des Kreislaufes bis zur Ver-
teilerfunktion der Arterien und zur Wärmeregulation. Auch die Permeabilitäts-
verhältnisse der Endothelrohre werden hormonal stark beeinflusst (*Asher*[2]).
Die lokale Regulation des Blutzuflusses zeigt sich besonders eindrucksvoll
am Coronarsystem. Die Durchblutung des Herzmuskels ist mit äusserster
Präzision reguliert und folgt weder zeitlich noch in ihrem Ausmaße dem
Arteriendruck, sondern ist durch nervöse und hormonale Regulierung ganz
allein der Herzleistung angepasst (*Rein*[3]). Vagusimpulse halten dauernd die
Coronarterien in dem der Aufgabe entsprechenden Contractionszustand und
die Durchschneidung beider Nervi vagi führt zu einer Erhöhung der Coronar-
durchblutung bis zum Doppelten (*Krayer*[4]).

3. Die wichtigste Rolle spielen aber die durch die Tätigkeit des Organ-
parenchyms gebildeten **Stoffwechselprodukte.** Sie dürfen als der adäquate Reiz
für die Regulierung des Stromvolumens im tätigen Organ gelten, da Blutbedarf
des Organes und Menge der gebildeten Stoffwechselprodukte in genau gleicher
Weise von der Funktionsleistung abhängen. Auch die gebildeten Säuren,
Kohlensäure und Milchsäure, wirken gefässerweiternd. Für die weitere
Forschung ist es allerdings wichtig, dass die Zunahme der Zahl der offenen

---

[1] *Czarnecki, Edw.:* J. Physiol. et path. gen. **26,** 34 (1928).
[2] *Asher:* Bethes Handb. der norm. u. Path. Physiologie Bd. 16 II, S. 1207. Berlin:
Julius Springer 1931.
[3] *Rein, H.:* Dtsch. Ges. f. Inn. Med. 43. Tagg., S. 247, Wiesbaden 1931.
[4] *Krayer:* Dtsch. Ges. f. Inn. Med. 43. Tagg., S. 237.

Capillaren (139 bis 198 im Quadratmillimeter gegen 5 bis 23 im Kontrollmuskel) auch dann auftritt, wenn bei der Reizung und Contraction des Muskels keine Milchsäure gebildet wird (*Ni, Tsang*[1]). Es müssen also noch andere Substanzen auftreten, die die Erweiterung der Capillaren im gereizten Muskel bewirken.

Dieser periphere Regulationsmechanismus ist z. T. heute bereits in seine einzelnen Komponenten aufgelöst. Hier spielen eine Rolle die Konzentration der Wasserstoff-Ionen (Bildung saurer Stoffwechselprodukte), die Kohlensäure, der Sauerstoffmangel und dann vor allem auch N-haltige Stoffwechselprodukte, wie Histamin, Acetylcholin, Adenosin, sowie die histaminähnlichen Körper, die sogenannten H-Substanzen. Diese Stoffe wirken sowohl direkt auf die Gefässmuskulatur und die Capillarweite, wie durch Auslösung vasodilatorischer Reflexe. Wir besitzen heute hinreichende Beweise für eine solche „nutritive Gefäßsensibilität" (*W. R. Heß, Fleisch*[2]). Gleichzeitig treten Reflexmechanismen in Tätigkeit, die vom Vasomotorenzentrum aus, durch vasoconstrictorische Reflexe, durch Adrenalin, durch Vasopressin die Blutzufuhr zu anderen (ruhenden) Organen abdrosseln. Für den Aufbau dieser Nutrionsreflexe hat *W. R. Hess* (a. a. O.) ein ausdrucksvolles Schema aufgestellt.

Die Wirkung dieser H-Substanzen ist besonders von *Lewis* und *Ebbecke* eingehend studiert worden. Ihre Einwirkung ist gekennzeichnet durch die dreifache Reaktion nach *Lewis*, d. h. durch drei verschiedene, aneinandergekoppelte Vorgänge, nämlich 1. durch die an der Stelle der Reizeinwirkung *lokal* entstehende *Capillarerweiterung*, 2. durch den *roten Hof*, eine diffuse Hyperämie der Umgebung der gereizten Stelle. Dieser rote Hof kommt dadurch zustande, dass der primäre Reiz auf dem Wege eines lokalen Nervenreflexes, des Axonreflexes, sich auf die umliegenden Arteriolen und Capillaren ausbreitet. 3. Der dritte Vorgang ist endlich die *Steigerung der Gefässdurchlässigkeit* mit Ödem und Quaddelbildung. Je nach Art und Grad des einwirkenden Reizes sind Dauer der Latenzzeit, Grad der Permeabilitätssteigerung und Ödem mit Quaddelbildung verschieden, und sie alle sind durch freiwerdende Substanzen histaminartigen Charakters zu erklären.

Während die gefässverengernden Substanzen vom Typus des Adrenalins (Adrenalin, Vasopressin, Hypophysenhinterlappen) auf sehr grosse Teile des gesamten Gefäßsystems einwirken können, also häufig eine umfassende Fernwirkung entfalten, ist im allgemeinen für die gefässerweiternden Stoffwechselprodukte die lokale Entstehung und die lokale Wirksamkeit charakteristisch. Nur bei schwersten Gewebsschädigungen und sehr ausgedehnten Gewebszerstörungen, z. B. Verbrennungen, können auch diese Substanzen weite Gefässgebiete beeinflussen, sie erweitern und den Kollaps des gesamten Kreislaufes herbeiführen. Heute sind bereits chemisch nachgewiesen als gefäss-

---

[1] *Ni, Tsang:* J. of Physiol. **71**, 356 (1931).

[2] *Fleisch:* Bethes Handb. d. norm. u. path. Physiologie Bd. 16 II, S. 1235. Berlin: Julius Springer 1931.

erweiternde Stoffwechselprodukte das Acetylcholin, das massenhaft in der Milz gebildet wird, das Histamin, die Adenylsäure und das Kallikrein, das aus Harn und Pankreas darzustellen ist, sowie eine vierte chemische Substanz, deren Isolierung und Bestimmung wohl auch nur noch eine Frage kurzer Zeit ist. Das Kallikrein (*Frey* und *Kraut*), im Pankreas gebildet, zeigt in seinen Wirkungen manche Analogien zum Adrenalin. Es tritt ins Blut des Gesamtkreislaufes über und wirkt gefässerweiternd in der Peripherie, wo es durch Säuren aktiviert wird. In freier Form findet es sich nur gelegentlich im Blut, in gebundener inaktiver Form in grosser Menge (*Kraut*[1]). Diese beim Gewebszerfall freiwerdenden Substanzen wirken lokal intensiv auf das Kreislaufgeschehen: Das Acetylcholin erweitert besonders die Arteriolen, das Histamin die Capillaren, die es zugleich durchgängiger macht, und auch das Adenosin wirkt gefässerweiternd. *Zipf* erklärt die Funktionshyperämie wie die entzündliche Hyperämie aus dem reichlichen Auftreten von Adenosin im Gewebe.

Der Nachweis dieser chemischen Körper im geschädigten Gewebe, im Entzündungsherd und im Bereich der Kreislaufstörungen, die experimentelle Analyse ihrer Gefäss- und Kreislaufwirkungen gibt heute schon die wichtigsten Grundlagen für das Studium des peripheren Kreislaufs und lässt uns weitere Aufklärungen auch zahlreicher anderer pathologischer Lebensvorgänge in naher Zeit erhoffen. Auf jeden Fall ist durch die Aufdeckung all dieser Tatsachen die *Rickersche* Lehre, dass alle funktionellen Störungen des Kreislaufes ganz allein vom Gefässnervensystem abhängen, schwer erschüttert.

Diese grundlegenden Erkenntnisse, die für den Mechanismus der peripheren Kreislaufregulation von höchster Bedeutung sind, verdanken wir vor allem den Arbeiten der letzten Jahre. Der Einwand *Rickers*[2] gegenüber meiner Begriffsbestimmung[3] der Entzündung, es sei bisher noch kein Beweis dafür gefunden, „dass die Entzündung mit einer Gewebsschädigung beginnt" und auch die Behauptung von *Dietrich* und *Nordmann*[4] aus dem Jahre 1928, es gäbe keine eindeutigen Beweise dafür, dass die Gefässreaktionen von einer Änderung des Gewebsstoffwechsels abhängig seien, dürfen heute als widerlegt gelten. Gewiss lassen sich solche Änderungen des Gewebsstoffwechsels nicht ohne weiteres morphologisch sichtbar machen und auch bei den mikroskopischen Beobachtungen des Kreislaufes am lebenden Tier sehen wir selbstverständlich nichts von Bildung und Auftreten pathologischer Gewebszerfallsstoffe. Aber die logischen Beweise und experimentellen Grundlagen waren schon lange so zwingend, dass an dem Vorhandensein solcher Stoffe kein Zweifel sein konnte und eben die Aufgabe vorlag, sie durch chemische und toxikologische Methoden

---

[1] *Kraut*: 92. Naturf.-Vers. 1932, Ref. Münch. med. Wschr. **1932**, 1779.

[2] *Ricker*: Krkh.forsch. **1**, 457 (1925).

[3] *Fischer-Wasels, B.*: Pathol. Physiologie d. Entzündung Frankf. Z. Path. **42**, 3 (1931), vergl. auch *Tannenberg* und *Fischer-Wasels*: Handb. d. norm. u. path. Physiologie 7, 1545 ff., Berlin: Julius Springer 1927.

[4] *Dietrich* und *Nordmann*: Krkh.forsch. **6**, 217 (1928).

nachzuweisen und womöglich in ihrer chemischen Konstitution zu bestimmen.
Wir wissen heute, dass nach mechanischen Hautreizen solche wirksamen
Substanzen rasch und in erheblicher Menge frei werden und im Blutserum
nachweisbar sind (*Török*[1], *Schaudig*[2]). Für unsere Betrachtung ist es dabei
gleichgültig, ob ein grösserer Teil der bisher dem Histamin und den histaminähnlichen Stoffen zugeschriebenen Wirkungen auf chemische Stoffe anderer
Art, insbesondere intermediär entstehende „*adenosinartige*" Stoffe zurückzuführen ist (*Zipf*[3]). So wichtig für den weiteren Fortschritt die Aufklärung
der chemischen Natur dieser Kreislaufhormone ist, so ist zunächst schon der
grundsätzliche Nachweis von grösster Bedeutung. Von den blutdrucksenkenden
Substanzen, die also gefässerweiternd wirken, wirken Adenylsäure und Adenosin
erst in grösserer Konzentration, während das Acetylcholin (der sogenannte
Vagusstoff) schon in stärksten Verdünnungen sehr wirksam ist. Histamin
erweitert vor allem die Capillaren; die in allerletzter Zeit von *Felix*[4] und *Lange*
entdeckte neue, vierte hypotensive Substanz erweitert vor allem die Arteriolen
und kleinen Arterien. Dass bei der Entzündung die Menge der H-Substanzen
im Entzündungsherd vermehrt ist und zwar bis zum Vierzigfachen der Norm
hat *Loos*[5] nachgewiesen.

Wir sind auf diesem Gebiete sehr viel rascher vorwärts gekommen, als
man hoffen durfte, und wer im letzten Jahre auf dem Wiesbadener Internisten-
Kongress das Referat von *Dale* gehört hat, wird sich dem Eindruck all der
einwandfreien chemischen und experimentellen Beweise für die grosse Bedeutung und geradezu spezifische Wirksamkeit der lokalen Stoffwechselprodukte sicherlich nicht entziehen können. Für den lokalen Kreislauf aber
haben diese Substanzen, wie wir heute schon nachweisen können, eine beherrschende Stellung.

Wir besitzen heute zuverlässige Methoden, mit denen es gelingt, den
Angriffspunkt der chemischen Reize zu bestimmen, indem man pharmakologische Mittel anwendet, die die Nervenendigungen lähmen. Man kann also
feststellen, welche Substanzen an den Nervenendigungen, welche dagegen am
Gefässmuskel direkt angreifen. Schon vor Jahren hat *Ebbecke*[6] zeigen können,
dass die lokale vasomotorische Reaktion z. B. auf ein leichtes Trauma („Nachröten" und „Nachblassen") durch die direkte Schädigung der Gewebszellen
und der Gefässzellen und durch die lokale Bildung von Stoffwechselprodukten
erklärt werden muss. „Ein Axonreflex kann weder das Nachblassen, noch die
Nachrötung erklären, da beide nach Degeneration der Nerven weiter bestehen."
Das Nachblassen beruht auf einer aktiven Contraction der Capillaren. Die

---

[1] *Török*: Krankhforsch. **5**, 293 (1927).
[2] *Schaudig*: Z. physik. Ther. **40**, 129 (1931).
[3] *Zipf*: Klin. Wschr. **1931**, 1521.
[4] *Felix*: Klin. Wschr. **1933**, 176.
[5] *Loos*: Arch. Dermat. **164**, 199 (1931).
[6] *Ebbecke:* Pflügers Arch. **169**, 1 (1917).

Erweiterung der Capillaren nach stärkerer Reizung wird als eine, durch ausgeschiedene Stoffwechselprodukte herbeigeführte, funktionelle Hyperämie gedeutet (*Ebbecke*). *Lewis* stellt sich das Nachblassen nach einer Rotreaktion so vor, dass durch die vorausgegangene Vasodilatation die gefässerweiternden Substanzen stärker ausgewaschen werden, so dass nunmehr eine gewisse Verarmung des Gewebes an histaminähnlichen Substanzen eintritt: daher die nachträgliche Contraction der Capillaren. Da die Blutgefässe im physiologischen Zustande sich in einer Art von „Laugencontractur" befinden, so werden vor allem saure Stoffwechselprodukte gefässerweiternd wirken müssen (*Atzler* und *Lehmann*[1]). Viele Schädigungen, vor allem Hitze (*Ricker, Tannenberg, Rondelli*), ja selbst ein einfaches Trauma (*Bettmann*[2]) führen zur Verlangsamung des Blutstromes in erweiterten Capillaren (*Ricker's* peristatische Hyperämie). Wenn dann die Erregbarkeit der terminalen Strombahn in solchen Bezirken z. B. auf Adrenalin, Histamin, Tuberkulin stark herabgesetzt oder sogar erloschen ist, so beweist das keineswegs, dass diese ganze periphere Kreislaufstörung lediglich *Folge* der Nervenlähmung sei. Wir haben gute Gründe für die Annahme, dass die bei diesen Gewebsschädigungen gebildeten Stoffwechselprodukte und frei gewordenen Lokalhormone eben auch die Erregbarkeit des Gefässnervensystems herabsetzen oder zeitweise ganz erlöschen lassen. Die Gefässe können dann eben gegen weitere Reize zeitweise refraktär werden.

Auch die reaktive Hyperämie nach Blutleere, insbesondere die starke Capillarerweiterung erfolgt nicht durch nervöse Einflüsse, sondern durch die während der Anämie sich anhäufenden Stoffwechselprodukte (*Lewis* und *Grant, Wehner*[3]). Hält die Kreislaufunterbrechung längere Zeit an, so entstehen in der Haut die sog. *Bierschen weissen Flecke*, für deren Entstehung wie für das Auftreten der allgemeinen Hautblässe nach Eintritt des Todes eine sichere Erklärung bisher noch nicht gefunden worden ist. *Lewis* (Monographie Kap. 21, S. 275—84) neigt dazu, sie auf gefässkontrahierende Zerfallsprodukte zurückzuführen, die im absterbenden Gewebe entstehen. Vielleicht handelt es sich aber um eine Art Totenstarre der Arteriolenmuskulatur, also um chemische Vorgänge wie bei der Totenstarre überhaupt.

Dabei tun diese Feststellungen der Annahme einer spezifischen Sensibilität und der Wirkung des Reflexbogens für die Kreislaufregulierung nach *W. R. Hess*[4] keinen Abbruch. Denn während die lokalen sauren Stoffwechselprodukte die Capillaren direkt erweitern, könnten sie auch auf nervösem Wege von den abführenden Venen aus reflektorisch auf die Arterien weiter einwirken. Auch *Harris*[5] fand, dass für das Zustandekommen der funktionellen

---

[1] *Atzler* und *Lehmann:* Pflügers Arch. **193**, 463 (1922).
[2] *Bettmann:* Arch. Derm. **158**, 51 (1929).
[3] *Wehner:* Klin. Wschr. **1925**, 2005.
[4] *Hess, W. R.:* Beitr. klin. Chir. **122**, 1 (1921).
[5] *Harris:* Proc. roy. Soc. Ser. **93**, 384 (1922).

Hyperämie ein Gefässreflex unwesentlich ist, da durch die Muskelarbeit der Gehalt des Venenblutes an Kohlensäure und Milchsäure um das Zehnfache und mehr gesteigert ist und diese Menge von sauren Stoffwechselprodukten zur Erklärung der funktionellen Hyperämie durchaus genügt. Hyperämie und Ödem der Haut entstehen auf chemische und physikalische Einwirkung auch an solchen Stellen, deren Verbindung mit dem Centralnervensystem völlig unterbrochen ist. Die pathogenen Faktoren können sowohl direkt auf die Gefässwände einwirken, wie auch erweiternde Substanzen aus dem Gewebsstoffwechsel bilden oder frei machen (*Török* und *Rajka*[1]). Die Annahme der Bildung solcher Stoffe ist keineswegs mehr rein hypothetisch und insbesondere haben die Arbeiten von *Dale*[2] in überraschender Weise gezeigt, dass derartige Stoffwechselprodukte bereits überall im Gewebe reichlich in inaktiver Form vorhanden sind und schon durch leichte Gewebsschädigungen in die aktive wirksame Form übergeführt werden können.

Diese Stoffwechselprodukte, durch Gewebsschädigung entstanden, kurz als H-Substanzen bezeichnet, können nachweisbar durch Kreislaufunterbrechung längere Zeit am Ort der Entstehung festgehalten werden, können aber auch noch bei ihrem Übertritt in die Gesamtzirkulation an ihren Wirkungen erkannt werden. Sowohl nach mechanischen Hautreizen wie nach Strahlenreizen und Bädern lassen sich in der Zirkulation histaminähnliche Stoffe nachweisen, die bei intracutaner Injektion grosse Hautquaddeln erzeugen und besonders die Durchlässigkeit der Grenzflächen stark beeinflussen (*Hoff*[3]).

Sehr eigenartige, bisher noch nicht veröffentlichte Beobachtungen sind in letzter Zeit von meinem Schüler *W. Büngeler* gemacht worden, die an dieser Stelle erwähnt werden dürfen. *Rössle*[4] hatte zuerst beobachtet, dass bei einzelnen Personen unter eingetrockneten Blutspritzern auf der Haut sich ein scharf begrenztes Erythem entwickelt, das etwa eine Stunde nach Entfernung des Blutes bestehen bleibt und von *Rössle* als Zeichen einer Eiweissüberempfindlichkeit gedeutet wurde.

Die Untersuchungen von *Büngeler* an meinem Institut zeigten, dass die Stärke dieses Erythems schwankt zwischen einfacher Rötung der Haut und der typischen dreifachen Reaktion nach *Lewis:* lokale Röte, Quaddel und umgebender roter Hof. Das Erythem lässt sich auch mit jedem Tierblut, mit zellfreiem Serum und mit gewaschenen roten Blutkörperchen erzielen.

Dieselbe Person reagiert auch auf aufgetropftes körpereigenes, körper- und artfremdes Blut mit deutlicher lokaler Röte. Dieser einfache Test wurde

---

[1] *Török* und *Rajka:* Arch. f. Dermat. **147**, 559 (1924).

[2] *Dale:* Die Arbeiten finden sich im einzelnen angeführt und eingehend besprochen bei *Feldberg* und *Schilf:* Histamin, seine Pharmakologie und Bedeutung für die Humoralphysiologie. Monographien Physiol. **20**. Berlin: Julius Springer 1930.

[3] *Hoff:* Unspezifische Therapie und natürliche Abwehrvorgänge. Berlin: Julius Springer 1930 u. 8. Fortbildungslehrg. Bad Nauheim, 17. September 1931, S. 165.

[4] *Rössle:* Münch. med. Wschr. **1928**, 1789.

benutzt zum Nachweis histaminähnlicher Zerfallsprodukte, die bei Gewebsschädigungen aus verschiedener Ursache entstehen können. Bringt man z. B.
bei einem solchen empfindlichen Menschen einen Tropfen Kaninchenblut auf
die Innenhaut des Unterarms, so entsteht nach 10 Minuten eine umschriebene
Rötung, die nach 40 Minuten verschwunden ist. Benutzt man aber für diesen
selben Versuch das Blut des gleichen Kaninchens, dessen hintere Extremität
in Narkose mit kochendem Wasser verbrüht ist, so entsteht jetzt eine sehr
heftige dreifache Reaktion mit Quaddelbildung und breitem roten Hof. Noch
lehrreicher ist folgender Versuch: Wir unterbinden durch Umschnürung vollständig den Blutkreislauf einer hinteren Extremität des Kaninchens und lassen
die Umschnürung 5 Stunden liegen. Benutzen wir jetzt das Ohrvenenblut
des Tieres bei liegender Umschnürung, so erhalten wir eine normale Haut-
reaktion in einem umschriebenen Erythem. Entnehmen wir aber das Blut
zu dem Versuch 20 Minuten nach Lösung der Umschnürung, so erhalten wir
nunmehr eine heftige dreifache Reaktion. Diese Versuche beweisen also in sehr
eindringlicher Weise die Entstehung von *heftig wirksamen Zerfallsprodukten*
(H-Substanzen) in geschädigtem Gewebe und den *Übertritt von Gewebszerfalls-
produkten in den Kreislauf des Gesamtorganismus.*

Die Versuche gelingen nur bei Menschen mit Urticaria factititia oder mit
ausgesprochener Vagotonie. Bemerkenswert ist nun, dass man zu diesen
Versuchen mit gleichem Ergebnis auch eine stark verdünnte Histaminlösung
(1:1000) benutzen kann. Nach einer Reihe von Vorversuchen haben wir den
Eindruck, als ob sich die percutane Histaminreaktion durch parenteral oder
enteral verabreichtes Atropin hemmen, durch Pilocarpin steigern lässt. Versuche zur Klärung dieser Erscheinungen sind im Gange. Über die Ergebnisse
wird *W. Büngeler* auf der Tagung der Deutschen Patholog. Gesellsch. 1933
berichten.

Nun hat *Lewis* gezeigt, dass nach mechanischen Reizen es rasch zu einer
je nach der verschiedenen Resistenz der Zellen bei einzelnen Individuen verschieden raschen und starken Histaminausschwemmung kommen kann und
wir sehen durch die *Büngelerschen* Versuche, dass für die Wirkung körpereigener Zellzerfallsgifte neben dieser individuellen Resistenz auch noch die
sehr verschiedene Ansprechbarkeit der einzelnen Individuen maßgebend sein
muss. Die wechselnde Erregbarkeit des vegetativen Nervensystems kommt
hier in sehr differenten Auswirkungen zur Geltung.

C. Die Pathologie des peripheren Kreislaufs.

Wenden wir uns nunmehr der Pathologie des peripheren Kreislaufes zu,
so müssen auch hier die pathologischen Veränderungen der verschiedenen
Gefässabschnitte in ihren Beziehungen zur gestörten Funktion entsprechend
ihren völlig verschiedenen funktionellen Aufgaben getrennt betrachtet werden.
Diese fundamentalen Unterschiede der verschiedenen Abschnitte des Kreislaufsystems machen es so ausserordentlich schwierig, das komplexe anatomische

Bild der sog. *Arteriosklerose*, die ja die verschiedensten Abschnitte des Kreislaufsystems befallen kann, für Pathonegese und Klinik fruchtbar zu analysieren. Auch hier verdankt wieder die Morphologie der klinischen Beobachtung, d. h. dem Studium des Lebendigen die wertvollsten und unentbehrlichsten Anregungen für die Unterscheidung der verschiedenen pathogenetischen Formen. So wie differente anatomische Befunde die Klinik immer wieder zur genaueren Analyse der Lebenserscheinungen anregen müssen, ebenso werden die Augen des Morphologen durch nichts derartig geschärft, wie durch den ständigen Vergleich mit der klinischen Beobachtung.

I. Die Erkrankungen der grossen Arterien und Venen.

Wenn heute auch vielleicht die von *Volhard* gegebenen klinisch-anatomischen Einteilungen der arteriosklerotischen Prozesse noch nicht den Schlußstein unserer Erkenntnisse darstellen, so dürften sie doch, wie ich glaube, am besten dem gegenwärtigen Standpunkt unserer Kenntnisse entsprechen und wir unterscheiden daher folgende verschiedene Erkrankungen des gesamten Arteriensystems:

1. Die *allgemeine elastisch-muskulöse Gefässhypertrophie*, die im ganzen Gefäßsystem besonders im Arteriensystem auftritt, wenn der Blutdruck dauernd erhöht ist (z. B. bei Insuffizienz der Aortenklappen).

2. Die *entzündlichen Mediaerkrankungen der Arterien* bei Lues, seltener bei anderen Infektionskrankheiten.

Hierher gehören auch die entzündlichen und infektiösen Erkrankungen der Intima (Endarteriitis), die Periarteriitis nodosa und ähnliche Erkrankungen, wahrscheinlich auch die Thrombo-Endarteriitis obliterans (*Bürger*), die wir unter 7 besonders anführen.

3. Die *Arterionekrosen* in der Media der grossen und kleinen Arterien, als Folge bestimmter Giftwirkungen auftretend (Beispiel: der Adrenalintypus der Arterienerkrankung beim Kaninchen, wie ich ihn vor mehr als 20 Jahren von den anderen Typen abgegrenzt habe[1]).

4. Die *degenerative Atherosklerose der grossen Centralarterien* (*Windkesselarterien*) stellt eine einfache Abnutzungserscheinung mit deutlich verschlechterter Windkesselfunktion (*Magnus-Alsleben*, a. a. O.) dar. Sie entsteht auch durch Stoffwechselstörungen (Beispiel: der Cholesterintypus der Arterienerkrankung beim Kaninchen). Hierher gehört auch die *Mönckebergsche Mediaverkalkung* der grossen Arterien. Diese Atherosklerose ist funktionell fast bedeutungslos, da die Abnahme der Dehnbarkeit der Arterien durch Zunahme der Weite ausgeglichen wird. Sie führt zu geringen senilen Ausfallserscheinungen, kann aber durch das Auftreten von Thrombosen und organischen Gefässverschlüssen schwere Folgen und klinische Bedeutung erlangen. Auch die

---

[1] *Fischer, B.:* Z. f. Psychiatr. **62**, 241 (1904) u. Münch. med. Wschr. **1905, 46**, sowie Dtsch. med. Wschr. **1905, 1713**.

Rickersche Schule ist zu dem Schluss gekommen, dass die Arteriosklerose der grossen Gefässe für die Kreislaufperipherie, insbesondere die terminale Strombahn von geringer Bedeutung ist. Der periphere Blutstrom ist hier ausreichend, obwohl die Durchblutung nicht gut genannt werden kann. Mit *Thoma* hat *F. Lange*[1], ein Schüler *Rickers*, für die menschliche Arteriosklerose angenommen, dass eine primäre Gefässdehnung, eine Erweiterung des Gefässlumens der Erkrankung zugrunde liegt und für die experimentelle Arterionekrose des Kaninchens durch Adrenalininjektionen hat er diese Gefässerweiterung auch nachgewiesen, wie ich selbst schon 25 Jahre vorher das nachgewiesen und abgebildet habe[2]. Für den peripheren Kreislauf ist aber wichtiger als die Gefässerweiterung die *unvollkommene Weitbarkeit* der Aorta und der grossen Arterien, wie sie zuerst von *Strasburger*[3] mit exakten Methoden bei der Arteriosklerose nachgewiesen worden ist.

5. Die *primäre Arteriosklerose der mittleren und kleinen Arterien.* Auch hier spielen Stoffwechselstörungen eine Rolle. Es kommt zu vorzeitiger Gefässverhärtung mit exzentrischer Muskelatrophie (Überdehnung der Media) und besonders starker Hypertrophie des elastischen Gewebes (Elastose *Volhard*). Die Abnahme der Weitbarkeit der kleinen Arterien besonders im Splanchnicusgebiet (Niere) führt zu passiven Störungen der Durchblutung und Gewebsentlüftung, zu Gewebsdegenerationen und schliesslich zum Verschluss zahlreicher Arteriolen (*Arteriolomalacie, Beispiel: genuine Schrumpfniere*).

6. Die *aktive Krampfhypertrophie der kleinen Arterien und Arteriolen* mit starker konzentrischer Muskelhypertrophie und spastischen Gefässverengerungen. Ätiologie: Giftwirkung auf die sensibilisierte, überempfindliche Ateriolenmuskulatur. Die Folgen zeigen sich in lebhafter Endothelwucherung mit obliterierender Endarteriitis bis zur angiospastischen Ischämie und völligen Nekrose von Arteriolen (*Arteriolonekrose*). Die Arteriolen des ganzen Körpers bis zur willkürlichen Muskulatur (*Kernohan*[4]) können befallen sein. Diese Formen der Gefässerkrankung finden sich bei akuter Glomerulonephritis und bei sekundärer Schrumpfniere.

Sehr oft sind diese, in reinen Fällen gut abgrenzbaren Formen von Arterienerkrankung kombiniert, zumal die eine Form günstige Vorbedingungen für das Auftreten der anderen herbeiführt. Daher war es bisher so schwer, die verschiedenen Formen der Pathogenese zu erkennen und die differenten anatomischen Bilder richtig abzugrenzen und zu deuten — was auch heute noch in vielen Fällen grosse, z. T. sogar unüberwindliche Schwierigkeiten macht.

Die Folgen der unter 5 und 6 genannten Erkrankungen sowohl der primären Arteriosklerosen, wie der aktiven Krampfhypertrophie der Arterien

---

[1] *Lange, F.:* Virchows Arch. **248**, 463 (1924); Dtsch. Arch. klin. Med. **157**, 320 (1927).

[2] Dtsch. med. Wschr. **1905**, 1713.

[3] *Strasburger:* Frankf. Z. Path. **3**, 283 (1909).

[4] *Kernohan, Anderson* und *Keith:* Arch. int. Med. **44**, 395 (1929).

sind natürlich sehr erhebliche. Insbesondere ist das normale Spiel der Vaso-motoren schwer gestört. Die Reaktion arteriosklerotischer Gefässe auf Kälte-und Wärmereize ist um so schlechter und träger, je stärker die Arterie erkrankt ist. Damit hängt wohl zusammen, dass bei Hypertonie die zirkulierende Gesamtblutmenge durch Wärmeeinwirkung *nicht* zunimmt wie in der Norm. Sowohl die Erweiterungsfähigkeit, wie die Verengerungsfähigkeit nehmen ab und zwar bis zu den Capillaren herunter, während bei der Krampfhyper-trophie die *Neigung zum Spasmus* stark gesteigert ist und zwar gilt das auch hier *für das Capillarsystem in gleicher Weise*. Besonders schön zeigt sich das in dem *Westphalschen* Symptom: nach künstlicher Erzeugung von Anämie an einer Extremität erweitern sich nach Lösung der Blutstromunterbrechung bei normalen Menschen die Capillaren stark bis zu einer deutlichen Hyperämie, während bei den Hypertonikern eine langdauernde spastische Gefässverengerung die Folge ist und die entstandene Anämie noch lange Zeit erhalten bleibt[1]. Auch bei allgemeiner Vasoneurose besteht eine ausserordentlich grosse Neigung zu Arterienspasmen in den verschiedensten Organen. Ebenso ist beim roten Hochdruck, der essentiellen Hypertonie, eine Labalität des gesamten vege-tativen Nervensystems mit abnorm lebhaften Reaktionen nachgewiesen worden und dem entspricht die Häufigkeit von Spasmen der Gefässe bei dieser Erkrankung. Die verschiedenen Grade und Formen von Arterienspasmen sind bei Hypertonie und Nephritis am Augenhintergrunde, also am lebenden Objekt sehr eindrucksvoll zu beobachten und zu analysieren (vgl. z. B. *Scheerer* und *Ernst*[2]). Nach *O. Müller* finden wir bei der sekundären Schrumpfniere (*Volhards* blassem Hochdruck) enge und blasse Capillaren, bei der konstitutionellen Hypertonie (*Volhards* rotem Hochdruck) spastisch-atonische Capillaren. Es besteht also eine Überempfindlichkeit, eine gesteigerte Erregbarkeit von Arterien und Capillaren.

Für viele Fragen der menschlichen Pathologie ist dabei von Bedeutung, dass die Weitbarkeit der peripheren Arterien in hohem Maße von Jugend, Übung und sklerotischen Veränderungen abhängt, aber auch von pharma-kologisch wirksamen Substanzen sehr stark beeinflusst werden kann. So wird die Weitbarkeit der peripheren Gefässe durch Campheröl, Coffein und besonders Adrenalin vermindert, durch Pantopon, konzentrierte Traubenzuckerlösung und besonders Hypotonal erhöht (*Sugiyama*[3]). Die arterielle angiospastische Ischämie in Gehirn und Retina mit eklamptischer Urämie, ischämischem Ödem, Erweich-ungen und Hirnblutungen sind weitere Beispiele der Folgen des Arteriolen-krampfes und der obliterierenden Endothelwucherungen der Gefässe (s. S. 91).

Eine weitere Form allgemeiner Arterienerkrankung wäre hier noch anzuführen, deren Abgrenzung von den beiden zuletzt genannten Formen der

---

[1] Vgl. *Fischer-Wasels, B.* und *R. Jaffe,*: Bethes Handb. der norm. u. path. Physiologie Bd. 7 II, S. 1128. Berlin: Julius Springer 1929.

[2] *Scheerer* u. *Ernst:* Dtsch. Arch. klin. Med. **174**, 64 (1932).

[3] *Sugiyama:* Acta Scholae med. Kioto **11**, 579 (1929).

primären Arteriosklerose und Krampfhypertrophie ebenfalls nicht selten erhebliche Schwierigkeiten macht. Es ist dies:

7. Die *Endarteriitis obliterans* (*Bürgersche Krankheit*). Sie wird uns in ihrer Pathogenese und Ätiologie bei der eingehenderen Besprechung der Gefässkrämpfe später noch näher beschäftigen.

Auf die spezielle pathologische Physiologie des *Venensystems* soll an dieser Stelle nicht weiter eingegangen werden. Obwohl auch dieses Kapitel sehr vieles von besonderem allgemeinem Interesse darbietet, fehlt hier der Raum, diese Fragen im einzelnen zu behandeln. Ich verweise nur auf die ausserordentlich interessanten neuen Erkenntnisse über die Blutströmung in den Varizen (*A. W. Fischer*[1]). In den Krampfadern besteht regelmäßig eine sehr starke Strömungsverlangsamung und die Strömungsrichtung ist nur von der Schwerkraft abhängig, so dass häufig eine direkte Umkehr der normalen Stromrichtung beobachtet wird. Dadurch können grössere Blutmengen, nach *Wollheim* bis zu 1,5 Liter, lange Zeit in solchen Gefässgebieten zurückgehalten werden. Ebenso wichtig ist die von *Gollwitzer-Meier* und *Fleisch*[2] sichergestellte aktive Erweiterung auch der Venen und die Behinderung des venösen Abflusses infolge Contraction der Lebervenen im Histaminshock und die physiologische Bedeutung dieser Gefässwirkung für die Verdauung (*Bär* und *Rössler*[3], *Dale*[4], vgl. hierzu S. 10).

II. Die Allgemeinschädigungen der Arteriolen.

Gehen wir nunmehr zur Pathologie der kleinsten Arterien über, so haben wir einiges über Bedeutung und Pathologie der Arteriolen bereits erwähnt. Die Einstellung der Gesamtarteriolen des Körpers ist, wie wir heute wissen, für die *Regulation des Blutdruckes* von ausschlaggebender Bedeutung. Diese Regulation des arteriellen Blutdruckes erfolgt sowohl auf nervösem Wege (wobei vorzugsweise die Splanchnicusgebiete entleert werden, während sich die Gefässe von Gehirn und Haut erweitern) wie auch auf humoralem Wege (Adrenalin). Die grundlegenden Entdeckungen der *Blutdruckzügler* durch *Hering*[5] und *Koch*[6] beweisen die Bedeutung der nervösen Regulationen. Sowohl der nervöse wie der humorale Mechanismus wirken gleichsinnig und gleichzeitig, sobald eine Störung ausgeglichen werden muss. Eine Contraction des *gesamten* Arteriolensystems kann nur durch chemische Einflüsse, nicht durch einen rein nervösen Mechanismus zustande kommen. Eine solche allgemeine Gefässverengerung liegt nach *Volhard* dem „blassen Hochdruck" zugrunde, bei dem also auch die ganze Peripherie des Gefäßsystems sich an der

[1] *Fischer, A. W.*: Arch. klin. Chir. Kongressb. 1931.
[2] *Fleisch, A.*: Pflügers Arch. **228**, 351 (1931).
[3] *Bär* und *Rössler:* Arch. exper. Path. **119**, 104 (1926).
[4] *Dale:* Lancet **216**, 1179 (1929).
[5] *Hering:* Wien. klin. Wschr. **1932**, Nr 12.
[6] *Koch:* Die reflektorische Selbststeuerung des Kreislaufes, Bd. 1 der „Ergebnisse der Kreislaufforschung". Dresden u. Leizpig: Theodor Steinkopff 1931.

Gefässcontraction beteiligt, während beim roten Hochdruck nur eine central bedingte Verengerung der Gefässe, besonders des Splanchnicusgebietes maßgebend ist (Gehirn, Herz, Haut, Retina und Nieren beteiligen sich hier nicht an der Gefässcontraction). Chemisch-toxische Substanzen des Blutes führen beim blassen Hochdruck zur Überempfindlichkeit des gesamten Arteriolensystems z. B. gegenüber Adrenalin (ähnlich den bei der Blutgerinnung auftretenden Spätgiften im Serum, die blutdrucksteigernd und gefässverengernd wirken). Bei Nephritis, Eklampsie ja bei der Mehrzahl der Schwangeren finden wir eine Überempfindlichkeit des peripheren Gefäßsystems, so dass Stasen und Angiospasmen hier leichter entstehen (*Hinselmann*[1]). Auch diese Feststellungen weisen auf die Bedeutung von Stoffwechselstörungen für die Entstehung einer Überempfindlichkeit des Gefäßsystemes hin.

Überhaupt muss die Bedeutung giftiger Substanzen für die Entstehung der pathologischen Blutdruckerhöhung nach den neueren Untersuchungen stark unterstrichen werden. Diese Blutdruckerhöhungen beruhen aber vor allem auf der Engerstellung der Arteriolen in weiten Gefässgebieten, man kann also von einem toxisch bedingten leichten Arteriolenkrampf oder Tetanus sprechen. Auch dies weist schon darauf hin, dass für die Entstehung von Gefässkrämpfen überhaupt, insbesondere von spastischen Gefässcontractionen Giftwirkungen eine grosse Rolle spielen. Gewiss darf hierbei die nervöse Regulation des gesamten Blutdruckes und die wichtige Rolle der Blutdruckzügler nicht vergessen werden, nach deren Durchschneidung eine Hypertonie künstlich zu erzeugen ist (*Hering* und *Koch*). Wichtiger für die menschliche Pathologie scheint mir aber zu sein, dass es *M. Biebl*[2] gelungen ist, beim Hunde eine funktionelle Hypertonie künstlich durch fortlaufende kleindosierte Phenol-Indol-Fütterung zu erzeugen.

Andererseits können alle oder ausgedehnte Gebiete des Arteriolensystems durch Giftwirkungen gelähmt und schwer geschädigt werden, so dass ausgedehnte Gefässerweiterungen entstehen. Hierbei wird besonders der periphere vasoconstrictorische Nervenendapparat geschädigt und gelähmt. Das sehen wir sowohl beim allgemeinen experimentellen Shock (*Smith*[3]) wie auch bei den vom Shock besonders betroffenen Organen, z. B. den Lungen (*Went*[4]). Auch bei bakterieller Toxinwirkung und Sepsis finden wir derartige Schädigungen der Constrictorenerregbarkeit (*Dietrich* und *Nordmann*[5]) und es ist verständlich, dass diese Schädigung sich bei chronischen Sepsisformen auch in anatomischen Veränderungen des gesamten Gefäßsystems auswirken kann (*Tschilikin*[6]).

---

[1] *Hinselmann:* Lbl. Gyn. **1921**.
[2] *Biebl, M.:* Dtsch. Z. Chir. **218** (1929) u. Beitr. path. Anat. **84**, 257 (1930).
[3] *Smith:* J. of Pharmacol. **34**, 239 (1928).
[4] *Went* und *Drinker:* J. of exper. Med. **49**, 21 (1929).
[5] *Dietrich:* Krkh.forsch. **7**, 321 (1929).
[6] *Tschilikin:* Krankh.forsch. **8**, 443 (1930).

Diese Allgemeinschädigungen des gesamten Arteriolensystems lassen sich selbstverständlich nicht immer scharf von allgemeinen Capillarschädigungen abgrenzen, da eben auch funktionell die beiden Systeme sehr eng zusammenhängen und sich gegenseitig beeinflussen. Trotzdem können wir nicht selten auch Allgemeinschädigungen, die auf das Capillarsystem oder weite Gebiete desselben beschränkt sind, nachweisen.

III. Die Allgemeinschädigungen der Capillaren.

Wir haben bereits kurz erwähnt, dass die Capillartätigkeit für die Entstehung irgendwelcher Formen von Hypertonie keine Bedeutung hat. Dagegen können bei Hochdruck Änderungen in Gestalt und Durchblutung der Capillaren und im Capillardruck auftreten, die von der allgemeinen Gefässcontraction abhängig sind. An den menschlichen Capillaren sind bei akuter und chronischer Nephritis, bei Schrumpfniere, Eklampsie und Hypertonie ziemlich typische Veränderungen nachgewiesen worden (*Otfried Müller*, a. a. O. *Klingmüller* und *Nevermann*[1]). Steht ein Capillargebiet, wie in der Stauungslunge, dauernd unter erhöhtem Druck bei günstiger Sauerstoffversorgung, so sind die Capillaren erweitert, verlängert und in ihrer Wand verdickt (*K. Koester, Jeddeloh*[2]).

Wie die Studien nach Ganglionektomie des Hals- und Brustsympathicus zeigen, spielen für die Capillaren die central nervösen Einflüsse kaum eine Rolle, sondern für ihren Tonus sind hauptsächlich chemische Faktoren maßgebend (*Brown*[3]). Unter diesen Faktoren, von denen wir vielleicht bis heute erst einen Teil kennen, wurde bereits als wichtigster das *Histamin* genannt. Sowohl bei lokaler Einwirkung, wie bei allgemeiner Einwirkung wirkt es in hohem Grade capillarerweiternd. Injiziert man es direkt in eine Arterie, so bekommen wir im gesamten Capillargebiet derselben eine starke Erweiterung (*Alexander*[4]). Bei der *allgemeinen Wirkung des Histamins* haben wir starke Erweiterung des Capillarsystems der Niere und bei grösseren Gaben auch anderer Capillargebiete (*Ganter* und *Schretzenmayr*[5], *Hochrein* und *Meier*[6]). Dabei greift das Gift an der Capillarwand selbst an und lähmt dieselbe. Auch beim Bronchialasthma ist eine primäre Dilatation und Permeabilitätssteigerung der Lungencapillaren nachgewiesen. Dabei wirkt Histamin auf die Capillarwand direkt antagonistisch gegenüber Adrenalin: Histamin erweitert die Capillaren und steigert die Transsudation, Adrenalin kontrahiert die Capillaren und unterdrückt die Transudation (*Tsuji*[7]). Überschwemmen wir den Gesamtorganismus mit Histamin, so bekommen wir eine Erweiterung des gesamten Capillarsystems des Körpers mit hochgradiger peripherer Stromverlangsamung durch

---

[1] *Klingmüller* und *Nevermann:* Z. exper. Med. **66**, 734 (1929).

[2] *Jeddeloh:* Beitr. path. Anat. **86**, 387 (1931).

[3] *Brown:* J. clin. Invest. **9**, 115 (1930).

[4] *Alexander:* Harter und Conell. Proc. Soc. exper. Biol. a. Med. **27**, 484 (1930).

[5] *Ganter* und *Schretzenmayr:* Naunyn-Schmiedebergs Arch. **147**, 123 (1929).

[6] *Hochrein* und *Meier:* Naunyn-Schmiedebergs Arch. **153**, 309 (1930).

[7] *Tsuji:* Acta Scholae med. Kioto **12**, 119 (1929).

die direkte Gefässwandschädigung mit Herzschwäche (Histaminshock, vgl. *Rühl*[1]). Diese Histaminvergiftung ahmt bis in viele Einzelheiten den *anaphylaktischen Shock* nach, bei dem aber auch noch andere Stoffe frei werden und auch direkte Zellveränderungen durch die Antigen-Antikörper-Reaktion zustande kommen und eine Rolle spielen (*Bartosch, Feldberg* und *Nagel*[2]). Auch bei längerer ausschliesslicher *Fleischkost* hat *Gänsslen*[3] starke Erweiterung und Blutfülle der Capillaren der menschlichen Haut mit Vergrösserung ihrer Oberfläche und ihrer Durchlässigkeit festgestellt. Auch hier starke Ähnlichkeit mit Histaminwirkungen. Histaminähnliche Stoffe im Blut werden auch als Ursache des „Röntgenkaters" angenommen (akute Eiweisstoxikose), da auch hier das ganze periphere Capillarnetz eine deutliche Erweiterung erkennen lässt (*Cramer*[4]).

Alle diese in neuerer Zeit aufgefundenen Tatsachen haben dem Studium der Pathologie der Capillaren auch praktische Bedeutung gebracht. Nach *Otfried Müller*[5] können aus dem Capillarbild Rückschlüsse auf Konstitutionsanomalien insbesondere bei gewissen endokrinen Störungen gezogen werden (vgl. S. 35). Extreme Diätformen prägen sich am Capillarbild aus, Überempfindlichkeiten gegen bestimmte Stoffe sind am Capillarbild nachzuweisen. Beim Scharlach zeigt sich vom 6. bis 9. Krankheitstage an eine Überempfindlichkeit der gesamten Hautgefässe, die lange anhält (*M. Rueff*[6]). Ebenso können Vasoneurosen (vasoneurotische Diathese) durch das Capillarbild erkannt werden. Lähmungen der Capillaren oder Endothelschädigungen sind besonders bei Masern, Typhus, Fleckfieber, Scharlach beobachtet. Eine Steigerung der Permeabilität der Capillaren findet sich besonders bei Glomerulonephritis (*Salvioli* und *Quadri*[7]), bei Leberkrankheiten (*Serra*[8]) und wird sogar als die wesentliche Ursache des Marasmus angesehen (*Spät* und *Hoder*[9]). Weiter wissen wir, dass die Gewebszerfallstoffe auch auf die Temperatur einwirken und daher Fieber und Capillargiftwirkungen in enger Beziehung zueinander stehen (*Freund*[10]). Der toxische Kollaps ist die Folge einer Capillarvergiftung (*Holzbach*[11]). Auch die Toxine bei der Tuberkulose wirken auf Gefässe und Capillaren ein und ändern ihre Reaktionsfähigkeit (*Preobraschensky*[12]).

Nach allen angeführten Tatsachen ist es verständlich, dass man den Angriffspunkt zahlreicher Giftwirkungen heute in den Capillaren des Gesamt-

---

[1] *Rühl:* Naunyn-Schmiedebergs Arch. **153** (1930).
[2] *Bartosch, Feldberg* u. *Nagel:* Pflügers Arch. **230**, 129 (1932).
[3] Zit. n. *A. Küpper:* Histamin. Klin. Wschr. **1930**, Nr 46, 2137.
[4] *Cramer:* Med. Klin. **1930**, 79.
[5] *Müller, Otfr.:* Dtsch. med. Wschr. **1930**, 575.
[6] *Rueff, M.:* Dissertation Frankfurt 1928.
[7] *Salvioli* und *Quadri:* Arch. Pat. e Clin. med. **10**, 362 (1931).
[8] *Serra:* Bull. Accad. med. Roma **56**, 364 (1930).
[9] *Spät* und *Hoder:* Med. Klin. **1931**, 1102.
[10] *Freund:* Naunyn-Schmiedebergs Arch. **157**, 41 u. 81 (1930).
[11] *Holzbach:* Münch. med. Wschr. **1930**, 11.
[12] *Preobraschensky:* Z. Immun.forsch. **63**, 1 (1929).

körpers und ihrem Endothel suchen muss und gesucht hat, und dass daher das Endothelsystem auch zu den *Shockzuständen* des Organismus enge Beziehungen hat. Dass dieses Endothelorgan nicht vollkommen homogen aufgebaut ist, sondern in seinen einzelnen Teilen, den Organcapillaren, wesentliche Differenzen infolge der Organspezifität des Capillarsystems aufweist, soll nur nochmals hervorgehoben werden. Am deutlichsten geht diese Tatsache aus den grossen Verschiedenheiten des anaphylaktischen Shocks bei den verschiedenen Tierarten hervor, weil eben Verschiedenheiten der Organcapillaren bei den einzelnen Tierarten zu Verschiedenheiten der Reaktionen führen.

Da die Permeabilität der Capillarwand den Gas- und Flüssigkeitsaustausch zwischen Blut und Gewebe bestimmt, so geht hieraus die fundamentale Bedeutung des Capillarendothelrohrs für die *Entstehung des Ödems* hervor. Jede Schädigung der Capillarwand muss hier von Bedeutung sein, aber es soll an dieser Stelle auf die wichtigen Fragen der Ödembildung nicht näher eingegangen werden.

D. Die funktionellen Störungen des peripheren Kreislaufs.

Wie die richtige Zuleitung und Verteilung des Blutes zum Gewebe lediglich Aufgabe der kleinen Arterien, Arteriolen und Capillaren ist, so sind die lokalen Kreislaufstörungen der Peripherie lediglich Folgen des Versagens dieser Teile des Gefäßsystems. Selbstverständlich kommt den Centralarterien und dem Herzen auch auf diese Vorgänge der gleiche Einfluss zu, wie in der Norm: Wenn der Gesamtkreislauf vom Zentrum aus z. B. geschädigt ist, so hat das Auswirkungen auf den Kreislauf der Peripherie, wo nunmehr — unter sonst gleichen Bedingungen — um so leichter Störungen auftreten werden.

Die funktionellen Kreislaufstörungen der peripheren Teile konnten natürlicherweise in ihrer Entwicklung und in ihrem Ablauf nicht allein morphologisch verfolgt werden. Es bedurfte hierzu der eingehenden Beobachtung am Lebenden und solche Beobachtungen sind seit alten Zeiten am kranken Menschen durchgeführt worden. Mit dem Anbruch des naturwissenschaftlichen Zeitalters hat man sich auch redlich bemüht, im Tierversuch, am lebenden Objekt diese wichtigen Vorgänge direkt zu beobachten. Als bequemstes Untersuchungsobjekt wurde hier der Frosch benutzt und alle auch heute noch grundlegenden Tatsachen sind durch direkte mikroskopische Beobachtungen der Kreislaufvorgänge an der Schwimmhaut, der Zunge und dem Mesenterium des lebenden Frosches festgelegt worden. Es genügt hier auf die Arbeiten von *Cohnheim, v. Recklinghausen, Stricker, Thoma* und *Marchand* hinzuweisen. Es ist dann vor allen Dingen das Verdienst eines Zeitgenossen, des Pathologen *Ricker* in Magdeburg, diese Untersuchungen auch in grossem Umfange am Warmblüter, nämlich am Kaninchen, durchgeführt und die Methodik dieser Versuche in vorbildlicher Weise ausgebaut zu haben. Gerade diese *Rickerschen* Untersuchungen haben auf zahlreiche Fragen der Pathologie neue Antworten erteilt und ihre Bedeutung würde noch wesentlich grösser sein, wenn nicht

Ricker und seine Schule viele Beobachtungen ohne hinreichenden Grund verallgemeinert und bei Einzelfällen gefundene Regeln als Naturgesetze aufgestellt hätten.

I. Die Rickerschen Theorien und das Rickersche Stufengesetz.

Die Allgemeingültigkeit der *Rickerschen* Kreislaufgesetze ist durch viele Tatsachen insbesondere auch durch eingehende und ausgedehnte experimentelle Untersuchungen an meinem Institut durch meinen Schüler *Tannenberg*[1] widerlegt worden. Weiterhin wurden diese Kreislaufgesetze von *Ricker* mit Grundvorstellungen über das Wesen des Lebens und der Naturwissenschaft verknüpft, die mit dem heutigen Stande unserer Wissenschaft nicht vereinbar sind. Aus seinen Beobachtungen am Kreislauf des lebenden Tieres hat *Ricker* insbesondere in seinen „Grundlinien einer Logik der Physiologie" und ebenso in seinem programmatisch gegen die Cellularpathologie geschriebenen Hauptwerke „Die Relationspathologie"[2] die Behauptung aufgestellt, dass im Bereiche der gewöhnlichen physiologischen und pathologischen Reizvorgänge (also abgesehen von den direkten, *sofort* wirkenden Zertrümmerungen, Zerstörungen und tötlichen Giftwirkungen) kein Reiz, kein Faktor der Aussenwelt überhaupt, direkt auf Zellen und Gewebe einwirken und sie beeinflussen könne. Die Beziehungen zwischen den Körpervorgängen und der Aussenwelt können also nach *Ricker* keine *direkten* sein, sondern kommen *nur* durch Vermittlung des Nervensystems, insbesondere des Gefässnervensystems zustande. Dem Nervensystem kommt deshalb bei allen Einwirkungen, die einen Organismus treffen (abgesehen von den direkt abtötenden) die erste Stelle zu, „nicht etwa im Sinne einer Rangordnung, sondern gemäß der Erfahrung vom zeitlichen Ablaufe". Alle Vorgänge an Zellen und Geweben im Körper, sowohl die Zellerkrankungen, wie die Zellwucherungen, -speicherungen und -wanderungen sollen im lebendigen Organismus ausschliesslich durch die Strömungsverhältnisse der terminalen Kreislaufbahn bestimmt sein und ausnahmslos unter dem beherrschenden Einfluss des Gefässnervensystems stehen. Von zahlreichen anderen Tatsachen, die diesen Dogmen widersprechen, abgesehen, hat uns die Gewebskultur in den letzten Jahrzehnten gezeigt, dass alle diese Vorgänge des Zellverfalls, der fettigen Degeneration, der Zelldifferenzierung, der Zellspeicherung, der Phagocytose bis zur Bakterienaufnahme und -zerstörung, ganz besonders aber des Zellwachstums und der Zellwucherung auch in den vom Körper, von der Kreislaufbahn und von allen Nerveneinflüssen vollkommen getrennten Zellen und Geweben *in der gleichen Weise* vor sich gehen, wie im

---

[1] *Tannenberg:* Frankf. Z. Path. **31**, 173 (1925); ferner *Tannenberg* und *B. Fischer:* Frankf. Z. Path. **33**, 91 (1925/1926).

[2] *Ricker:* „Grundlinien einer Logik der Physiologie als reiner Naturwissenschaft". Stuttgart: Ferdinand Enke 1922; ferner „Entwurf einer Relationspathologie", Jena 1905 und „Pathologie als Naturwissenschaft — Relationspathologie" — Berlin: Julius Springer 1924.

lebenden Organismus. Wenn *Ricker* und seine Schüler auf diese Tatsachen nur zu erwidern haben, es sei „nicht nachgewiesen, dass im Körper Zellen wachsen, sich vermehren und Stoffe speichern können, ohne dass an der innervierten Strombahn etwas vor sich geht" oder dass in der Gewebskultur das Umbetten der Kulturen den Kreislauf ersetze, so zeigen diese Antworten besser als jede Kritik die Haltlosigkeit ihrer wissenschaftlichen Situation. Wir wissen ausserdem, dass z. B. Wachstumserscheinungen und Zellvermehrungen im grössten Ausmaße im Embryo, also im lebenden Organismus, schon zu einer Zeit auftreten, wo es überhaupt noch keine Strombahn, geschweige denn eine innervierte Strombahn gibt, und niemand kann ernstlich daran denken, die ungeheuren Zellvermehrungen einer bösartigen Geschwulst im Organismus wie ausserhalb desselben in der Gewebskultur auf „Strömungsvorgänge in der innervierten Strombahn" zurückzuführen.

Insbesondere hat auch das genaue Studium der Röntgenwirkung in der Gewebskultur die Unmöglichkeit der *Rickerschen* Erklärungen gezeigt. Hiernach sollte die langsame Entstehung der sichtbaren Gewebsschädigung im lebenden Organismus immer nur die Folge einer primären Wirkung auf das Gefässnervensystem sein. An meinem Institut konnte einwandfrei gezeigt werden, dass diese Latenzzeit der Röntgenwirkung *auch in der Gewebskultur* gesetzmäßig nachzuweisen ist, also niemals durch primäre Einwirkungen auf das Gefässnervensystem erklärt werden kann (*Tannenberg* und *Heeren*[1]).

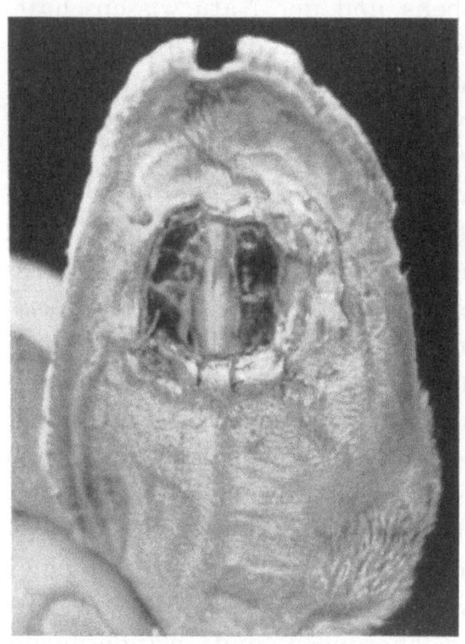

Abb. 1. *Celluloidkammer* nach der Methode von *Sandison* mit der Änderung *Tannenberg*, in ein Kaninchenohr eingepflanzt. Hauptarterie von Blut durchströmt. Natürliche Grösse. An dem lebenden *Granulationsgewebe* dieses Objektes ist der *Kreislauffilm* des Frankfurter Pathologischen Instituts von Prof. *J. Tannenberg* aufgenommen worden.

Nach den *Rickerschen* Kreislaufgesetzen ist ferner für die Wirkung eines Gefässreizes lediglich die Reiz*stärke* maßgebend, nicht die Reiz*qualität*, auch nicht die chemische Zusammensetzung der Reizsubstanz. Wäre dies ein Naturgesetz, so wäre eine zeitweise Ausschaltung oder Latenz von Reizwirkungen nicht möglich. Eine solche Latenz von Reizwirkungen ist aber von meinem Schüler *Tannenberg* schon 1925 im Tierversuch für mechanische Reize nachgewiesen worden. Ein Druckreiz auf den Stamm der Kaninchenohrarterie bleibt zunächst ohne Wirkung, wenn die Ohrarterie durch lokale Wärme maximal dilatiert ist. Wird aber nach 1—2 Minuten die Erwärmung unterbrochen, so entsteht jetzt nach dieser ungewöhnlich langen Latenzzeit ohne

---

[1] *Tannenberg* und *Heeren:* Klin. Wschr. **1931**, 2208.

jede weitere Maßnahme noch nachträglich eine lokale Contraction an der gedrückten Stelle. An der menschlichen Haut ist von *Lewis* 1927 der gleiche Nachweis der *Latenz von Reizwirkungen* für mechanische Reize, sowie für die Adrenalin- und Histaminwirkung beigebracht worden.

Dieses Latentbleiben und spätere Hervortreten eines solchen mechanischen Reizes kann am besten mit der Theorie von *Asher* und *v. Frey* erklärt werden, dass bei der Reizung antagonistischer Nerven an zwei verschiedenen Stellen des Erfolgsorganes Substanzen gebildet werden, die je nach ihrer am Angriffsort vorhandenen Menge entweder Gefässerweiterung oder Verengerung herbeiführen, sich aber nicht gegenseitig aufheben, sondern nur zeitweise verdrängen können. Das gleiche Verhalten konnte in letzter Zeit an meinem Institut in noch unveröffentlichten Versuchen von *Tannenberg* auch für chemische Reize am lebenden Tier nachgewiesen werden. Wird *Kallikrein* während einer Adrenalincontraction an der Froschschwimmhaut aufgetropft, so entsteht für 1 bis 3 Minuten eine Hyperämie, die dann wieder abklingt und der vorherigen Contraction Platz macht. Diese durch chemische Substanzen erzeugten Reaktionen sind als Modell brauchbar für das Verständnis der bei Nervenreizung entstehenden hypothetischen chemischen Substanzen. Wenn bei der Adrenalincontraction ein gefässerweiternder Stoff, Kallikrein oder Histamin, eindringt, so wird das Adrenalin von seinem

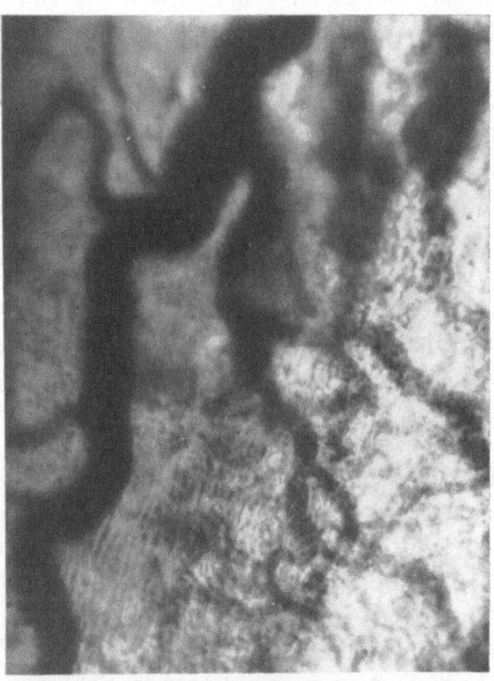

Abb. 2. *Kreislauffilm* des Frankfurter Pathologischen Instituts: Bei der Organisation der Fibrin- und Blutkoagula in der Kammer entstandene *neue Gefässe.* Weite geschlängelte Venen mit langsamer, körniger Blutströmung. Mittlere Vergrösserung.

Angriffspunkt verdrängt, so lange diese Körper in stärkerer Konzentration vorhanden sind. Bei der einsetzenden Hyperämie werden diese Stoffe aber, wie das besonders *Lewis* für die H-Substanzen zeigen konnte, schneller ausgewaschen, so dass der verbleibende Adrenalinrest wieder eine Contraction herbeiführen kann. Mit den *Rickerschen* Gesetzen sind alle diese Tatsachen unvereinbar.

Die *Rickersche* Anschauung, dass die Gefässe ohne Nerveneinflüsse überhaupt nicht reagieren können, ist schon durch die Untersuchung an den Gefässen der Placenta, die keine Nerven haben und trotzdem alle wesentlichen Gefässreaktionen zeigen, widerlegt (*W. Schmidt*[1]). Die Annahme einer be-

---

[1] *Schmidt, W.:* Münch. med. Wschr. **1922**, 100; Z. Biol. **75** (1922).

herrschenden Stellung des Gefässnervensystems für alle diese Vorgänge und Störungen im peripheren Kreislauf ist auch durch die experimentellen Untersuchungen an den Dottergefässen des Hühnerembryos widerlegt. Hier finden sich überhaupt keine Nerven, insbesondere keine Gefässnerven und trotzdem verlaufen grade die wichtigsten Kreislaufreaktionen hier genau so wie an den innervierten Gefässen.

Im gleichen Sinne sprechen die Wiederherstellung des Gefässtonus der vom Nerven abgetrennten Gefässe (Durchschneidungsversuche von *Goltz, Groll, Krogh*) und ebenso das Fehlen der Inaktivitätsatrophie der Gefässmuskulatur nach experimenteller Ausschaltung der Nerven (*Glaser*[1]).

Nichts ist auch in der heutigen Zeit für die Morphologie notwendiger, als die Kritik der anatomischen Methode und ihrer Leistungsfähigkeit. Seit Jahren habe ich in einer ganzen Anzahl von Arbeiten[2] die Bedeutung dieser Methodenkritik verfochten und eine ganze Reihe von Fehlschlüssen in der anatomischen Wissenschaft aufgedeckt, die dadurch entstanden waren, dass aus den anatomischen Zustandsbildern falsche genetische Schlüsse gezogen wurden[3]. Auf einer ganz ähnlichen kritischen Basis ist *Ricker* dazu gekommen, die für die Pathologie so ungemein wichtigen lokalen Kreislaufstörungen nicht aus histologischen Zustandsbildern genetisch zu deuten, sondern den Ablauf der pathologischen Vorgänge unmittelbar am lebenden Objekt zu studieren. Bei diesen durchaus richtigen Vorgehen ist er aber in den gegenteiligen Fehler verfallen: er hat auf Dinge aus seinen Beobachtungen geschlossen, über die diese Art der Beobachtungen wiederum nichts aussagen kann. Gewiss kann man auf dem eingeschlagenen Wege die Vorgänge an der Strombahn, schon sehr viel schlechter die Vorgänge der Gefässwand selbst verfolgen, dagegen bleiben hier sämtliche Vorgänge in *den Gewebszellen* selbst *völlig verborgen*, denn sie spielen sich im submikroskopischen Bereiche ab. Auf diesem Wege hat *Ricker* in eigenartiger Weise die direkte Beobachtung des lebendigen Kreislaufes überwertet und grundlegende Schlüsse auf die völlig verborgenen submikroskopischen Vorgänge gezogen. So ist er dazu gekommen, die Vorgänge am Gefässapparat als führend zu betrachten und sie zeitlich den Gewebsvorgängen vor- und überzuordnen. Mit Recht betont auch *Nordmann:* „Wer das Mikroskop auf das Spiel des peripheren Kreislaufes eines lebendigen Tieres

---

[1] *Glaser:* Die Innervation d. Blutgefässe, in *Müller, L. R.,* Die Lebensnerven, 2. Aufl., S. 191, Berlin: Julius Springer 1924.

[2] *Fischer-Wasels, Bernh.:* Grundprobleme der Geschwulstlehre. Frankf. Z. Path. **12**, 367 (1913); ferner: Grenzen der anatomischen Methode, Klin. Wschr. **1928**, 2037 u. 2085 und „Deskriptive und experimentelle Morphologie", Frankf. Universitätsreden Nr 35, Frankfurt a. M.: Englert & Schlosser 1931.

[3] *Fischer-Wasels, Bernh.:* Neuroblastome des Auges, Zbl. Path. **29**, 545 (1918). Metaplasie und Allgemeine Geschwulstlehre, Bethes Handb. der norm. u. path. Physiologie, Bd. 14 II, Berlin: Julius Springer 1927. Entstehung der Entzündungsleukocyten, Klin. Wschr. **1928**, 2037 u. **1929**, 310. Wachstum der Uterusmuskulatur, Verh. dtsch. path. Ges. 26. Tagg. München, 1931, S. 129 und Arch. Gynäk. **151**, 44 (1932).

richtet, der erfährt nichts von jenen Stoffwechselvorgängen", aber trotz dieser Erkenntnis behauptet die *Rickersche* Schule, dass all diese Stoffwechselvorgänge lediglich Auswirkungen der Vorgänge an der Strombahn seien! Dass die Blutzufuhr, insbesondere die rasche oder langsame Strömung in den Organcapillaren gewisse Stoffwechselvorgänge begünstigt oder erschwert, ist selbstverständlich und die von *Löffler* und *Nordmann*[1] beigebrachten experimentellen Nachweise, dass die Leber bei starker Hyperämie ihr Glykogen verliert und auch ihr Fett abgibt, während sie während der Verfettung anämisch ist, zeigen diese Beziehungen in sehr schöner Weise. Mit Recht weist auch *Nordmann* darauf hin, dass schon *Ribbert* die Tigerung des Herzmuskels bei der fettigen Degeneration mit den Kreislaufverhältnissen der Strombahn in Verbindung gebracht hat, da die fettig entarteten Muskelfasern immer in der Nähe der sauerstoffarmen venösen Capillarbahn liegen. Aber *Ribbert* dachte nicht daran, wie das die *Rickersche* Schule tut, in diesen Stromverhältnissen nun die einzige und beherrschende Ursache für die fettige Entartung der Herzmuskelzellen zu erblicken. Wenn bei einer bestimmten Kombination der zahlreichen, hier zusammen wirkenden Faktoren Anämie mit langsamer Strömung zur Ablagerung von Fett oder Glykogen führt, Hyperämie mit schneller Strömung bei einer anderen Versuchsanordnung das Gegenteil bewirkt, so ist der Einfluss des Blutstromes auf diese Vorgänge eindeutig aufgezeigt. *Niemals* ist aber der Schluss zwingend, dass die Strömungsverhältnisse hier die alleinige Ursache für die Stoffwechselvorgänge sind und es dürfte nicht schwer sein, zu zeigen, dass durch eine andere Kombination der wirksamen Faktoren die verhältnismäßig grosse Unabhängigkeit des Stoffwechselgeschehens vom Blutstrom und die beherrschende Bedeutung z. B. chemischer Giftwirkungen nachzuweisen ist.

Es genügt ja eigentlich darauf hinzuweisen, dass diese von der *Rickerschen* Schule behauptete absolute Abhängigkeit sämtlicher Lebens- und Stoffwechselvorgänge von der Geschwindigkeit des Blutstroms eine physiologische Unmöglichkeit darstellt. Alle die neueren Erkenntnisse über die sehr verschiedene Strömungsgeschwindigkeit in den Capillarsystemen der Körperorgane, alle neueren Nachweise über die Bedeutung der verschiedenen Arten von Blutspeichern, über die Stauung und Entstauung der Organe schon unter durchaus physiologischen Bedingungen, alle die heute nachgewiesenen ungeheueren Verschiedenheiten in der Geschwindigkeit der Blutströmung wären ja undenkbar, wenn sie jedesmal mit durchgreifenden Änderungen des gesamten Gewebsstoffwechsels, mit Fettspeicherung, mit Glykogenstapelung, mit Änderungen des Eiweißstoffwechsels usw. zwangsläufig verknüpft wären (vgl. S. 10). Alle Schlüsse, dass solche pathologische Stoffwechselstörungen ausschliesslich die Folge eines krankhaften Verhaltens der peripheren Strombahn, dass ebenso Wachstum, Geschwulstbildung, Ödem, Speicherung, Eiterung und Blutung lediglich Ausflüsse bestimmter Strombahnverhältnisse seien, sind schon dadurch

---

[1] *Löffler* und *Nordmann*, Virchows Arch. **257**, 119 (1925).

widerlegt, dass wir ja Verfettung, Speicherung, Wachstum usw. auch in der *Gewebskultur* in ganz der gleichen Weise beobachten können, sogar wenn das Gewebe erwachsener Tiere zur Kultur kommt.

Alle diese Lehren *Rickers* und seiner Schüler, insbesondere dass Zellen und Gewebe selbst primär nicht auf einen Reiz von aussen reagieren können, so lange das Strombahnnervensystem nicht durch Lähmung ausgeschaltet ist, und dass alle pathologischen Vorgänge nicht direkte Folge eines einwirkenden Reizes, sondern nur Folge von Erregungs- und Lähmungsvorgängen des Gefässnervensystems sein können, alle diese Widerlegungen der Cellularpathologie und ähnliches dürfen wir als missglückt beiseite lassen. Eingehender aber wollen wir uns mit den lokalen Kreislaufstörungen der peripheren Strombahn beschäftigen.

Seit langer Zeit und ganz besonders auch auf Grund der mikroskopischen Beobachtungen des Kreislaufes am lebendigen Tier (Frosch) hat man als lokale Kreislaufstörungen unterschieden: *die lokale Blutleere, Anämie,* bis zur *Blutsperre, Ischämie, die aktive (arterielle) und passive (venöse) Hyperämie, die Stase,* die *Blutung,* das *Ödem,* die *Thrombose,* die *Embolie* und die komplexen Kreislaufstörungen bei der *Entzündung.* Es ist *Ricker* gewiss zuzustimmen, dass diese Einteilung gegenüber den komplizierten Vorgängen an der lebenden Strombahn zu grob und zu schematisch ist. Aber man kann ein solches Schema nicht durch unzulässige Vereinfachung durch ein anderes, manche Befunde zwar wunderschön erklärendes, aber mit anderen einwandfreien Beobachtungen in unlösbaren Widerspruche stehendes Schema ersetzen. Trotzdem möchte ich hoffen, dass der *Rickersche* Versuch einer besseren und den Naturvorgängen richtiger angepassten Einteilung der lokalen Kreislaufstörungen die Anregung zu weiterer intensiver Arbeit auf diesem Gebiet und den Anfang gründlicherer Erkenntnisse darstellt.

Alle lokalen Kreislaufstörungen bringt *Ricker* auf Grund der erwähnten Vorstellungen mit dem Strombahnnervensystem zusammen und erklärt sie sämtlich aus Reizungs- und Lähmungszuständen dieses Strombahnnervensystems. Alle pathologischen Vorgänge am peripheren Kreislauf ordnen sich dem *Rickerschen* „Stufengesetz" unter. Dieses Gesetz lautet wörtlich in der letzten Formulierung von *Ricker* und *Regendanz* (1921):

1. *Schwache Reizung* bewirkt durch *Dilatatorenreizung* Erweiterung der Gefässe und Beschleunigung des Blutstromes (Fluxion); die Constrictoren bleiben erregbar.

2. *Mittlere Reizung* ruft durch *Constrictorenerregung* Verengerung der Arterien und Capillaren mit Verlangsamung des Capillar- und Venenstromes hervor; stärkere Reizung dieser Art verschliesst die kleinen Arterien und Capillaren und lässt den Venenstrom stillstehen (Ischämie).

3. *Starke Reizung hebt die Erregbarkeit der Constrictoren auf und erregt die länger erregbar bleibenden,* zuletzt aber ebenfalls der Lähmung verfallenden

Dilatatoren; hierdurch entsteht zunächst (kurze) Erweiterung und Beschleunigung, doch macht sich ein hinzutretender Einfluss, vorgeschaltete Arterienverengerung, geltend, der aus der Beschleunigung eine (prästatische) Verlangsamung hervorbringt, die sich zur Stase steigern kann.

Es kommt nach *Ricker* nicht auf die Natur, die Qualität, die chemische Zusammensetzung irgendeiner schädigenden Substanz an, sondern lediglich auf die Stärke der Reizung.

Die *Rickersche* Fluxion ist nichts anderes als die aktive Hyperämie des in starker Funktion befindlichen Organes: Alle Gefässe sind weit, die Strömung überall beschleunigt. An den übrigen *Rickerschen* Gesetzen ist richtig, dass es verschiedene Mittel gibt, die in geringer Dosis eine Gefässerweiterung, in stärkerer Dosis eine Gefässverengerung herbeiführen, aber von einer Verallgemeinerung dieser Regel für sämtliche toxisch oder pharmakologisch wirkenden Substanzen kann gar keine Rede sein. *Ricker* hat am Peritoneum bei einer ganzen Reihe von Mitteln (Jodnatrium, Ammoniak, Senföl, Ricin, Abrin u. a.) bei geringen Konzentrationen Gefässerweiterung, bei starken Konzentrationen Gefässverengerungen gefunden und diese Reaktionen so gedeutet, als ob es sich dabei um eine isolierte Wirkung auf die Gefässnerven handele. In Wirklichkeit ist der Wirkungsmechanismus all dieser Mittel ein viel komplizierterer. Manche Mittel, wie z. B. Adrenalin, können in unterschwelligen Dosen, die zu einer Constrictorenverengerung nicht ausreichen, durch Gewebswirkung Gefässerweiterung herbeiführen. Ähnliches gilt für mechanische Reize oder so stark constrictorische Mittel, wie Bariumchlorid, welche nach der Einspritzung in das Gewebe gefässerweiternd wirken.

Ricker hat alle seine Ergebnisse weiterhin so gedeutet, als ob das Gewebe, auf das er doch seine chemischen und physikalischen Reizmittel einwirken liess, von diesen Mitteln niemals irgendwie alteriert würde, und alle Veränderungen der Strombahn lediglich durch primäre Nervenreizungen erfolgten. Für diese grundlegende Annahme ist er bis heute den Beweis schuldig geblieben und experimentell ist einwandfrei gezeigt, dass das gleiche Mittel, entfernt vom Erfolgsorgan am Nerven einwirkend, ganz andere Wirkungen hervorruft, als bei Aufbringung auf das Gewebe oder bei Injektion in das Gewebe. Unsere eigenen experimentellen Untersuchungen (*Tannenberg*) konnten am *Rickerschen* Objekt selbst, am Pankreas und Mesenterium des lebenden Kaninchens, durch das Studium der Atropinwirkungen, durch die abwechselnde Anwendung von Atropin und Adrenalin, von Atropin und Pilocarpin, durch das Studium der Physostigminwirkung und der Wirkung von Wärme- und Kältereizung zahlreiche experimentell gesicherte Beispiele und Beweise dafür beibringen, dass das *Rickersche* Stufengesetz keine Allgemeingültigkeit besitzt, dass es überhaupt kein Naturgesetz ist. Die Wirkungen des Atropins, des Adrenalins, des Acetylcholins, des Histamins, des Physostigmins sind in ihrem Wesen verschieden, zum Teil kann man sie geradezu spezifisch nennen, und immer wieder zeigt sich, dass *nicht der Reizungs*grad das Wesentliche ist, sondern die **Art** des Mittels, das selbstverständlich in seinen verschiedenen Konzentrationen auch verschiedene Wirkungen entfaltet. Dabei gibt es aber ebenso gut chemische Substanzen, die entgegen dem *Rickerschen* Stufengesetz nicht in der Reihenfolge: Dilatatorenreizung, Constrictorenerregung — Constrictorenlähmung — Dilatatorenlähmung wirken, sondern auch in ganz anderer Reihenfolge und in anderem Wirkungsgrade. Jede lokale Schädigung oder Reizeinwirkung auf den Organismus wirkt in dreifacher Weise auf den Körper ein: Durch die direkte Einwirkung auf das lebendige Gewebe, durch die Einwirkung auf das Blut in den Gefässen, durch die Einwirkung auf die nervösen Endapparate des Gewebes und der Gefässwand. Je nach Reizquantität und Qualität kann jeder dieser drei Faktoren

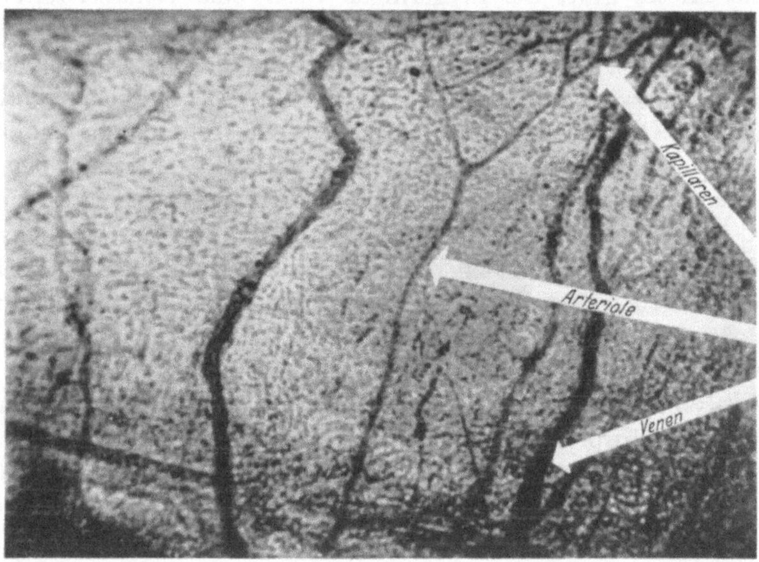

Abb. 3. Aus dem *Kreislauffilm* des Frankfurter Pathologischen Instituts: *Neu gebildetes Gefässnetz* im Innern der Kammer nach Beendigung der Organisation. Schwache Vergrösserung.

im Vordergrunde der Reaktionsart stehen und wir konnten Beispiele genug für Reaktionen am lebenden Objekt beibringen, wo die *Rickerschen* Regeln vollkommen versagen. Ich darf auf die Zusammenstellung unserer Widerlegungen im Handbuch der norm. und path. Physiologie Bd. 7 II und meinen Aufsatz in der Klin. Wochenschrift[1] hinweisen.

Über die *Rickersche Fluxion*, die aktive oder arterielle Hyperämie mit Strombeschleunigung der ganzen Blutbahn durch den Funktionsreiz kann kein Missverständnis entstehen. Nur darin wird man *Ricker* und seinen Schülern nicht folgen können, dass die erhöhte Tätigkeit von Zellen und Geweben auch hier erst eine Folge der Hyperämie sein soll. Wenn der Funktionsreiz das Organ auf dem Nervenwege erreicht, so könnte er ja vielleicht gleichzeitig die Strombahn innervieren und auf diesem Wege sofort den gesteigerten Blutzufluss

---

[1] *Fischer-Wasels, B.:* Klin. Wschr. **1925,** 1758.

in jedem nötigen Umfange herbeiführen. Wir haben aber früher bereits (s. S. 7) gesehen, dass für diese *Annahme einer Mitinnervation* bis heute *alle* Unterlagen fehlen und sie daher abgelehnt werden muss. Die Tatsachen sprechen auch dafür, dass eine solche Mitinnervation im selben Augenblick der gesteigerten Funktion überhaupt nicht unbedingt nötig ist, sondern dass jedes Organ, insbesondere auch jede Muskelfaser *sofort* eine sehr grosse Leistung ausführen kann, ohne dass das Blut Sauerstoff und Nährstoffe bereits in erhöhter Menge zuführt. Es ist ja eine alte, seit Jahrhunderten bekannte Tatsache, dass man am frisch getöteten Tier, also nach völligem Erlöschen jeder Kreislauftätigkeit, sowohl von Nerven aus wie durch direkte Reizung den Muskel zu heftigster

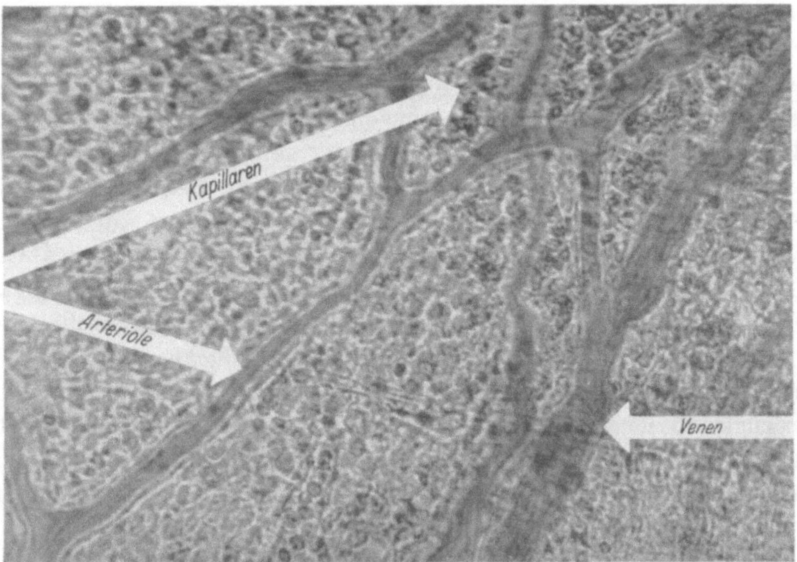

Abb. 4. Aus dem *Kreislauffilm* des Frankfurter Pathologischen Instituts: Eine Stelle aus Abb. 3
bei stärkerer Vergrösserung.

Contraction bringen kann, ja dass dasselbe sogar an dem frischen, aus dem Körper völlig herausgeschnittenen Muskel möglich ist. Die Physiologie macht von diesen Tatsachen zur Erforschung zahlreicher Lebensvorgänge den ausgedehntesten Gebrauch und wir wissen, dass in einer Sauerstoffatmosphäre der herausgeschnittene Muskel stundenlang Arbeit leisten kann. In recht erheblichem Umfange kann er (insbesondere der Herzmuskel) diese Arbeit sogar einige Zeit ohne Sauerstoff leisten. Erst wenn die Arbeitsleistung für eine längere Zeit gefordert wird, treten ohne Sauerstoff Störungen auf.

Durch die grundlegenden Untersuchungen von *Embden, Meyerhof* und *Hill* und ihrer Schulen wissen wir ja, dass der Sauerstoff überhaupt zur Contraction des Muskels nicht notwendig ist, sondern dass er nur der Resynthese der Contractionssubstanzen dient, also für die *Erholung* unentbehrlich ist. Es ist bekannt, dass sogar während starker Tätigkeit des Muskels eine Sauerstoffschuld, das „debt" der Engländer, entsteht, die wieder dadurch gedeckt werden muss, dass nach abgeschlossener Tätigkeit die erhöhte Sauerstoffaufnahme noch längere Zeit fortdauert. Diese Restitutionsdauer ist von grösster Bedeutung für die Tätigkeit des Muskels, nicht nur zur Aufnahme der nötigen Sauerstoffmenge, sondern auch zur Fortschaffung der schädlichen Stoffwechselprodukte. Also nur zur Erholung, zur völligen Restitution ist die erhöhte Sauerstoffzufuhr unerlässlich und bei der richtigen Einschaltung der Erholungspausen kann man praktisch von einer „Unermüdbarkeit der Skeletmuskulatur" und sogar von einer „relativ nicht geringen Unabhängigkeit der Herzarbeit von der Sauerstoffversorgung" (*L. Asher*[1]) sprechen. Am Kaltblüter konnte sogar bei vollständigem Sauerstoffmangel das Herz bis zu 61 Stunden in Tätigkeit erhalten werden. Am isolierten Säugetierherzen (verkürzter Kreislauf) konnte *Asher* das Herz noch kräftig schlagend erhalten, wenn die Einatmungsluft nur noch 6% Sauerstoff enthielt, also eine so geringe Menge, dass gleichzeitig das Centralnervensystem abgestorben war.

Selbstverständlich hängt all dies von der geforderten Leistung ab. Der Grad dieser Leistung, der Grad der Sauerstoffzufuhr und die zur Verfügung stehenden Erholungszeiten werden dafür maßgebend sein, ob eine für viel längere Zeit geforderte Funktionssteigerung zu Schädigungen des Gewebes führt. Jedenfalls ist keine Rede davon, dass auch eine starke Tätigkeit an eine *sofortige* Vermehrung der Blutzufuhr und der Sauerstoffzufuhr gebunden wäre (s. auch die Arbeiten von *Lewis* S. 111 und *Büchner* S. 112).

Alle diese Tatsachen müssen wir daher auch für die Erklärung im lebenden Körper berücksichtigen. Gewiss tritt die funktionelle Hyperämie des tätigen Organs auf den Funktionsreiz sehr rasch auf, aber eine *sofortige* Mitinnervation der Gefässbahn ist weder nachgewiesen, noch nach dem Gesagten überhaupt notwendig. Mit der gesteigerten Funktion tritt aber sehr rasch eine hochgradig gesteigerte Bildung von Kohlensäure und Milchsäure ein und wir zeigten oben bereits (s. S. 39), dass jetzt auch die Lokalhormone, die die terminale Gefässbahn in höchstem Grade erweitern, in stark vermehrter Menge gebildet werden. Jetzt greifen also sehr bald die sich ansammelnden vermehrten Produkte des Stoffwechsels ein, die, wenn sie nicht abgeführt oder wie im Muskel resynthetisiert werden, zu Lähmung und Funktionsunfähigkeit führen, die aber bei ungestörter Funktion ausgedehnteste Gefässerweiterungen zur Folge haben und so die erhöhte Leistung auch für lange Zeit möglich machen. Entgegen *Ricker* ist jedenfalls das eine völlig sichergestellt: die Fluxion, die arterielle Hyperämie kann nicht die Ursache der erhöhten Tätigkeit sein, denn sie geht dieser nicht voraus, sondern folgt ihr nach!

Der zweite Grad der *Rickerschen* Reizung entspricht der Anämie durch Arteriolen- und Capillarverengerung mit Verlangsamung der Strömung: Krampfzustand bis zur Blutsperre. Auf solche Krampfzustände, ihre Ursachen und Folgen werden wir gleich näher eingehen.

---

[1] *L. Asher*: Naturwissenschaften **15**, 391 (1927).

Der dritte Grad der *Rickerschen* Reizung entspricht der *pathologischen Hyperämie mit Verlangsamung der Strömung (prästatischer Zustand)*, die sich bis zur Stase steigern kann. Diese Stase hat aber mit der Reizung nichts zu tun, sondern entsteht durch erhöhte Wasserabgabe an das geschädigte Gewebe. Tritt dies ein, so entsteht infolge der lokalen Drucksteigerung eine Verengerung der vorgeschalteten grösseren Arterie, wodurch natürlich die Schädigung verstärkt wird. Auch die venöse Hyperämie soll nach *Ricker* von der vorgeschalteten Arterienbahn beherrscht werden. In Wirklichkeit entsteht auch hier

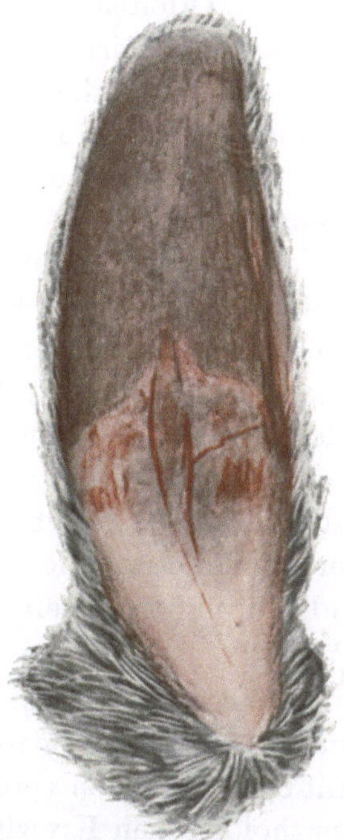

Abb. 5. Kaninchenohr 2 Tage nach *Verbrühung* des oberen Ohrdrittels (Exitus). *Graubraun:* Nekrose während der Verbrühung, die Arterie wird dabei maximal verengt. *Roter Hof darunter:* Arterie während der Verbrühung maximal weit, bleibt auch später weit durch erweiternde Stoffwechselprodukte. Constrictorenerregung beim Eintritt des Todes ist hier unwirksam. *Grauer proximaler Teil des Ohres:* Während der Verbrühung ist die Arterie hier weit, nachher im normalen Rhythmus. Beim Eintritt des Todes durch centrale Constrictorenerregung stark verengt.

sekundär, wie sich an jeder Venenstauung nachweisen lässt, eine Verengerung des zugehörigen Arteriengebietes infolge der Drucksteigerung.

Von grundlegender Bedeutung ist besonders die *Rickersche* Auffassung der **Stase**entstehung. Sie soll lediglich durch eine zunächst geringe, dann sich verstärkende Verengerung der vorgeschalteten Arterie bei maximal weitem Capillargebiet und völliger Lähmung der Capillarnerven zustande kommen. Aber wir konnten zeigen, dass Stase sowohl bei gleichzeitiger Verengerung der Capillaren (Versuche mit Bariumchlorid) wie bei einem Zustand maximaler Erweiterung, sowohl der zuführenden Arterien wie der abführenden Venen (Versuche mit Nitroglycerin und Wärme) eintreten kann. Die Ursache liegt darin, dass die Verengerung der einem Stasebezirk vorgeschalteten Arterie nicht Ursache, sondern Folge der bereits vorhandenen Stase ist, dass auf die lokale Drucksteigerung die Arterie mit einer Contraction reagiert. Nachdem sich in einem Capillargebiet eine Stase entwickelt hat, erfolgt sekundär die Contraction der zuführenden Arterie, weil das Blut in der Arterie vor dem Stasebezirk keine Abflussmöglichkeit mehr hat und sich deshalb seine ganze kinetische Energie in Seitendruck umsetzen muss. Die Stase selbst ist eine Konglutination der roten Blutkörperchen, die ähnlich zustande kommt, wie etwa die Agglutination von Bakterien, die mit Serum zusammenkommen, das spezifische Antikörper enthält. Offenbar sind es in diesem Falle oberflächenaktive Stoffe, die auf das Plasma einwirken, dessen Oberflächenspannung herabsetzen und die elektrische Ladung der Blutkörperchen vernichten. Die Ursachen der Stase liegen immer in einer Herabsetzung der Oberflächenspannung des Plasmas durch die angewandten Pharmaca selbst oder die entstandenen Gewebsabbauprodukte, durch die Entziehung von Blutwasser und Festhaltung desselben im Gewebe. Schon vor einem Jahrzehnt hat *W. Jacobj*[1] an der Hautgangrän, die durch Formaldehydpinselung entsteht, experimentell bei Frosch und Kaninchen gezeigt, dass ausgedehnte und irreparable Stasen durch direkte Einwirkung eines Giftes auf das lebendige Gewebe und den Blutinhalt der Gefässe entstehen können, bei ganz weiten Arterien, ohne dass es also zu einer primärenVerengerung der dem Stasegebiet vorgeschalteten Arterie kommt. Heute lässt sich das durch weitere Beispiele belegen. Selbst bei der Mutterkornvergiftung fand der gleiche Autor bei den sich entwickelnden Stasen und Thrombosen keinen primären Gefässkrampf, sondern im Gegenteil weite Arterien.

Zusammenfassend müssen wir also feststellen, dass die *Rickerschen Kreislaufgesetze* in ihren Grundzügen von uns *widerlegt* worden sind. Das *Rickersche* Stufengesetz ist ebensowenig mit den Tatsachen vereinbar, wie die Behauptung, dass alle physiologischen und pathologischen Kreislaufvorgänge der terminalen Endbahn ausschliesslich von den Erregungen des Gefässnervensystems beherrscht würden und nur von hier aus verständlich zu machen seien.

Diese Widerlegung bedeutet — und das muss, um Missverständnissen vorzubeugen, hier mit aller Deutlichkeit gesagt werden — keine Verkennung der grossen Verdienste *Rickers* für die Kreislaufforschung. Wenn man die Schlüsse *Rickers* aus seinen Versuchen nicht als ein *Naturgesetz*, sondern als eine *häufig* zutreffende **Regel** aufstellen würde, so wäre dagegen nichts einzuwenden. Diese Regel würde lauten, dass wir bei leichten Reizungen gewöhnlich eine aktive Hyperämie mit Beschleunigung der Strömung (Fluxion) bei mittleren Reizungen Arteriolenverengerungen mit Verlangsamung der Strömung und bei starken Reizen noch stärkere Stromverlangsamungen in der maximal erweiterten Capillarbahn mit vielen Stasen beobachten. Diese *Regel* ist eine sichere und dauernde Bereicherung unserer Kenntnisse der peripheren Kreis-

---

[1] *Jacobj, W.:* Arch. f. exper. Path. **98**, 55 u. **102**, 93 (1923).

laufstörungen, aber sie ist kein Gesetz, sie trifft nicht ausnahmslos zu und vor allem ist sie nicht in der einfachen Weise zu erklären, wie das die *Rickersche* Schule tut. Nicht nur die *Qualität* eines Reizmittels, sondern selbstverständlich auch die Reiz*stärke* ist maßgebend für die Auswirkung der terminalen Strombahn. Auch ist es richtig, dass bei der peristatischen Hyperämie und vor Eintreten der Stasen der Tonus der terminalen Strombahn schwer geschädigt ist, die Erregbarkeit kann sogar erloschen sein. So wichtig diese Erregbarkeitsänderungen sicher sind, können doch auch sie nicht darüber hinwegtäuschen, dass Zellen, Gewebe und Blut an all diesen Vorgängen sehr wesentlich beteiligt sind.

II. Die verschiedenen Formen der lokalen funktionellen Kreislaufstörung.

Alle Formen der lokalen Störungen des peripheren Kreislaufes an dieser Stelle eingehend zu besprechen, ist leider nicht möglich.

Gegen die bisher in der wissenschaftlichen Literatur und insbesondere in unseren Lehrbüchern gebräuchliche Einteilung und Abgrenzung der verschiedenen Formen lokaler Kreislaufstörungen sind mit Recht mancherlei Einwendungen erhoben worden. Einteilung und Abgrenzung waren vielfach sehr oberflächlich und rein theoretisch konstruiert. Diese Einteilungen liessen vor allem oft eine engere Beziehung zu dem tatsächlichen lebendigen Geschehen stark vermissen und deshalb musste an und für sich der Versuch und das Bestreben *Rickers*, das tatsächliche Verhalten des lebendigen Kreislaufs aufzuklären und jeder Betrachtung zugrunde zu legen, als voll berechtigt begrüsst werden. Seine ausgezeichneten Beobachtungen des lebendigen Kreislaufs selbst wären durchaus geeignet, die Grundlage für neue Auffassungen zu geben, wenn sie nicht mit unhaltbaren theoretischen Vorstellungen und Hypothesen so eng verknüpft worden wären. Das ist aber hier um so weniger erträglich, als das Kreislaufgeschehen selbst schon von einer kaum übersehbaren Vielheit von Faktoren abhängig ist und man das Wesentliche dieser sehr komplexen Erscheinungen unmöglich herausfinden kann, wenn die ganze Betrachtung und Beobachtung von vornherein durch theoretische aprioristische Grundvorstellungen gestört wird.

Dazu kommt, dass das Kreislaufgeschehen eng und untrennbar verknüpft ist mit den Lebensvorgängen im Gewebe selber. Ja, es hat sich durch zahlreiche Arbeiten der letzten Jahre immer deutlicher herausgestellt, dass die Vorgänge an dem wichtigsten Teil der terminalen Kreislaufbahn, am Capillargebiet, wo der gesamte Stoffaustausch zwischen Blut und Gewebe erfolgt, in stärkster und unmittelbarer Abhängigkeit vom Stoffwechsel des Gewebes stehen. Das gilt sowohl für das physiologische, wie für das pathologische Geschehen, und dieser Nachweis hat eine der Grundsäulen der gesamten *Rickerschen* Kreislauflehre zum Einstürzen gebracht. Denn nach *Ricker* sollte es gerade umgekehrt sein: Die Strömungsverhältnisse der terminalen Kreislaufbahn sollten in jeder Weise maßgebend für alle Vorgänge an Zellen und Geweben, insbesondere auch für das Stoffwechselgeschehen im Gewebe sein. Heute aber wissen wir mit Sicherheit, dass das ganze periphere Kreislaufgeschehen in erster Linie in Abhängigkeit vom Gewebsstoffwechsel steht und dass bis in die Regulation der kleinen Arterien hinein die Gewebstätigkeit die Kreislaufeinstellung bestimmt.

Da aber schon unter physiologischen Verhältnissen die Gewebs- und Zellfunktionen, Tätigkeit und Stoffwechsel der Zellen und Organe starken Schwankungen unterliegen, so müssen schon unter diesen Verhältnissen der gesunden Lebenstätigkeit die Zustände der terminalen Strombahn grosse Verschiedenheiten aufweisen. Es sind das Schwankungen, die sehr grosse Ausmaße erreichen. Der arbeitende Muskel braucht die 20fache Blutmenge und mehr als der ruhende, und ähnliche grosse Unterschiede müssen wir für jede Organtätigkeit annehmen, sie sind auch zum grossen Teil bereits nachgewiesen. Wir sehen also ausserordentlich grosse Unterschiede im Blutgehalt der normalen Organe je nach Funktion und Tätigkeit und man hat seit jeher diese Unterschiede als *Inaktivitätsanämie* und funktionelle, reaktive oder *Arbeitshyperämie* unterschieden. Leichte Schwankungen in der Weite der terminalen Strombahn kann man sehr häufig am lebenden Tier als periodische Erweiterungen und Verengerungen der Arterien, z. B. des Kaninchenohres, feststellen. Alle diese Schwankungen bis zu einer starken Überflutung mit arteriellem Blut im Augenblick der höchsten Arbeitsleistung beweisen ihren physiologischen Charakter schon dadurch, dass sämtliche Teile der peripheren Kreis-

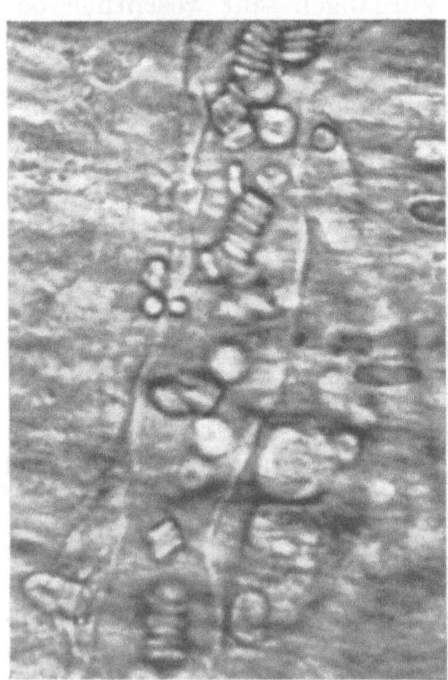

Abb. 6. Aus dem *Kreislauffilm* des Frankfurter Pathologischen Instituts: Eine Capillare, in der keine Strömung herrscht, weil sie die Anastomose zwischen zwei verschiedenen Arteriolengebieten bildet, in denen augenblicklich der gleiche Druck herrscht. Die *roten Blutkörperchen* legen sich zu einer allmählich immer mehr anwachsenden Säule „geldrollenartig" aneinander. *Vorstadium der Stase.* Starke Vergrösserung.

laufbahn in sinnvoller Weise zusammenarbeiten. Zuflussbahn und Abflussbahn und das ganze Capillargebiet arbeiten in voller Harmonie, erweitern und verengern sich nach Bedarf, gesteuert durch humorale und nervöse Faktoren, ja unter Mitwirkung des Centralnervensystems und alle diese Faktoren garantieren in jedem Augenblick die richtig eingespielte Funktion der Kreislaufbahn, die gegen jede Störung mehrfache Sicherungen bietet.

Von einem *pathologischen Verhalten* des peripheren Kreislaufs können wir demnach nur sprechen, *wenn die Harmonie dieser* komplizierten *Reaktionen* in irgendeiner Weise *gestört ist.* Tritt eine solche Störung auf, so werden wir auch leicht Veränderungen des Gefässinhaltes erwarten dürfen, da ja natürlich

Gefässinhalt, Gefässwand und Gewebe sich gegenseitig stark beeinflussen und bei Störungen an all diesen Stellen auch krankhafte Veränderungen auftreten können. Auch wird hier sehr sorgfältig zu prüfen sein, was primär, was sekundär bedingt ist und welche kausalen Abhängigkeiten wirklich bestehen. Vor allem werden wir sehr vorsichtig sein müssen in Schlussfolgerungen für die primäre kausale Bedeutung der Kreislaufveränderungen. Denn diese Veränderungen sind noch verhältnismäßig leicht und einfach für uns festzustellen, während das submikroskopische Verhalten in Zellen und Geweben und das Stoffwechselgeschehen an diesen Stellen eben keineswegs direkt nachgewiesen oder gar ohne weiteres der Beobachtung unseres Auges zugänglich gemacht werden kann. Ganz allgemein darf gesagt werden, dass man diese Tatsache viel zu sehr vernachlässigt und die Kreislaufstörungen der Peripherie zu sehr als primäre Ursache in den Vordergrund geschoben hat, wo es sich häufig um sekundäre Anpassungen der Strombahn z. B. an primäre Gewebsschädigungen handelt.

Aus dieser Erkenntnis heraus werden wir schon eine Form peripherer Kreislaufstörung als primär pathologischen Vorgang ablehnen können: der primären arteriellen Hyperämie kann für das krankhafte Geschehen keine grosse Bedeutung zukommen. Eine echte pathologische Hyperämie kann ebensowenig durch primäre Arterienerweiterung entstehen, wie eine echte pathologische Anämie durch Venenerweiterung. Würde eine periphere Arterie sich primär stark erweitern, ohne dass in ihrem Versorgungsgebiet ein stärkerer Blut- und Sauerstoffbedarf vorliegt, so würden sehr bald die normalen Stromsicherungen in Wirksamkeit treten müssen: Zunächst wäre nur die Strömung schneller, es würden vielleicht einige Capillaren mehr eröffnet und daraufhin müsste schon durch den stärkeren Widerstand — die meisten Capillaren würden sich eben nicht erweitern — ein Axonreflex in Wirksamkeit treten und die vorgeschaltete Arterie stark verengern. Vor allem aber erweitern sich die Capillaren unter diesen Umständen in ihrer grossen Mehrzahl überhaupt nicht, falls eine Arterie sich primär erweitert, ohne dass in ihrem Ausbreitungsgebiet ein Blutbedarf besteht. Das sehen wir z. B. bei den Hautarterien, wenn sie vom centralen Wärmehaushalt her beeinflusst werden. Es kommt dann einfach zu einer starken Beschleunigung der Blutströmung unter Umgehung des Capillarsystems. Denn jetzt treten die direkten arterio-venösen Anastomosen in Funktion, wir haben den *arterio-venösen Kurzschluss* vor uns. Beispiel: warme blasse Haut bei Überwärmung des Körpers (*Ebbecke*). Diese warme, blasse Haut zeigt stets eine Erweiterung der Arteriolen und Erhöhung der Durchblutungsgrösse, während die Capillaren und die venösen Plexus der Haut kontrahiert, entleert sind. Bei der kalten, bläulich livid verfärbten Haut, wie sie durch Kälteeinwirkung häufig zustande kommt, sehen wir dagegen eine verlangsamte Blutströmung bei Erweiterung der Capillargebiete und venösen Plexus und gleichzeitiger Verengerung der Arteriolen. Auch die reaktive Hyperämie nach Blutleere entsteht einfach durch die Wirkung der sich im

Gewebe anhäufenden Stoffwechselprodukte (*Wehner*[1]). *Harris*[2] erklärt die funktionelle Hyperämie einfach als Folge der Ansammlung der Kohlensäure und Milchsäure, die ja im arbeitenden Muskel in zehnfacher und grösserer Menge auftreten. Dabei können immer noch lokale Gefässnervenreflexe für die Stromregulierung eine Rolle spielen und bei Umsteuerung grosser Stromgebiete kann der Reflexbogen über das Centralnervensystem gehen (*W. R. Hess*[3]).

Selbstverständlich gibt es bei all diesen Vorgängen eine schwankende Variationsbreite und oft genug werden wir erst aus den Folgen und dem weiteren Verlauf sehen, ob Vorgänge dieser Art noch im Rahmen des Physiologischen liegen oder bereits zum krankhaften Geschehen gerechnet werden müssen. Auch hier sind physiologische und pathologische Lebensvorgänge nirgends scharf abgegrenzt und überall durch fliessende Übergänge miteinander verbunden.

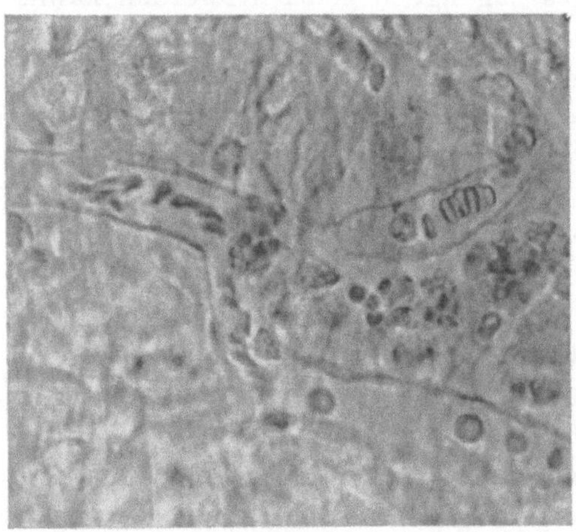

Abb. 7. Aus dem *Kreislauffilm* des Frankfurter Pathologischen Instituts: 2 Kapillarabgangsstellen. Langsame Blutströmung. Einzelne an der Capillarwand festsitzende granulierte Leukocyten. Rote Blutkörperchen durch „Plasmalücken" voneinander getrennt. In einer Capillare legen sich die *roten Blutkörperchen* geldrollenartig aneinander. Starke Vergrösserung.

Ebenso würde eine primäre Venenerweiterung durch stärkeres Ansaugen wohl kaum je eine merkbare Anämie hervorrufen, denn dadurch würde ja nur die Strömung im Capillargebiet erleichtert und beschleunigt und der Blutzufluss gesteigert, selbst ohne Änderung der Arterienweite. Die Absaugung des Blutes durch weite Venen spielt nach unserem heutigen Wissen nur dann eine Rolle, wenn z. B. mechanisch der Arterienzufluss unterbunden ist. Wir wissen ja, dass sich der Kollateralkreislauf leichter einstellt, wenn mit der Arterie auch die Vene unterbunden wird und die Absaugung des Blutes durch die Venen mag auch bei der Entstehung des anämischen Infarktes von Bedeutung sein.

Eine primäre wesentliche Bedeutung kommt also den peripheren *grossen* Gefässen, den Arterien und Venen, für die Kreislaufstörungen der Peripherie wohl nur zu, wenn in ihnen der Strom wesentlich gehemmt oder gar unterbrochen ist. Im übrigen spielt sich alles Wesentliche der peripheren Kreislaufstörung in der Capillarbahn ab.

Von Bedeutung ist, dass sowohl die terminale Strombahn selbst wie ihr Inhalt auf dieselben Einwirkungen reagieren können, die Reaktionen also oft parallel laufen. Trotzdem besteht keine absolute Abhängigkeit, sondern nur

¹ *Wehner:* Klin. Wschr. 1925, 2005.
² *Harris:* Proc. roy. soc. Ser. 93, 384 (1922).
³ *Hess, W. R.:* Beitr. klin. Chir. 122 I (1921).

die Möglichkeit einer gegenseitigen Beeinflussung. Die Häufigkeit dieser Parallelität hat die *Rickersche* Schule dazu geführt, die Reaktionen des Blutes und seiner morphologischen Bestandteile in absolute Abhängigkeit vom Verhalten der Strombahn zu bringen. Eine derartige Abhängigkeit besteht aber in Wirklichkeit nicht.

Nach alledem und den Beobachtungen am lebenden Kreislauf können wir vier Formen von Störungen dieses Kreislaufes unterscheiden: Die Kreislaufstörungen durch Stromhindernisse, durch Blutschädigung, durch Gefässwandschädigung und durch primäre Gewebsschädigung.

Periphere Kreislaufstörungen:

a) durch Stromhindernisse:
1. *Stauungshyperämie* durch Abflusshindernis,
2. lokale *Anämie* und *Ischämie* durch Zuflusshindernis;

b) durch Blutschädigung:
1. *Stase,*
2. *Thrombose;*

c) durch Gefässwandschädigung:
1. Austritt der Blutflüssigkeit: *Ödem,*
2. Austritt der roten Blutkörperchen: *Diapedetische Blutung,*
3. Durchtritt der weissen Blutkörperchen: *Leukocytenemigration, Leukodiapedese,*
4. Austritt des gesamten Inhaltes der Blutbahn: *Rhexisblutung;*

d) durch primäre lokale Gewebsschädigung:
1. leichteren Grades: *Hyperämie mit Strombeschleunigung;*
2. stärkeren Grades: *Hyperämie mit Stromverlangsamung.*

Ich glaube, dass diese Einteilung der peripheren Kreislaufstörungen am besten den tatsächlichen Beobachtungen gerecht wird. Es versteht sich von selbst, dass wir sehr häufig Kombinationen dieser verschiedenen Schädigungen und Störungen vor uns haben. Eine Gewebsschädigung wird sehr häufig auch zu einer Schädigung der Gefässwand, ja des Inhaltes der Strombahn führen können und dann ergeben sich natürlich Kombinationen der verschiedensten Art.

Man wird sogar in den meisten Fällen sagen dürfen, dass isolierte Gefässwandschädigung und isolierte Gewebsschädigung bei dem innigen Verhältnis zwischen Capillare und Gewebe in der Wirklichkeit kaum vorkommen können. Die verschiedenen Grade der Hyperämie durch Gewebsschädigung gehen sicher mit einer Schädigung der Capillarwand und erhöhter Durchlässigkeit einher. Wollte man aber c und d unserer Einteilung zusammenfassen, so würde man doch auf eine wichtige Faktorenanalyse verzichten und die tatsächlich gegebenen verschiedenen Möglichkeiten nicht klar auseinanderhalten. Ich glaube also, dass man die hier gegebenen Unterscheidungen treffen und diese verschiedenen Arten der primären Schädigung auch auseinanderhalten kann, wenn auch in vielen Fällen nur theoretisch.

Wir erkennen durchaus das grosse Verdienst *Rickers* an, mit dem alten, viel zu groben, man möchte sagen, am grünen Tisch entstandenen Schema der Kreislaufstörungen, insbesondere mit der einfachen Einteilung in arterielle und venöse Hyperämie gebrochen zu haben. Jede neue Einteilung muss m. E. die Beobachtung des lebendigen Blutstroms in der Peripherie als maßgebend anerkennen. Tut man das, so wird die Geschwindigkeit des Blutstroms bei den verschiedenen Blutüberfüllungen der Einteilung zugrunde gelegt werden müssen. Auf die Schnelligkeit der Strömung kommt ja alles an. Diese Schnelligkeit der Strömung kann allein die Erfüllung der einzig wesentlichen Aufgabe des Kreislaufs, des Stofftransportes, sicherstellen. Die physiologische Tätigkeit eines Organs ist daher an eine — von Fall zu Fall natürlich verschiedene — Mindestgeschwindigkeit des Blutstromes gebunden und ebenso die Erhaltung des lebendigen Zustandes. Sinkt diese Geschwindigkeit unter eine bestimmte Grenze, so ist zuerst die Funktion, dann auch das Leben des Gewebes bedroht und schliesslich unmöglich gemacht. Wir können daher die Formen der Hyperämie nur danach einteilen, ob mit der Blutüberfüllung eine beschleunigte oder verlangsamte Strömung verbunden ist. Diese Einteilung geht von dem für die Peripherie allein Wesentlichen aus und stützt sich allein auf die tatsächlichen Feststellungen.

Wir können und wollen an dieser Stelle nicht lehrbuchmäßig diese verschiedenen Arten der peripheren Kreislaufstörung in allen Einzelheiten besprechen, sondern nur diejenigen herausgreifen, denen z. Z. ein aktuelles Interesse zukommt, weil für ihre Beurteilung und ihr Verständnis die Arbeiten der letzten Jahre neue Aufklärungen gegeben haben. Es seien daher zu diesen Arten der peripheren Kreislaufstörungen, um keine Missverständnisse aufkommen zu lassen, nur noch folgende allgemeine Bemerkungen gestattet:

a) Die peripheren Kreislaufstörungen durch Stromhindernis.

1. Die Stauungshyperämie durch Abflusshindernis.

Die Stauungshyperämie durch ein Abflusshindernis, durch Verlegung oder starke Erschwerung des venösen Abflusses muss zu einer Verlangsamung der Strömung in der terminalen Strombahn, insbesondere im Capillargebiet führen und dadurch, wenn die Behinderung längere Zeit andauert, auch Schädigungen des Gewebes und der Gefässwand durch mangelhafte Sauerstoffversorgung und ebenso mangelhaften Abtransport der Stoffwechselendprodukte herbeiführen. Schon nach kurzer Zeit aber führt die Stauungshyperämie infolge des lokalen Druckanstieges, der im Bereiche der terminalen Strombahn ja entstehen muss, zu einer Engerstellung der zuführenden Arterie (nicht reflektorisch). Die *Rickersche* Schule hat als ein ganz grundsätzliches Axiom hier die Lehre aufgestellt, dass bei Venenunterbindung die folgende Arterienverengerung reflektorisch auf dem Wege des Gefässnervensystems zustande kommt. Es lässt sich zeigen, dass dies ein Irrtum ist und es sich lediglich um die Folge der lokalen Drucksteigerung im Arterienbezirk handelt. Diese lokale Drucksteigerung ist die einfache mechanische Folge des Abflusshindernisses. Über die genaueren Feststellungen dieser Vorgänge ist schon 1922 und 1925 aus meinem Institut von *Tannenberg* berichtet worden.

Die *Stromverlangsamung* kann schliesslich zur *Stase* mit all ihren Folgen führen und die Anstauung der Gewebsstoffwechselprodukte zur Erhöhung der Capillarwanddurchlässigkeit mit vermehrtem Austritt von Blutflüssigkeit bis zur Diapedisisblutung. Die Wasserverarmung des Strombahninhaltes unterstützt hier die Neigung zur Stasenbildung.

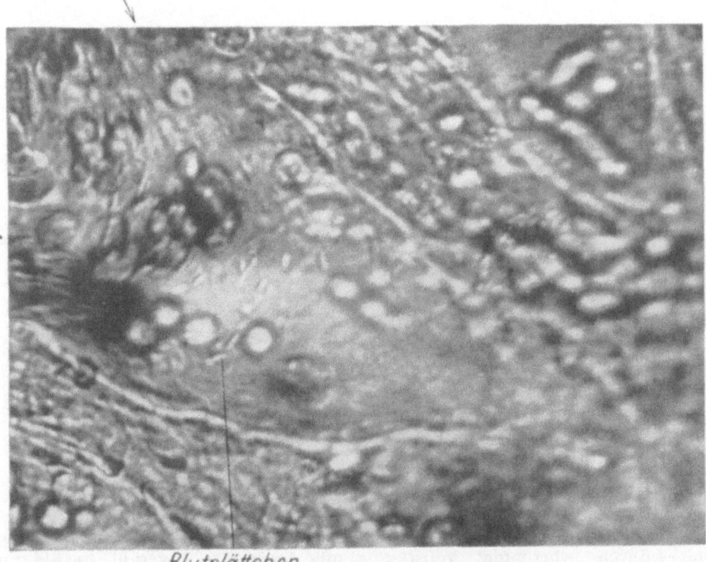

Abb. 8. Aus dem *Kreislauffilm* des Frankfurter Pathologischen Instituts: *Blutplättchen* im Randstrom einer kleinen Vene. Granulierte Leukocyten teils in dem verlangsamten Strom, teils an der Wand festsitzend. Im Gewebe ausgewanderte Leukocyten. Starke Vergrösserung. Die Pfeile geben die Stromrichtung an.

2. Die lokale Anämie und Ischämie durch Zuflusshindernis.

Hier liegt die Ursache für die Kreislaufstörung in einem primären Hindernis in der Arterienbahn. Dieses Hindernis kann organischer Art sein. Die Verengerung oder Verlegung der Arterienbahn durch Einschnürung, Druck von aussen, entzündliche Endarteriitis, fettigen Verschluss bei Arteriosklerose, durch Thrombose und Embolie führt zu einer mangelhaften Blutversorgung des zugehörigen Gewebsgebietes und kann je nach dem Verhalten des Kollateralkreislaufes zu mehr oder weniger schweren Störungen, schliesslich zu der Gewebsnekrose und den verschiedenen Formen der Infarktbildung führen. Diesen organischen Hindernissen für den arteriellen Zufluss sind die funktionellen Hindernisse an die Seite zu stellen. Während unter physiologischen

　　　　　　　Bernh. Fischer-Wasels,

Bedingungen die Engerstellung der Arterienbahn durch einen äusseren Reiz, z. B. Kälteeinwirkung zu einer Anämie mit Anreicherung der Stoffwechselprodukte und durch deren Einwirkung (direkt auf die Capillarwand und Capillarweite und indirekt auf die Gefässnerven durch den Axonreflex) zwangsläufig wieder zur Erweiterung der ganzen Gefässbahn führt, kann unter pathologischen Verhältnissen diese Lösung der Anämie ausbleiben. Gefässwand und Gewebe können so geschädigt sein, dass die Contractionsstellung der terminalen Gefässbahn zu lange bestehen bleibt und dadurch die Gewebsschädigung immer schwerer und irreparabel wird: *Pathologischer Gefässkrampf*. Es kann aber auch die Weitbarkeit der peripheren Arterien durch anatomische oder physiologische Störungen in der Gefässwand selbst so gering geworden sein, dass die Gefässbahn grösseren funktionellen Ansprüchen nicht mehr gewachsen ist.

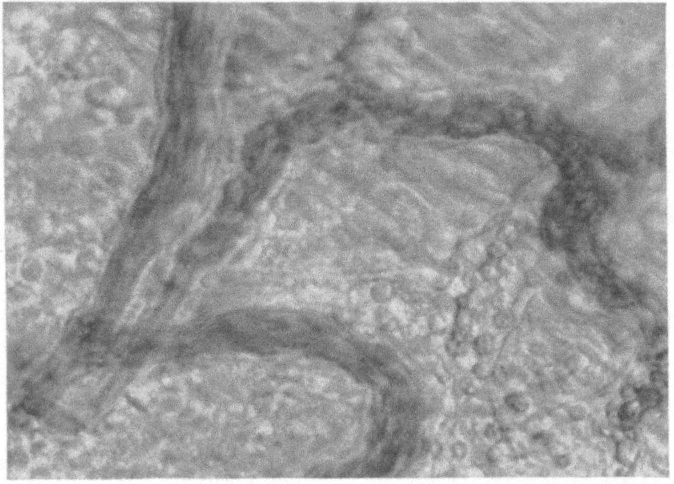

Abb. 9. Aus dem *Kreislauffilm* des Frankfurter Pathologischen Instituts: Capillar-Anastomose zwischen 2 kleinen Venen — durch „Abtropfen" vollständig mit *Leukocyten* angefüllt (rechts unten im Bilde). Viele Leukocyten bereits ausgewandert. Starke Vergrösserung.

Auch diese führen dann zur Funktionsschädigung und Gewebsschädigung, wie beim intermittierenden Hinken. Wir werden hierauf noch näher einzugehen haben (s. S. 91 ff.).

b) Die peripheren Kreislaufstörungen durch Blutschädigung.

1. Die Stase.

Stase und Thrombose entstehen beide im wesentlichen durch Schädigung der Blutsäule. Alle anderen Erklärungen, insbesondere von *Ricker* und seiner Schule, müssen wir, weil sie nicht das Wesentliche treffen, ablehnen. Auch hier will die *Rickersche* Schule den ganzen biologischen Vorgang in *absolute* Abhängigkeit vom Gefässnervensystem, von der Blutströmung, ja vom Verhalten der zugehörigen Arteriengebiete bringen. Selbst bei der Entzündung und bakteriellen Infektion steht für sie die Verengerung der Arterien und die dadurch bedingte Stromverlangsamung im Zentrum des biologischen Geschehens und *alles* leitet sich von dieser Verengerung der Arterien und der Verlangsamung des Stromes im betroffenen Gebiete ab. Die äusserste Peripherie des Kreislaufs soll als der empfindlichste Teil der Strombahn durch die äussere Schädigung z. B. die Infektion am leichtesten zu schädigen sein, die Capillaren werden also schnell *gelähmt*, ihre Wandungen dehnen sich, während die wandstarken und widerstandsfähigeren Arterien den gleichen Reiz nicht mit einer Lähmung, sondern mit einer Funktionssteigerung, Verengerung beantworten — entsprechend dem „Stufengesetz". Die verengten Arterien sind also „letzten Endes schuld an dem Eintritt und dem Grad der Stromverlangsamung" und „mit dem Eintritt der Stase ist die lokale Erregbarkeit des Gefässnervensystems erloschen. *Die Arterien mittlerer Stärke sind überhaupt die Mittelpunkte, um die sich alle Ereignisse in der Kreislaufperipherie drehen"* (*Nordmann*[1]).

Wir müssen diese sämtlichen Schlussfolgerungen bestreiten, weil sie kausale Abhängigkeiten zwischen den verschiedenen Vorgängen an der terminalen Kreislaufwand künstlich konstruieren. Es ist nicht möglich, die komplexen Vorgänge der Entzündung und der Stase aus dem einfachen Mechanismus der Strombahnverhältnisse zu erklären und abzuleiten. Gewiss treten bei den geschilderten Vorgängen *Arterienverengerungen* ein und sind für das weitere biologische Geschehen sehr wesentlich. Aber sie *beherrschen* diese Vorgänge **nicht**, insbesondere wird von *Nordmann* nicht beachtet, dass bei Stasenbildung in der terminalen Strombahn sich, wie auch experimentell von uns gezeigt wurde, die vorgeschaltete Arterie auf die Erhöhung der peripheren Widerstände, wie auf jede Drucksteigerung, kontrahiert und kontrahieren *muss*. Die Stase entspricht in hohem Maße der Agglutination, d. h. für die Entstehung der Stase sind vor allem kolloidchemische Veränderungen der Plasmazusammensetzung wichtig, die zu einer Konglutination der Erythrocyten führen. Bei diesem Vorgange wird aus der Blutbahn Wasser abgepresst und der Gewebsdruck steigt. Die zahlreichen, auch experimentellen Beweise für diese Auffassung der Stase und die Widerlegung der *Rickerschen* Anschauungen über diese sehr wichtige Form der peripheren Kreislaufstörung haben wir bereits früher zusammengestellt[2]. Die Stase ist deshalb ein so ausserordentlich wichtiger Vorgang, weil sie fast immer die Grundlage für die schwersten Kreislaufstörungen und die Gewebsnekrosen darstellt.

Die Erklärung von *Ricker*, dass bei Verschluss der abführenden Venen z. B. durch Venenunterbindung die Stase im Capillargebiet durch eine reflektorische Reizung des Gefässnervensystems entstehen, ist, wie ich glaube, von uns einwandfrei widerlegt worden (*Tannenberg*). Wenn die *Rickersche* Erklärung richtig wäre, so müsste sich die Stase im Capillargebiet ja unmittelbar

---

[1] *Nordmann, M.:* VIII. Fortbildungslehrgang über Kreislauferkrankungen in Bad Nauheim, 17.—19. September 1931, Leipzig: Georg Thieme, Sonderabdruck.

[2] a. a. O. s. S. 55 u. 62.

oder wenigstens sehr rasch an die Unterbindung der Vene anschliessen. Das tut sie aber nicht, sondern es vergehen immer erst 15—20 Minuten, bis zum Eintreten der Stase, wie sich am Froschbein leicht beobachten lässt. Der Druck in der terminalen Kreislaufbahn steigt jetzt infolge des Abflusshindernisses an, so dass Wasser an das Gewebe abgepresst und dadurch das Blut eingedickt wird und nun in den Stasezustand übergeht. Reflektorische Nervenwirkungen brauchen nicht so lange Zeit, sondern stellen sich sofort nach dem Eingriff ein, die Stase müsste also viel rascher auftreten. Ausser der anhaltenden Drucksteigerung ist aber vor allem wirksam, dass sich in den 15—20 Minuten im Gewebe immer mehr Stoffwechselprodukte ansammeln — infolge des Sauerstoffmangels — die nun nicht mehr abgeführt werden können. Diese erweitern die Capillaren allmählich immer mehr und machen sie durchlässiger. So kommt es auch auf diesem Wege zu einer Wasserabgabe und Schädigung des stagnierenden Blutes, die allmählich zum Verlust der elektrischen Ladung der Blutkörperchen und somit zu ihrer Agglutination führt. Diese Vorgänge brauchen eine relativ lange Zeit, während reflektorische Nervenreizungen viel rascher auftreten.

2. Die Thrombose.

Auch für die *Entstehung der Thrombose* ist der biologisch wesentliche und wichtigste Vorgang die Blutschädigung. Bisher hat man bald der Stromverlangsamung, bald der Gefässwandschädigung, bald der Blutschädigung die Hauptrolle für die Entstehung der Thromben zugeschoben. Eine Einigung über das Wesentliche und Unwesentliche hierbei wurde niemals erzielt, weil die Fragestellung nicht klar genug herausgearbeitet war. Ich habe in einem kurzen Aufsatz zeigen können[1], dass der z. Z. angewandte Thrombosenbegriff viel zu umfangreich ist und mehrere, ganz verschiedene biologische Vorgänge umfasst. Wir müssen drei in ihren anatomischen und klinischen Folgen ganz *verschiedene Formen der Thrombose* unterscheiden, nämlich:

    a) Die lokale Wundthrombose.
    b) Die septische Thrombose in den Venen und im Herzen.
    c) Die fortschreitende Fernthrombose in den grossen Venen.

„Diese Unterscheidung ist nicht künstlich konstruiert, daher fehlt auch ein gleichmäßiges Einteilungsprinzip, sie baut sich auch nicht auf pathogenetischen Anschauungen auf, sondern entspricht einfach der tatsächlichen kritischen Beobachtung, ist also zunächst eine praktische Einteilung, die durch aprioristische Vorstellungen nicht beeinflusst ist". (*Fischer-Wasels*, a. a. O.).

Das Wesen dieser einzelnen Formen soll kurz erläutert werden.

    a) *Die lokale Wundthrombose* ist die häufigste und gleichgültigste Form der Thrombose überhaupt. Jede Blutstillung beruht auf dieser absolut not-

---

[1] *Fischer-Wasels*, B. und *Tannenberg:* Endothel, Thrombose und Embolie, I. Dtsch. med. Wschr. **1929,** Nr 13 u. 14.

wendigen und „nützlichen" Form der Thrombenbildung. Das Wesentliche für die Entstehung dieser Thromben sehen wir in der Schädigung der lebendigen Beziehung zwischen Blut und Endothel, also in den Schädigungen der Gefässwand, die zum Absterben, zur Gerinnung von Gefässwandzellen führen und, so weit ihr Wirkungskreis reicht, damit ein Absterben des Blutes, also Gerinnung und Thrombose hervorrufen. Jede Verwundung, jede Verätzung schädigt das Gewebe und damit die Gefässwandzellen, bringt sie zum Absterben und die Zerfallsprodukte dieser zerstörten Gefässwandzellen verursachen ebenso ein Absterben des Blutes, also Gerinnung und Thrombose, lokal — so weit ihr Wirkungskreis reicht. Diese Gerinnungs- und Absterbevorgänge des Blutes sind also streng auf die geschädigten Teile lokalisiert und damit ist dieser Prozess auch für den Organismus erledigt. Ein Wachstum des entstandenen kleinen Thrombus bleibt immer aus. Niemals besteht hier eine Neigung zum Fortschreiten, zur Bildung grosser Thromben, die den Wirkungsbereich der Gewebsschädigung wesentlich überschreiten.

b) *Die septische Thrombose* ist eine lokale Wundthrombose, zu der eine Infektion hinzugetreten ist. Die Gefährdung des Blutlebens ist hier durch die leicht fortschreitende Wandschädigung und toxische Blutschädigung im Bereich der Infektion vergrössert und die Neigung, grössere Thromben zu bilden, steigt. Aber auch die voll entwickelte septische Thrombose ist im wesentlichen eine lokalisierte Erkrankung und im Vordergrund der klinischen Bilder steht auch hier nicht die Gefässverlegung durch den Thrombus, sondern die Wanderkrankung durch die septische Phlebitis, die zu rascher Fixierung des Thrombus an der Gefässwand führt. Diese Thrombose ist Grundlage und Ursache zahlreicher septischer Metastasen, aber so gut wie niemals Ursache einer tödlichen Lungenembolie.

c) *Die fortschreitende Fernthrombose der grossen Venen* zeigt in der grossen Mehrzahl der Fälle überhaupt keinen Zusammenhang mit lokalen Prozessen. Sie beruht auf einer schweren allgemeinen Blutschädigung, gegen die alles andere an Bedeutung zurücktritt, auf einem explosiven Absterben grösserer venöser Blutmassen. Wir kennen heute bereits eine ganze Reihe von auch experimentell erzeugbaren Blutschädigungen, die zu diesen fortschreitenden Fernthrombosen der grossen Venen führen. Diese Form der Thrombose ist die von der Klinik gefürchtete, wegen der grossen Gefahr einer tödlichen Lungenembolie. „Diese heimtückische Sonderart der Thrombose, die so oft aus heiterem Himmel, nach tadellos verlaufener Operation, nach gut verlaufenem Wochenbett durch Lungenembolie plötzlich den Tod herbeiführt, ist eigentlich das, was die Klinik meint, wenn sie vom „Problem der Thrombose" spricht. Sie ist auch die Thrombusform, die der Erklärung die grossen Schwierigkeiten bereitet, während für die beiden anderen Formen die Ursachen der lokalen Gefäss- und Blutschädigung, der lokalen Störung des Verhältnisses von Endothel und Blut im *Ritterschen* Sinne, besser des Verhältnisses Gewebe-Blut, klar zutage liegen".

Es ist unbedingt notwendig, sich über die grundsätzlichen Unterschiede dieser drei Thrombusformen klar zu sein, denn die Frage nach der Thrombusentstehung bedarf bei diesen drei verschiedenen Formen einer ganz verschiedenen Bearbeitung. Nicht die Frage nach der Entstehung der ersten Thrombusanlage, nach den Ursachen des lokalen Absterbevorganges ist hier das Wichtigste, sondern die Frage nach den Ursachen von Wachstum und *Fortschreiten* der Thrombose bis in die grossen Venenstämme und vor allem die Frage nach der Ursache der *Fernthrombose* in den grossen Venen, die ja die wesentliche Quelle der tödlichen Lungenembolie darstellt.

Mag die Stromverlangsamung auch in vielen Fällen zum Entstehen und Fortschreiten von Thrombosen beitragen, das wesentliche der kausalen Faktoren stellt sie sicher nicht dar. Auch die Entstehung der Thrombose wird entgegen den Anschauungen der *Rickerschen* Schule nicht von den Strömungsverhältnissen der Blutbahn, nicht von dem Gefässnervensystem beherrscht, sondern von den toxischen Schädigungen des Gefässinhaltes.

Die Berechtigung der oben gegebenen grundsätzlichen Unterscheidungen der verschiedenen Thromboseformen kann niemand bestreiten, der sich an die Beobachtung der lebenden Vorgänge, an die klinische Erfahrung hält. Auch von einigen Pathologen ist meine Einteilung als richtig anerkannt und neueren Darstellungen zugrunde gelegt worden. So hat insbesondere *G. B. Gruber*[1] in seiner zusammenfassenden Darstellung meiner Einteilung beigepflichtet und die Wichtigkeit der Trennung dieser verschiedenen Thromboseformen anerkannt. Auch *Dietrich*[2] ist uns insofern gefolgt, als er die Fernthrombose von den anderen Thrombusformen getrennt behandelt. Wenn *Dietrich* im übrigen noch die alten Einteilungen und Unterscheidungen zugrunde legt, so verzichtet er auf die Erklärung wichtiger Unterschiede, die gerade für die Lebensvorgänge selbst und für die Klinik von grösster Bedeutung sind. Auch eine schwere septische Thrombose hat im allgemeinen ganz andere Kreislauffolgen als eine blande Fernthrombose. Weder am Orte der Entstehung noch am Orte der embolisch verschleppten Thrombusteile spielt hier die die Gefässverlegung, die lokale Kreislaufstörung eine wesentliche Rolle, sondern lediglich der septische Prozess und seine Metastasierung. Mit Recht ist daher die septische Thrombophlebitis gefürchtet, aber nicht wegen der Gefahr einer tödlichen Lungenembolie, sondern wegen der Entstehung septischer Lungen- und Pleuraerkrankungen. Schon die Klinik braucht mit einer ernsteren Gefahr einer tödlichen Lungenembolie hier nicht zu rechnen, gleichgültig, ob wir eine fortschreitende septische Thrombose an den Extremitäten bei jauchender Granatsplitter-Verletzung, am Ohr bei Otitis media oder am Uterus bei der puerperalen Infektion haben. Hier besteht im wesentlichen nur die Gefahr

---

[1] *Gruber, G. B.:* Embolie und Thrombose, Klin. Wschr. **1930**, 721.

[2] *Dietrich, A.:* Thrombose, ihre Grundlagen und ihre Bedeutung. Pathologie u. Klinik in Einzeldarstellungen, Bd. 4, Berlin u. Wien: Julius Springer 1932.

septischer Metastasen und derjenige, der diese wichtigen, gerade für die Klinik so wichtigen Unterscheidungen dieser Thromboseformen nicht erkannt hat, wird auch hier nicht merken, dass bei dieser Form der Thrombose die Venenunterbindung der wichtigste lebensrettende Eingriff ist, während bei der blanden Fernthrombose die gleiche Operation sehr leicht die Gefahr der tödlichen Embolie nach sich zieht.

Gewiss sind die Faktoren, die für die Entstehung einer Thrombose an sich maßgebend sind, häufig sehr komplexer Natur und die Wandschädigung spielt ebenso wie die Stromverlangsamung häufig eine wichtige, *unterstützende* Rolle. Aber die wissenschaftliche Analyse muss eben versuchen, die „Wertigkeit" der einzelnen Faktoren herauszufinden, das Unwesentliche zurückzustellen und das Wesen der Erscheinungen zu betonen. Das aber wird versäumt, wenn man die grossen Unterschiede im Lebensvorgang selbst, im klinischen Verlauf der verschiedenen Thrombusarten nicht in ihrer vollen Bedeutung würdigt und so auch die wesentlichen Unterschiede nicht heraushebt. Zweifellos spielt die Beziehung zwischen Blut und Gefässwand, die *Dietrich* ganz in den Vordergrund stellen will, eine bedeutsame Rolle, aber trotzdem liegt das *Wesen* der Thrombose in jedem Falle in der Blutschädigung, in einem *Absterbevorgang des Blutes selbst. Dietrich* schreibt: „*Fischer-Wasels* und *Tannenberg* glauben durch die Schädigung des Blutes nach Operation, Verletzung und Erkrankung die erhöhte Thrombenbereitschaft an einer solchen Stelle hinreichend erklären zu können." Hiergegen wendet *Dietrich* ein, „dass wir mit einer solchen Veränderung der Blutbeschaffenheit allein (zur Erklärung der Fernthrombose) nicht auskommen, vor allem noch keinen Maßstab dafür haben." Das letztere trifft sicher zu, ändert aber nichts an der Tatsache des grundsätzlichen Nachweises dieser veränderten Blutbeschaffenheit. Unser Aufsatz war ja zu einem grossen Teil und insbesondere im Teil II (*Tannenberg*) dazu geschrieben worden, um zu genaueren Untersuchungen dieser Frage, zur Gewinnung eines solchen Maßstabes anzuregen. Wenn *Dietrich* in der „allgemeinen Sensibilisierung des Gefässendothels, ausgelöst durch infektiöse toxische Einwirkung und Resorptionsleistung" allein den Weg zum Verständnis sieht, so können wir, ohne die Bedeutung seiner wichtigen Experimente zu unterschätzen, dem in keiner Weise zustimmen. Das Gefässendothel wird nicht sensibilisiert, ohne dass gleichzeitig wichtige Veränderungen humoraler Art, also des Gefässinhaltes, des Gesamtblutes erfolgen. Auch *Dietrich* hat keinen „Maßstab", um die „Reaktionsbereitschaft" der einzelnen Stellen des Gefäßsystems zahlenmäßig festzulegen, wodurch erst eine „hinreichende" Erklärung für das Auftreten der Thrombose gerade an diesen Stellen gegeben wäre. Dass z. B. die Klappentaschen bei den Sensibilisierungsvorgängen des Körpers eine besondere Rolle spielen, ist bisher durch keinerlei Befunde bewiesen, und wenn wir auch der Sensibilisierung des Endothels keineswegs jede Bedeutung, insbesondere für die Lokalisation von Thrombenbildungen, selbst von Fernthrombosen absprechen wollen, so scheinen uns diese Vorgänge doch nebensächlich zu sein und das Wesen dieses Lebensvorganges *nicht* zu treffen.

Vor allem vermisse ich jeden Beweis dafür, dass wirklich die menschliche Thrombose immer mit den ja hinreichend bekannten Zeichen der Endothelaktivierung einhergeht. Insbesondere müssten wir ja dann doch am Blutbilde bei Fällen von Thrombose eine *Monocytose* regelmäßig auffinden, worüber mir bisher nichts bekannt geworden ist, obwohl das ja für die Klinik sehr wichtig wäre. Auch ist nichts darüber bisher bekannt geworden, dass gerade jene Krankheiten, bei denen wir ausgedehnte Endothelaktivierungen ziemlich typisch und regelmäßig finden mit einer stärkeren Thromboseneigung einhergehen. Nicht einmal für die septische und thrombotische Endocarditis gilt das, denn hier haben wir als häufige Komplikation nur mit den verschiedensten Arten von Embolie zu rechnen, dagegen *nicht* mit der Gefahr häufigerer Thrombosen oder gar fortschreitender Fernthrombosen. Dabei ist bei dieser Krankheit eine hochgradige Endothelaktivierung erwiesen und aus der typischen und hochgradigen Blutmonocytose ohne weiteres abzulesen. Das gleiche gilt für die häufige und ausgedehnte Endothelaktivierung bei der Malaria. Ferner liegen in der Literatur zahllose Untersuchungen über Endothelaktivierung bei experimentellen Speicherungen mit Tusche, Farbstoffen, Metallen, insbesondere Eisen, Silber, Gold und Kupfer und fremden Eiweisskörpern vor. Auch bei diesen experimentellen Arbeiten ist eine Steigerung der Thrombosehäufigkeit, eine besondere Neigung zur Entwicklung von Fernthrombosen, also eine besondere Thrombosebereitschaft *nicht* beobachtet worden. Sollte es sich aber bei der Endothelaktivierung und der Thrombosebereitschaft um eine langdauernde Antigen-Antikörper-Reaktion handeln, so wäre ja durch die Feststellung des Komplementgehaltes des Blutes auch diese Frage einer weiteren Klärung zuzuführen, wie beim Rheumatismus, der Endocarditis und Glomerulonephritis (vgl. *Veil* und *Buchholz*[1]). Auch davon ist mir bisher nichts bekannt geworden.

Trotz der Ausführungen von *Dietrich* erblicken wir also in der Blutschädigung den gemeinsamen Wesenszug aller Thrombusformen und in Verbindung mit der Stromverlangsamung auch den wesentlichen Faktor für die Entstehung der Fernthrombosen. Auch *Gruber* (a. a. O.) hat die Störung des Blutes in den Vordergrund gestellt. Er schreibt: „Gewöhnlich fasst man diesen Umstand in die Worte: Beziehungsstörungen zwischen Blut und Gefässinnenhaut oder umgekehrt; *B. Fischer-Wasels* und *Tannenberg* dürften aber richtig gedacht haben, als sie in dieser Gleichung nicht das Gefässendothel, sondern das Blut voranstellten."

Von verschiedenen Seiten hat man sich dagegen gewandt, dass wir Gerinnung und Thrombose als *Absterbevorgänge* des Blutes bezeichnet haben. Nun sind wir gewiss entschieden gegen alle Schlagworte eingestellt, die uns ja auch in der Wissenschaft niemals vorwärts bringen. Aber hier handelt es

---

[1] *Veil* u. *Buchholz*: Klin. Wschr. **1932**, 2019.

sich nicht um ein Schlagwort, sondern um einen ganz klaren Begriff. Selbst schwere mechanische Zertrümmerung schädigt die lebende Zelle nicht so sehr wie die Änderung des Aggregatzustandes ihrer Eiweisskörper, die Gerinnung. Das beweisen die zahlreichen Studien der Physiologen über Lebensvorgänge an zertrümmerten Zellen, am Zellbrei, ja am Preßsaft von Organen. Alle diese Lebensvorgänge sind im selben Augenblick für immer unterbrochen und erledigt, wenn wir das Zellprotoplasma zur Gerinnung bringen. Die Lebensvorgänge sind eben untrennbar an einen bestimmten physikalischen Zustand des Protoplasmas, an die Flüssigkeit seiner Kolloide und Eiweisskörper gebunden. Die Gerinnung der Zelleiweisskörper ist immer und unter allen Umständen gleichbedeutend mit dem Erlöschen sämtlicher Lebenserscheinungen, mit dem Absterben der Zelle und der flüssige Zustand ist *in ganz der gleichen Weise* unumgängliche Voraussetzung für das Leben des Blutes. Es ist nur die logische Folgerung aus allen Grundgesetzen der Zellphysiologie, wenn wir Blutgerinnung und Thrombenbildung als *Absterbevorgänge* des Blutes bezeichnen.

Wie schon betont, ist aber die Grundfrage unseres Problems nicht die Frage der Entstehung der ersten Thrombusanlage oder der Ursache des lokalen Absterbevorganges, sondern die Frage der Ursachen des *Fortschreitens* einer Thrombose auf die grossen Venenstämme und die Frage der Ursachen der Fernthrombose. Die lokale Wundthrombose, selbst die septisch infizierte sagen uns darüber gar nichts aus, und so kann es uns nicht wundern, dass all die zahlreichen Versuche durch Verletzung, Ätzung, Verbrennung der Venenwand, durch Einführen von Fremdkörpern in die Blutbahn *fortschreitende* Thrombosen künstlich zu erzeugen, *völlig ergebnislos* gewesen sind.

Diese Thrombusformen sind bisher im Experiment *immer nur durch schwere allgemeine Blutschädigungen* erzeugt worden. Ich erwähne hier die Fermentthrombosen, die Thrombosen durch fremdes Serum, die Thrombose durch Ätherinjektion.

In Wirklichkeit besitzen wir auch bereits eine grössere Anzahl ausgedehnter und sorgfältiger klinischer Untersuchungen über Blutveränderungen, die wir sehr wohl mit einer Thrombosebereitschaft in Beziehung bringen können. Wir wissen, dass gerade nach grösseren Operationen und nach Geburten Fernthrombosen und Embolien nicht selten sind und daher von der Klinik mit Recht gefürchtet werden. Es hat sich nun gezeigt, dass im Anschluss an grössere Operationen eine ganze Reihe typischer Veränderungen der Blutzusammensetzung nachzuweisen sind, die erst nach einiger Zeit, gewöhnlich am 10. Tage nach der Operation, wieder verschwinden. Vermehrung der Gerinnungsstoffe, Anreicherung von Globulinen sind es vor allem, die nach den Untersuchungen von *Löhr, Martynoff, Boshamer, Killian, Starlinger* und *Heusser* hier eine Rolle spielen. *Heusser* fand nach Operationen und grösseren Verletzungen erhöhte Plättchenagglutination und Steigerung der Fibrinbildung. Dann hat vor allem *v. Seemen*[1] in einer ganzen Reihe von Arbeiten

---

[1] *v. Seemen:* Münch. med. Wschr. 1928, 1239, 1929, 1827: Dtsch. Z. Chir. **223**, 1 (1930).

die Blutveränderungen bei der Thrombosebereitschaft besonders nach grösseren operativen Eingriffen einwandfrei nachgewiesen: „Auch bei möglichster Berücksichtigung aller Glieder der Kette von „Ursachen", die bei der Thrombogenese eine Rolle spielen, erschien immer wieder die Blutveränderung als wichtiger Faktor in der Gleichung." Man kann auch *künstlich* ganz entsprechend den Versuchen von *Dietrich* eine *Thrombosbereitschaft* beim Tier hervorrufen und auch hier haben die neuesten Untersuchungen von *H. Zschau*[1] entgegen *Dietrich* gezeigt, dass nicht Endothelveränderungen das Wesen der Vorgänge bestimmen, sondern Blutschädigungen. *Zschau* fasst das *Ergebnis* seiner Versuche in folgenden Sätzen zusammen, die wegen der Wichtigkeit der Sache hier wörtlich angeführt sein sollen: „An Kaninchen wird das Verhalten des Blutserums, der Thrombocyten und des Endothels der grossen Venen bei parenteraler Eiweisszufuhr und Resorption körpereigener Eiweissabbaustoffe geprüft. In beiden Fällen treten bald Blutveränderungen auf, die geradenwegs zur Thrombosebereitschaft führen, wie sie auch bei Menschen nach Operationen bekannt sind. Endothelveränderungen in den grossen Venen finden sich erst nach Verlagerung der Venen und dadurch verlangsamter Blutströmung. Es sind also die Umwandlungen in der Blutzusammensetzung bei dem Zustandekommen einer Thrombosebereitschaft primäre Ursache. Blutströmungsverlangsamung und Endothelveränderungen wirken nur unterstützend."

Im letzten Jahre hat *Neuda*[2] von der Wiener Chirurgischen Klinik mitgeteilt, dass man die Thrombosebereitschaft eines Operierten durch eine Agglutinationsreaktion nachweisen kann: Bringt man einen Tropfen durch Kamtharidenpflaster gewonnenen Blasenserums mit einem Blutstropfen zusammen, so tritt eine ausgesprochene Agglutination der Erythrocyten ein. Dieses Blasenserum agglutiniert sowohl die eigenen wie fremde Erythrocyten. Nimmt man aber zu demselben Versuch das Blutserum (statt des Blasenserums), so tritt Agglutination nur ein, wenn eine Thrombosebereitschaft besteht. Sollten sich diese Angaben *Neudas* bestätigen, so wäre für die Klinik eine ebenso einfache wie wichtige Methode aufgedeckt, um die Thrombosebereitschaft eines Erkrankten frühzeitig zu erkennen und dementsprechend zu handeln.

In neuester Zeit glaubt *König*[3] als charakteristisches Merkmal der Allgemeinschädigung durch eine Operation den schnelleren *Zerfall der Blutplättchen* in der Blutbahn erkannt zu haben. Er führt diese Schädigung der Blutplättchen auf Zwischenstufen des Kernzerfalls derjenigen Zellen zurück, die bei dem operativen Eingriff geschädigt oder zerstört werden. Auf jeden Fall erblickt auch er in der Schädigung von Blutbestandteilen die wesentliche Grundlage der postoperativen Thromboseneigung und glaubt bereits Wege

---

[1] *Zschau, H.:* Dtsch. Z. Chir. **230**, 13 (1931).
[2] *Neuda:* Wien. klin. Wschr. **1932**, Nr 30; Dtsch. Z. Chir. **237**, 353 (1932).
[3] *König, W.:* Dtsch. med. Wschr. **1933**, 88.

gefunden zu haben, um diese postoperative Blutplättchenschädigung und damit die Entstehung der Fernthrombose zu verhindern.

Das würde auch, wie ich gleich an eigenen Beobachtungen zeigen werde, für die Vermeidung von Embolien sehr grosse Bedeutung haben. Für das Entstehen einer Embolie spielt natürlich auch die Ablösung des entstandenen Thrombus von der Gefässwand eine grosse Rolle. Hierbei ist nach *Lampert*[1] die jedem Thrombus eigene Retraktionsbereitschaft und die veränderte Benetzbarkeit der Gefässwand maßgebend. Aber auch diese Veränderungen und Vorgänge können, wie derselbe Autor gezeigt hat, durch Veränderungen der Blutzusammensetzung wesentlich beeinflusst, ja direkt verhindert werden. Wir sehen, das Problem der Fernthrombose wie der Embolie verdichtet sich immer mehr zur Frage der Veränderungen der Zusammensetzung des Gesamtblutes und es ist zu hoffen, dass die von uns schon 1927 angeregte gründliche Weiterbearbeitung dieser Fragen auch zu klinisch wichtigen Ergebnissen führen wird.

Zwei Beobachtungen tödlicher Lungenembolie nach Varizenverödung, die ich in der letzten Zeit machen konnte, dürfen hier zur Beleuchtung der angeführten Faktoren in aller Kürze dargestellt werden. Nach dem Vorgang von *Linser* hat sich in den letzten Jahren eine neue Methode der Varizenbehandlung wegen ihrer ausgezeichneten Dauererfolge immer mehr eingebürgert, die Verödung der Varizen durch Injektion hochprozentiger Kochsalz- oder Zuckerlösungen. Es wird durch diese Injektionen eine lokale Thrombose erzeugt, die zur völligen Verödung der Varizen führt. Nach den alten Anschauungen über die Thrombose und Embolie hätte man erwarten müssen, dass derartige künstliche Thrombosen gerade an den unteren Extremitäten sehr gefährlich wären und leicht zu Embolien, ja zu tödlichen Lungenembolien führen könnten. Die Erfahrungen an vielen Tausenden von Fällen haben gezeigt, dass das durchaus *nicht* der Fall ist und eine solche Gefahr im allgemeinen überhaupt nicht besteht. Das ist wiederum eine Widerlegung der älteren Anschauungen über die Thrombose überhaupt. Wir haben es eben bei der richtig durchgeführten Injektionstherapie der Varizen lediglich mit der Form der Thrombose zu tun, die ich als erste Form hier angeführt habe: Es handelt sich grundsätzlich nur um die *lokale Wundthrombose*. Schon die klinischen Erfahrungen (ich verweise auf die letzten Aufsätze von *Linser*[2], *Isaak*, *Wymer*[3]) haben gezeigt, dass die Methode nur dadurch wirksam ist, dass die Intima der erkrankten Venen durch die Behandlung schwer geschädigt wird. Je kräftiger die Venenwandschädigung ist, desto besser hält die Thrombose, und da die injizierten Flüssigkeiten *keine allgemeine Blutschädigung mit sich bringen*, so besteht nicht die Gefahr, dass es nunmehr zu einer fortschreitenden Thrombose kommt.

Die Verödungsmittel, die heute angewandt werden, können ja ohne

---

[1] *Lampert, H.*: Klin. Wschr. **1932**, Nr 13, 539.

[2] *Linser*: Münch. Med. Wschr. **1932**, Nr 40.

[3] *Isaak* und *Wymer*: Münch. Med. Wschr. **1932**, Nr 49.

weiteres in gleicher Konzentration intravenös in das Gesamtblut injiziert werden! Sie fördern weder die Gerinnung noch die Thrombosebereitschaft und wirken sogar in vitro in entgegengesetztem Sinne, indem sie die Gerinnungsfähigkeit aufheben (*Wymer*[1]). Bei der gewöhnlichen intravenösen Injektion konzentrierter Zuckerlösung z. B. wird die Lösung im strömenden Blute rasch verdünnt und so kommt es hier überhaupt nicht zu der (bei der Varizenverödung beabsichtigten und notwendigen) Endothelschädigung, niemals sehen wir hierbei eine Thrombose entstehen. Genau so wird bei der Varizenverödung nach Aufhebung der Blutleere und Kompression die injizierte Lösung rasch in die tieferen Venen abströmen und schnell verdünnt werden. Eine Schädigung des Gesamtblutes wird in beiden Fällen *vollkommen vermieden*. Die geringe Thrombusbildung im Bereich der injizierten Krampfadern erfolgt *nicht* durch direkte Einwirkung der Injektionsflüssigkeit auf das Blut, sondern erfolgt sekundär und indirekt durch den Einfluss des verätzten Endothels auf die anstossende Blutsäule. Daher haben wir hier lediglich eine lokale Verätzungsthrombose, Wundthrombose, die an sich keinerlei Neigung zum Fortschreiten zeigt, sondern auf den Verätzungsbezirk genau beschränkt ist. Sowohl die Zuckerlösung (Kalorose) wie die Kochsalzlösung rufen keine Koagulation des Blutes, keinerlei allgemeine Thrombosebereitschaft hervor, sondern nur eine starke Intimaschädigung und daher auch nur in diesem Gebiete eine Thrombusbildung, die ausserordentlich festhaftet. Um dies zu erreichen, muss der zu verödende Venenabschnitt bei der Injektion möglichst blutleer sein, die Injektionslösung muss möglichst lange auf die Intima einwirken und die hierfür ausgeführte Kompression soll zunächst peripher gelöst werden, damit die überschüssige Injektionsflüssigkeit peripher ablaufen kann. Für die Entstehung einer Embolie aber ist nach den Untersuchungen von *Lampert*[2] auch das colloidchemische Verhalten des Thrombus, insbesondere seine Retraktion von der Wand wichtig. Gerade aber hochprozentige Kochsalz- und Zuckerlösungen wirken nach den Angaben von *Lampert* einer solchen Retraktion *entgegen* und wir verstehen nach alledem, dass dieser künstlich erzeugte Verätzungsthrombus sehr fest an der Varizenwand haftet und weder eine Neigung zum Fortschreiten, noch eine Neigung zum Losreissen, zur Embolie zeigt. Da, wo in solchen Fällen einmal Embolien beobachtet werden, müssen andere fortschreitende Thrombosen sich angeschlossen haben, müssen ganz besondere Verhältnisse vorliegen.

Die Tatsache, dass diese Methode in der ganzen Welt nunmehr schon an vielen Tausenden von Fällen mit ausgezeichnetem Dauererfolge durchgeführt worden ist, beweist, dass wir es mit einer lokalen Ätzungsthrombose zu tun haben, die keinerlei Neigung zum Fortschreiten und infolge der festen Verbindung mit der primär geätzten Gefässwand auch keinerlei Neigung zur Ablösung und damit Embolie hat. Nun sind aber in vereinzelten Fällen bei der gleichen Methode doch tödliche Lungenembolien beobachtet worden und

---

[1] *Wymer*: Chirurg. **1932**, H. 5.
[2] *Lampert*: Klin. Wschr. **1932**, Nr 13.

zwar sowohl bei Kochsalz- wie bei Zuckerinjektionen. Soweit es sich dabei um Fehler in der Anwendung der Methode handelt, haben diese Fälle keine grundsätzliche Bedeutung. Wenn man zu grosse Gebiete gleichzeitig thrombosiert, dabei die Venenwand zu schwach schädigt, so dass der erzeugte Thrombus nicht fester haftet, mag auch hier eine Embolie sich einmal entwickeln können. Aber in anderen Fällen lassen sich solche Fehler nicht nachweisen und trotzdem kamen Embolien vor. Das pathogenetische Geschehen solcher Fälle aufzudecken ist m. E. von grosser praktischer und grundsätzlicher Bedeutung.

Auch für die praktische Medizin ist es daher sehr wichtig, volle Aufklärung über diejenigen seltenen Fälle von Embolien zu bekommen, die im Anschluss an eine solche künstliche Varizenverödung aufgetreten sind. Wahrscheinlich werden wir heute noch nicht in jedem einzelnen Falle dieser Art das pathogenetische Geschehen ganz restlos aufklären können, denn es ist sehr wohl denkbar, dass wir heute noch nicht jede allgemeine Thrombosebereitschaft des Organismus mit Sicherheit nachweisen können. Aber wir kennen doch schon eine Reihe von Zuständen, bei denen die Klinik von jeher mit einem häufigeren Auftreten *fortschreitender* Thrombosen, also insbesondere der von mir abgegrenzten blanden Fernthrombosen gerechnet hat. Trifft die oben vertretene Anschauung in ihrer Grundlinie zu, so kann nach einer künstlichen Varizenverödung eine Embolie nur dann auftreten, wenn sich zu der Krampfaderverödung und ausserhalb der geätzten Endothelrohre sich *eine fortschreitende Thrombose anschliesst.* Oder anders ausgedrückt, nur wenn bereits eine allgemeine Thrombosebereitschaft besteht, kann sich an die Varizenverödung eine solche gefährliche fortschreitende Thrombose mit grösster Emboliegefahr anschliessen.

Ich will auf die in der Literatur berichteten Emboliefälle dieser Art an dieser Stelle nicht im einzelnen eingehen[1], zumal die Literaturangaben häufig für eine klare Beurteilung nicht ausreichen. Aber zwei eigene Beobachtungen, die ich in letzter Zeit machen konnte, haben, wie ich glaube, die dargelegten Gesichtspunkte in recht eindrucksvoller Weise bestätigt.

Diese beiden *Fälle von tödlicher Lungenembolie im Anschluss an künstliche Varizenverödung* waren folgende:

1. Eine 57jährige Frau befand sich seit 3 Jahren in Behandlung wegen immer wiederkehrender Anfälle von Hämoptoe. Da keinerlei Anhaltspunkt für Tuberkulose bestand, dagegen eine tertiäre Lues vorlag (Wassermann stark positiv), so wurde angenommen, dass luetische Prozesse in Lunge und Bronchialbaum die Quellen der Blutungen seien und es wurden eine Reihe antiluetischer Kuren durchgeführt, ohne dass die Anfälle von Lungenblutung zum Stillstand kamen. Gleichzeitig bestanden, wie die Krankengeschichte wörtlich sagt, „kollossal aus-

---

[1] *Nachtrag bei der Korrektur*: Eine genauere Analyse dieser Fälle ist soeben von *G. Janz* (Münch. med. Wschr. **1932**, Nr 53) aus der Frankfurter chirurgischen Klinik gegeben worden, in der *Janz* sich meiner Einteilung der Thromboseformen und insbesondere auch meiner Auffassung der wesentlichen Faktoren für die Entstehung von Embolien nach Varizenverödung vollkommen anschliesst.

gedehnte, varicöse Veränderungen an beiden Unterschenkeln, teilweise auch an den Oberschenkeln, hier vor allem an der Innenseite. Bis daumendicke, teilweise steinharte Stränge zu fühlen. Vielfach narbige Einziehungen und breite Pigmentationen von tiefbräunlichem Kolorit." Nach der Aufnahme ins Krankenhaus wurden die Krampfadern am rechten Fussrücken und einige Tage später am linken Unterschenkel durch Kalorose zur Verödung gebracht. Gleichzeitig wurde eine Salvarsankur (intravenöse Injektion) durchgeführt. $3^1/_2$ Wochen nach der Venenverödung plötzlicher Tod.

Die von uns durchgeführte Sektion (Sekt. Prot. Nr 1151/32) ergibt eine vollständig verschliessende Lungenembolie bei beiderseitiger Femoralvenenthrombose. Ferner fanden sich hochgradige Unterschenkelvarizen und ein fast bleistiftdicker und -langer Venenstein in der rechten Vena saphena parva. *In der Lunge fanden sich zahlreiche frische und ältere Lungeninfarkte*, dagegen nirgends ein sicher luetischer Prozess.

Überblicken wir das ganze Krankheitsbild, so erkennen wir mit voller Klarheit, dass die positive *Wassermannsche* Reaktion die Klinik zu einer völlig irrtümlichen Auffassung des ganzen Krankheitsbildes gebracht hat. Die seit 3 Jahren in Anfällen immer wieder auftretenden Lungenblutungen waren, wie der Sektionsbefund einwandfrei zeigt, *nicht* durch irgendwelche luetische Erkrankungen der Lungen verursacht, sondern waren einfach die Folge sich immer wiederholender Lungenembolien, deren Quelle in den ausgedehnten Varizen der Beine wohl einwandfrei zu suchen ist. Dass hier schon in der früheren Zeit, mindestens seit Jahren Thrombosen zur Entwicklung gekommen sind, beweist ja einwandfrei und eindrucksvoll der grosse Venenstein am rechten Unterschenkel. Diese Thrombosen haben zu wiederholten Embolien geführt mit den entsprechenden Blutungen, das beweisen die vielen Lungeninfarkte sehr verschiedenen Alters, die bei der Sektion nachgewiesen werden konnten. All das zeigt, dass in diesem Falle bereits seit längerer Zeit eine *erhebliche Thrombosebereitschaft* vorliegt. Ich will gar nicht einmal auf die Anschauungen von *Neuda* (a. a. O.) zurückgreifen, der bei der Lues überhaupt eine erhebliche Thrombosebereitschaft des Blutes im allgemeinen annimmt, die also hier auch in Frage käme. Sicherlich trifft das aber wohl für die intensive Salvarsanbehandlung zu und bei bestehenden ausgedehnten Varizen gleichzeitig mit intravenösen Salvarsaninjektionen eine Varizenverödung durch Kaloroseinjektion durchzuführen, dürfte in jedem Falle gefährlich sein. Für die Praxis darf man wohl überhaupt die Forderung aufstellen, dass diese Art der Varizenverödung überhaupt nicht ausgeführt wird zu einer Zeit, wo ausserdem noch andere intravenöse Injektionen in die Blutbahn angewandt werden. Bei der ungeheuren Labilität der Eiweisskolloide des Blutes dürfte sich sehr leicht einmal im Anschluss an eine intravenöse Injektion überhaupt eine Änderung der Zusammensetzung des Gesamtblutes für einige Zeit einstellen, die nun bei gleichzeitiger Varizenverödung zum Verhängnis, d. h. zu einer im Anschluss an die Lokalthrombose sich jetzt entwickelnden fortschreitenden Thrombose mit der grossen Gefahr tödlicher Lungenembolie führt. Es ist möglich, dass dies hier den ungünstigen Ausgang herbeigeführt hat. Aber notwendig ist diese Annahme nicht unbedingt. Es bestand hier ja schon seit Jahren eine — allerdings durch die klinische Fehldiagnose nicht erkannte — allgemeine Thrombosebereitschaft und so musste in jedem Falle die Varizenverödung hier eine erhebliche Gefahr darstellen. Der traurige Ausgang fällt also nicht der Methode als solcher zur Last, sondern der Anwendung zur falschen Zeit in einem Falle, bei dem die Methode, solange überhaupt thrombotische und embolische Prozesse bestanden, in hohem Grade kontrainjiziert war.

Ganz das Gleiche eigentlich gilt für den folgenden Fall:

2. Bei einer 31 jährigen, im übrigen gesunden Frau wurde in technisch einwandfreier Weise die künstliche Varizenverödung am Unterschenkel durch Injektion von Kochsalzlösung in die Unterschenkelvenen durchgeführt. 4 Tage nachher plötzlicher Exitus. Die von uns durchgeführte *Sektion* (Sekt. Prot. Nr 1159/32) deckte als Todesursache, wie erwartet, eine vollkommen verschliessende Embolie der Pulmonalarterien auf und am Unterschenkel fanden sich nicht nur Thrombosen im Bereich der mit Kochsalz injizierten Unterschenkelvenen, sondern die Thrombosen waren fortgeschritten sowohl auf die tiefen Beinvenen wie auf die ganze Vena saphena magna bis in die Femoralvene. Aus dieser stammte offenbar nach Form und Länge der tödliche Embolus.

Eine, wie ich glaube, hinreichende Aufklärung fand dieser traurige Fall durch die Anamnese. Bei der Patientin war 9 *Tage vor der künstlichen Venenverödung* eine Enukleation der *Tonsillen* mit ungestörtem Wundverlauf vorgenommen worden. Eine derartige Operation gerade an den Tonsillen ist aber keineswegs ein völlig harmloser Eingriff für den Gesamtorganismus. Wir müssen hier mit den gleichen Blutveränderungen rechnen, wie nach anderen grösseren Operationen, d. h. mit *Thrombosebereitschaft* durch Änderungen der allgemeinen Blutzusammensetzung. Wenn aber hier schon 9 Tage nach der Durchführung der Enukleation, wo nach allem, was wir wissen, der Höhepunkt jener Veränderung der allgemeinen Blutzusammensetzung gegeben ist, künstlich eine solche lokale Wundthrombose durch Kochsalzinjektion erzeugt wird, so führt nunmehr diese Thrombose von der Berührungsstelle des Thrombus mit dem strömenden Blut aus zu der gefährlichen, rasch bis in die grossen Venen *fortschreitenden* Thrombosierung. Wir haben hier grundsätzlich den gleichen heimtückischen Vorgang wie bei der Entwicklung der bösartigen Fernthrombose.

Auch an diesen Beispielen sehen wir, von welch grundsätzlicher Bedeutung die richtige Einteilung der Thrombusarten und die richtige Erkenntnis der wesentlichen Faktoren für die Entstehung der einzelnen Thrombusformen ist.

Vor allem aber zeigen diese Beispiele auch die ausserordentlich wichtigen Schlüsse, die sich aus dieser richtigen Erkenntnis für die praktische Medizin ergeben. Es ist natürlich ein Zufall, dass in den beiden beschriebenen Fällen das eine Mal Kochsalz, das andere Mal Zucker angewandt wurde, aber das zeigt doch, dass der Streit, welche Art der Injektion vorzuziehen ist, nicht das Wesentliche trifft. Wesentlich ist es die *Kontraindikationen* zu kennen, die auch die beste und leistungsfähigste Methode im vitalen Geschehen immer berücksichtigen muss. Nicht die Methode hat diese Unglücksfälle herbeigeführt, sondern ihre Anwendung in einem Zeitpunkte, wo sie nicht angewandt werden durfte. Sobald wir Anhaltspunkte dafür besitzen, dass der Körper zur Zeit unter einer allgemeinen Blutschädigung selbst geringster Art steht, dass vom Gesamtblute eine Thrombosebereitschaft anzunehmen ist, oder auch nur genügende Anhaltspunkte für eine Befürchtung in dieser Richtung bestehen, darf die künstliche Varizenverödung nicht durchgeführt werden, da sie *in diesem Zeitpunkte* sicherlich eine grosse Gefahr darstellt. Auch die Anwendung der Methode zu einer Zeit, wo der Organismus gleichzeitig unter der Wirkung anderer intravenöser Injektionen steht, dürfte eine Gefahr bedeuten und in all diesen Fällen ist die Durchführung des Verfahrens besser auf einen Zeitpunkt zu verschieben, wo derartiges nicht zu befürchten ist. Auch andere in der Literatur vereinzelt mitgeteilte Fälle von Embolie nach Varizenverödung lassen sich ohne Schwierigkeit in grundsätzlich gleicher Weise erklären.

Würden die Anschauungen von *Dietrich* von der grundsätzlichen Bedeutung der Endothelaktivierung für die Entstehung auch der Fernthrombose zutreffen, so wären alle die hier mitgeteilten Tatsachen und Beobachtungen nicht zu erklären. Endothelschädigungen sind lediglich für die Lokalisation der Thrombenbildung von Bedeutung, für das *Haupt*problem, nämlich *das Wachsen und Fortschreiten der Thrombose*, ist die Endothelschädigung und Endothelaktivierung gleichgültig, hier ist allein ausschlaggebend die allgemeine *Blutschädigung*.

c) Die peripheren Kreislaufstörungen durch Gefässwandschädigung.

Von den *Kreislaufstörungen durch Gefässwandschädigung* sollen uns das Ödem und die Blutung, soweit sie auf direkter traumatischer Gefässzerreissung oder Arosion der Gefässwand beruht, an dieser Stelle nicht näher beschäftigen. Dagegen werden wir später auf die diapedetische Blutung, insbesondere insoweit diese Form durch funktionelle Störungen der terminalen Kreislaufbahn entstehen könnte, noch näher eingehen.

Nur zu der Frage der Leukocytenemigration sei an dieser Stelle eine kurze Bemerkung gestattet, denn auch hier macht die *Rickersche* Schule den Versuch, sogar diese *Auswanderung der polymorphkernigen Leukocyten* aus der Blutbahn bei der Entzündung einzig und allein auf die Veränderungen des Blutstroms unter Ausschaltung aller chemotaktischen Kräfte und unter Ausschaltung der eigenen Bewegungen der Leukocyten zurückzuführen (*Nordmann* a. a. O., S. 75). Es ist gewiss richtig, dass die Emigration durch die Kreislaufverhältnisse in ihrem quantitativen Ausmaße wesentlich beeinflusst wird. Es ist auch richtig, dass man durch künstliche starke Erweiterung der vorgeschalteten Arterie und dadurch erzeugte lebhafte Beschleunigung des Blutstromes die Emigration stark vermindern, vielleicht sogar für einige Stunden ganz unmöglich machen kann. *Nordmann* vergleicht diese Tatsache mit einem Menschenstrom, „auch ihm kann der beweglichste Mensch nicht widerstehen, so lange er von ihm getrieben wird". Das ist eben so richtig, wie selbstverständlich. Aber will man schon diesen Vergleich anwenden, so muss man ihn auch folgerichtig fortführen: Stecke ich in einem schnell bewegten, vielleicht rasend vorstürmenden Strom von Menschen, so ist es mir nicht möglich, den Weg einzuschlagen, den ich zu gehen beabsichtige. Kommt aber der Menschenstrom zur Auflösung, werde ich nicht mehr gewaltsam gehindert, den eigenen Weg zu gehen, so kann ich nunmehr von der Strasse in das Haus abbiegen, wohin ich gehen will. Der Fehlschluss *Nordmanns* in diesem Vergleich liegt darin,

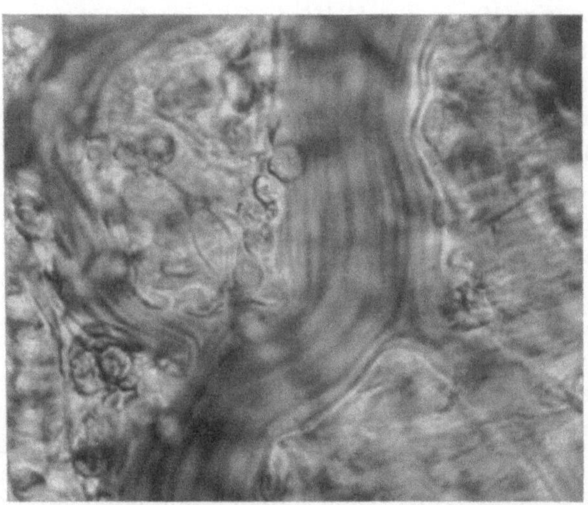

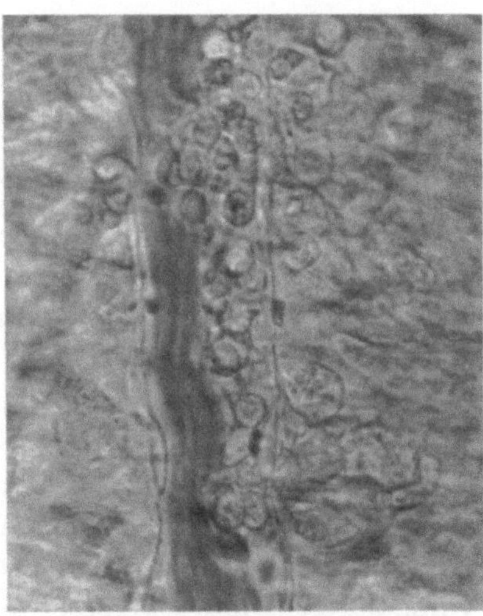

Abb. 10.Abb. 11.

Abb. 10 und 11.   Aus dem Kreislauffilm des Frankfurter Pathologischen Instituts: 2 verschiedene Stadien der Leukocytenauswanderung. Starke Vergrösserung.
Abb. 10.   Vene mit schneller Strömung. An der Wand einzelne festsitzende granulierte Leukocyten.
Abb. 11.   Vene mit reichlichen wandständigen und auswandernden Leukocyten. An den bereits festsitzenden bleiben andere hängen und verstopfen so allmählich die Lichtung der Vene.

dass er das Motiv dieses Abbiegens einfach in der Beseitigung jener Zwangslage sieht, in einer bestimmten Strömungsgeschwindigkeit, während doch die wirkliche Ursache, die den Weg des einzelnen Menschen bestimmt, noch nicht dadurch aufgedeckt ist, dass man ihn aus einer Zwangslage befreit. Es kann keine Rede davon sein, dass die Emigration der Leukocyten einfach an eine gewisse Strömungsgeschwindigkeit in bestimmten Teilen der terminalen Endbahn geknüpft ist, wenn es auch optimale Stromverhältnisse gibt, bei denen die Emigration tatsächlich am schnellsten und leichtesten vor sich geht. Auch in dem von *Nordmann* geschilderten Entzündungsversuch entsteht die Verengerung der vorgeschalteten Arterie in erster Linie durch die erhöhte Capillardurchlässigkeit (nachgewiesen bei entzündungserregenden Schädigungen) und in dem dadurch bedingten Wasserverlust des Blutes: Bluteindickung, Erhöhung der Widerstände. Im Gegensatz zu *Nordmann* betonen wir, dass man eine

Entzündung *nicht* durch Cocain aufheben kann, es tritt in solchen Versuchen infolge der künstlichen Erweiterung der Arterie eine Strombeschleunigung ein, die aber nicht sehr lange anhält, und auch hier entsteht die Verlangsamung der Strömung bereits wieder, *bevor* sich die zugehörige Arterie wieder verengt hat. Auf jeden Fall verläuft die Entzündung nach solcher Cocaineinwirkung in den späteren Stadien sogar schwerer als ohne Cocain (*Tannenberg* und *Degener, Shimura* a. a.)[1].

d) Die peripheren Kreislaufstörungen durch primäre lokale Gewebsschädigung (Hyperämie mit Strombeschleunigung und Stromverlangsamung).

Die *Störungen des peripheren Kreislaufs durch lokale Gewebsschädigung* haben ausserordentlich enge Beziehungen zu den wechselnden Funktionszuständen jedes Organs. Die harmonische Steuerung des peripheren Kreislaufs in Abhängigkeit vom lokalen Gewebsgeschehen erfolgt ja, wie wir bereits gesehen haben, in ständiger Abhängigkeit vom Gewebsstoffwechsel und der Produktion besonderer chemischer Substanzen bei der Gewebstätigkeit. Aus diesem Grunde lässt sich eine scharfe Abgrenzung der lokalen Hyperämie bei leichter Gewebsschädigung von der funktionellen physiologischen Hyperämie nirgends durchführen. So lange diese Hyperämie mit Erweiterung der gesamten terminalen Gefässbahn, also lebhafter Strombeschleunigung, reichlichster Zufuhr von frischem, sauerstoffreichem Blut und beschleunigtem Abtransport aller Stoffwechselprodukte einhergeht, haben wir die günstigsten Bedingungen für Organ- und Gewebsfunktion vor uns. Das Gewebe befindet sich im Zustand höchster Tätigkeit und die in der Ruhe leerlaufenden Capillaren dürften fast völlig durchströmt sein. Aber dieser Zustand ist in vielen Fällen (dann nämlich, wenn die Gewebsschädigung ein geringes Maß überschreitet) die Vorstufe zu einer wirklichen Störung des peripheren Kreislaufs, zur *Hyperämie mit Verlangsamung der Blutströmung.* Zwar bleiben hier Capillaren und Arteriolen weit, aber die zuführenden mittleren Arterien verengern sich wieder und zwar vor allem dadurch, dass infolge der Gewebsschädigung eine zu starke Durchlässigkeit der Capillaren aufgetreten ist und zu viel Flüssigkeit sich im Gewebe ansammelt. Das kann bis zur Stase in mehr oder weniger ausgedehnten Capillargebieten führen und nunmehr tritt trotz weiter terminaler Gefässbahn ein Durchflusshindernis auf, das wieder zur Engerstellung der zuführenden Arterie führt.

Die Verlangsamung der Strömung wird also auch hier nicht durch primäre Verengerung der Arterien hervorgerufen, sondern entsteht primär im Capillargebiet. Bei einer entsprechenden peripheren Schädigung erweitern sich Capillaren und kleinste Arterien durch direkte Wirkung der Stoffwechselprodukte und durch Axonreflexe. Auf die weiter vorgeschalteten grösseren

---

[1] Literatur bei *Tannenberg* und *Fischer-Wasels:* Lokale Kreislaufstörungen, Hdb. d. norm. u. path. Physiol. 7 II, S. 1576, Berlin: Julius Springer 1927.

Arterien greift diese Erweiterung aber nicht über, sie bleiben so eng wie vorher. Bei geringgradiger Schädigung reicht diese Hyperämie aus, um die entstandenen Stoffwechselprodukte abzuführen. Es bleibt bei der schnellen Strömung. Bei stärkerer Schädigung kommt es aber zu einer grösseren Durchlässigkeitssteigerung der Capillaren, es wird im Gewebe mehr Blutwasser festgehalten. Die Folge davon ist eine Eindickung des Blutes mit vermehrter Reibung und verlangsamter Strömung. Das kann bis zur Stase gehen. Werden dadurch die Capillaren undurchgängig, so entsteht in den zuführenden Arterien infolge der

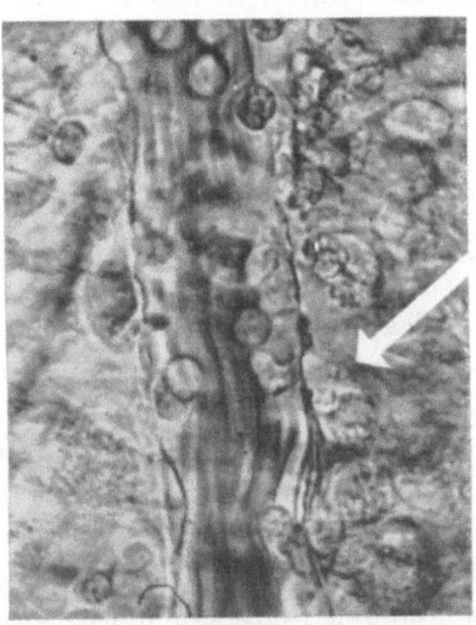 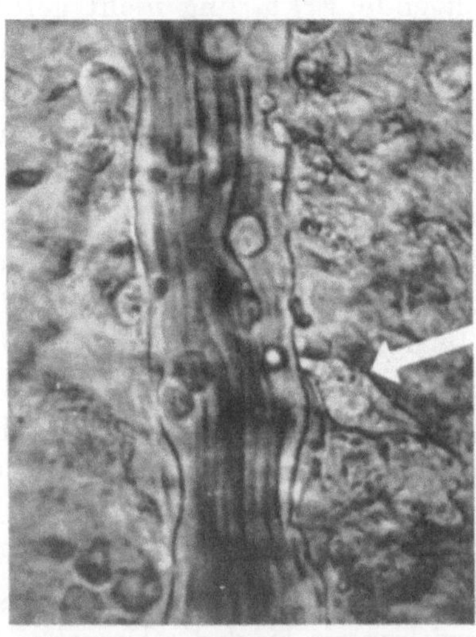

Abb. 12.   Abb. 13.

Abb. 12 und 13. Aus dem *Kreislauffilm* des Frankfurter Pathologischen Instituts: 2 Stadien aus der im Film von Anfang bis zu Ende zu beobachtenden *Auswanderung eines polymorphkernigen granulierten Leukocyten* bei starker Vergrösserung.

Abb. 12. Der Leukocyt steckt mit etwa $^1/_5$ seines Zellkörpers noch im Lumen des Blutgefässes, $^4/_5$ sind bereits durch die Wand durchgetreten. Dieser letztere Teil ist durch den Pfeil angezeigt.

Abb. 13. Derselbe Leukocyt wie in Abb. 12 in einem späteren Stadium: Im Gefässlumen nur noch ein kleines Knöpfchen des Leukocytenleibes.

Abflussbehinderung eine lokale Drucksteigerung, die ihrerseits zur Arterienverengerung führt.

Das sind die Vorgänge, die wir besonders im klassischen Entzündungsversuch direkt beobachten können und diese Hyperämie mit Verlangsamung der Strömung in der terminalen Gefässbahn ist jener wichtige Zustand, den *Ricker* als „*prärubrostatischen Zustand*" bezeichnet und dessen Wichtigkeit für das Verständnis zahlreicher Störungen des peripheren Kreislaufs er mit Recht hervorgehoben hat.

III. Die Ischämie durch Arterienkrampf.

Wir wollen auf die Fragen der verschiedenen Formen von Hyperämie, Stase, Ödem und auf die organisch bedingten lokalen Kreislaufstörungen der Peripherie an dieser Stelle nicht näher eingehen.

Dagegen sei es gestattet, eine Form der lokalen Kreislaufstörung eingehender zu behandeln, weil sie in den letzten Jahren Gegenstand zahlreicher Arbeiten und Untersuchungen gewesen ist: *die lokale*, nicht organisch bedingte *Blutarmut, Anämie* bis zur vollkommenen *Blutsperre*, der *Ischämie*. Dieser Vorgang der lokalen, rein funktionell entstandenen Blutsperre kommt, darüber kann kein Zweifel sein, im Organismus unter pathologischen Verhältnissen nicht so selten vor. Zahlreiche Krankheitserscheinungen und Krankheitsbilder, für die bisher eine pathologisch-anatomische Unterlage oder eine andere befriedigende Erklärung nicht gefunden werden konnte, hat man — in den letzten Jahren in steigendem Maße — durch die *Annahme eines primären lokalen Gefässkrampfes* mit sekundärer Anämie und Ischämie zu erklären versucht und es wird Zeit, sich darüber Rechenschaft zu geben, in wie weit diese Annahmen auf tatsächlichen Grundlagen beruhen und der wissenschaftlichen Kritik standhalten. Ganz besonders wichtig ist dabei die Beantwortung der Frage, welche Folgen ein primärer Spasmus der kleinen Arterien und Arteriolen für das zugehörige Capillargebiet haben kann.

In der Einleitung haben wir bereits die Tatsache gestreift, dass Tonus, Weite und Contractionsstellung des gesamten Arterien- und Arteriolensystems ausschlaggebend für die Erhaltung des normalen Blutdrucks ist. Versagt dieser Mechanismus im ganzen, so ist der Gesamtkreislauf bedroht. Ein Lähmungszustand im ganzen oder auch nur in weiten Gebieten des Arteriensystems führt zum Kollaps und Zusammenbruch des Kreislaufes und wird gewöhnlich als Lähmung des Vasomotorenzentrums bezeichnet. Schwere Giftwirkungen und Shockwirkungen sind die Ursache. Auf der anderen Seite sahen wir, dass es (ebenfalls durch besondere Giftwirkungen) zu einer allgemeinen Tonuserhöhung und Contractionssteigerung der kleinen Arterien und Arteriolen im Gesamtorganismus kommen kann und wir hierin die Ursache des blassen Hochdruckes zu erblicken haben. Dabei kann die Giftwirkung sich direkt auf die Arterienmuskulatur auswirken oder es kann durch Gift- und Stoffwechseleinflüsse zu einer Überempfindlichkeit der Arteriolenmuskulatur gegenüber den physiologischen Reizen und Stoffwechselprodukten kommen.

Diese pathologischen Funktionszustände des Gefäßsystems, insbesondere der Arterien, von *Pal*[1] in treffender Weise als *Gefässkrisen* bezeichnet, können nun aber auch auf einzelne Gefässgebiete, insbesondere kleinere oder grössere Arteriengebiete beschränkt sein (*lokale Gefässkrisen*), denen eine ebenso grosse Bedeutung in der Pathologie zukommen dürfte. *Regionäre akute Erschlaffungen* grösserer Gefässgebiete werden besonders im Splanchnicusgebiet z. B. bei Peritonitis, nach Druckentlastung usw. mit Herzschwäche und cerebraler Anämie beobachtet. Ferner kommen solche regionäre Gefässerschlaffungen an den Beinen bei Tabes vor, an den Nieren mit akuter Harnflut usw.

Spastische regionäre Gefässkrisen kommen wiederum vor im Bereich der Abdominalarterien z. B. bei Tabes oder Bleivergiftung, an den Nierenarterien

---

[1] *Pal:* Med. Klin. **1929**, 702 u. Z. ärztl. Fortbildg **28**, 309 (1931).

bei Glomerulonephritis (totale Anurie), an den Coronargefässen bei Angina pectoris, an der Retinalarterie bei Nephritis und auch an den Extremitäten-arterien bei Spontangangrän. Auch den epileptischen Anfall und die Migräne-anfälle hat man auf lokalen Arterienkrampf zurückgeführt.

Nun haben wir schon früher gesehen, dass Arterienverengerungen in sehr verschiedener Weise zustande kommen. Sie können das Ergebnis einer Reizung der Vasoconstrictoren sein, sie können als Reaktion auf direkte stärkere Druck-belastung entstehen, sie können sich durch direkte mechanische oder toxische Reizungen der Arterienmuskulatur ausbilden, ja sie können auch die Folge einer Stromverlegung im zugehörigen Capillargebiet oder in den abfliessenden Venen sein.

Vor allem können Arterienverengerungen die Folge von Hormonver-mehrung im Blut sein (Adrenalin, Hypophysenhinterlappensubstanz) oder durch giftige Stoffe im Blut bei blassem Hochdruck entstehen. Auch *Pal* hat ausgeführt, dass recht verschiedene Vorgänge eine Arterienverengerung bewirken können. Die aktiven Verengerungen der Gefässe gehen nach *Pal* immer von den Vasoconstrictoren aus und führen zu einer Contraction der Muskelzellen, d. h. ihrer contractilen Fibrillen. Die Arterie kann sich aber auch dann automatisch verengern, wenn sie blutleer wird und der Innendruck auf-gehoben ist. Das ist eine inaktive Verengerung infolge der Entlastung und vollzieht sich ohne Nerveneinfluss. Intimareizungen dagegen führen zu aktiven Vorgängen und Spasmen. Solche angiospastische Vorgänge infolge besonderer Reizbarkeit der Gefässwand sind häufig. Dagegen kommt es in der *glatten Muskulatur* überhaupt *nicht zu einem dauernden Krampfzustand (Pal)*. Bei der Nephritis ist nach *Pal* die Enge der Arterien nicht Folge eines Krampfes, sondern Folge eines *hypertonischen Dauerzustandes*, der sich auf den ganzen Gefässbaum einschliesslich der Venen erstreckt, auch in der Ruhe besteht und Ausdruck der toxogenen Hypertonie ist: Anschwellen des Sarcoplasmas, der Innenspannung der Zellen, des Tonus. Arterien, Capillaren und Venen sind also alle gleichmäßig verengt. *Gefässkrämpfe* entstehen nur durch *akute* Reizung der Gefässnerven oder direkte Reizung der contractilen Elemente.

Für unsere Fragen hier sind von Bedeutung nur diejenigen Faktoren, die zu einer primären Arterienverengerung führen bei freier und ungeschädigter Capillar- und Venenbahn. Derartige primäre Arterienverengerungen ent-stehen durch sehr verschiedene Einwirkungen. Zunächst ist hier als wichtig das direkte Trauma der Arterienwand zu nennen. Schon die älteren Kriegs-chirurgen (*Pirogoff* 1864) haben die auffallende Beobachtung gemacht, dass nicht so selten grosse Gefässwunden mit zerrissenen Arterien nicht bluten. Im Weltkriege haben zahlreiche Beobachtungen dieser Art zur Aufstellung des Begriffes des „*segmentären Gefässkrampfes*" geführt (*Küttner* und *Baruch*[1]). Nach einem schweren Trauma einer Extremität (Schuss, Verschüttung) wurde das Glied kalt, blass und pulslos gefunden, aber bei der Operation wurde weder

---

[1] *Küttner* und *Baruch:* Bruns Beitr. **120**, 1 (1920).

eine Thrombose noch eine Verletzung der Arterie selbst festgestellt, dagegen fand sich auf eine Strecke von 2—5 cm ja bis zu 10 cm eine umschriebene stärkste Verengerung der Arterie. Selbst wenn dieser Arterienkrampf viele Stunden anhielt, stellte sich doch später die Durchblutung der Extremität wieder her und alle Erscheinungen gingen zurück. *In keinem einzigen Falle wurde eine sichere Nekrose als Folge der langen spastischen Arteriencontraction beobachtet* und diese Feststellungen stimmen mit den experimentellen Ergebnissen von *Ricker* und unseren eignen (*Tannenberg*) überein, die *niemals einen Gewebsuntergang als Folge eines Arterienspasmus* sahen. Selbst nach einer derartigen traumatischen Contraction der Carotis communis wurde keine wesentliche Schädigung des Gehirns gefunden, sondern nur halbseitiger Kopfschmerz mit Flimmerskotom, die am nächsten Tage verschwunden waren. Wir müssen daher zu dem Schlusse kommen, dass *im gesunden Organismus eine primäre Arteriencontraction* selbst in dem so empfindlichen Gebiete des Centralnervensystems *nicht zu irreparablen Schädigungen führt.* Der Spasmus wird reflektorisch dadurch gelöst, dass die infolge der Sauerstoffarmut und der schlechten Strömung im Gewebe sich ansammelnden Stoffwechselprodukte eine Wiedereröffnung der kontrahierten Arterie bewirken[1].

Das genaue Studium einer ganzen Reihe von Krankheitsbildern beim Menschen bestätigt diese Schlüsse in weitem Umfang. So ist es festgestellt, dass bei der *Migräne* der Anfall gewöhnlich in *drei Phasen* verläuft (s. *L. Hahn* S. 115): Zunächst handelt es sich offenbar um einen Angiospasmus der mittleren und grösseren Gefässe. Dann folgt mit der zweiten Phase eine sekundäre Dilatation dieser Gefässe durch die im Bereiche der krampfenden Arterienbahn angesammelten Stoffwechselprodukte. Die dritte Phase ist charakterisiert durch eine stärkere Transsudation der Blutflüssigkeit ins Gewebe, weil eben die Capillarwand durch die Gewebsstoffe leicht geschädigt und durchlässiger geworden ist. Grundsätzlich in ähnlicher Weise verläuft der *epileptische Anfall.* Auch bei schweren *Gift*wirkungen ist das gleiche festgestellt. So hat *Külbs*[2] vorübergehende Lähmungen, Hemiplegien, Sprachstörungen, insbesondere motorische Aphasie, intermittierendes Hinken, Spasmen der Coronargefässe und wahrscheinlich auch der Darmgefässe beobachtet, die alle nach strengem Rauchverbot wieder vollkommen zurückgingen. Er spricht also mit Recht von vorübergehenden Hemiplegien durch *Nikotin* und nimmt *vorübergehende* Gefäßspasmen als Ursache an (vgl. auch die Beobachtungen von *Curschmann,* S. 115). All das wäre nicht möglich, wenn bei diesen Gefässkrämpfen das Gewebe irreparabel geschädigt würde und unterginge, nekrotisch würde. Im Gegenteil, die Krämpfe lösen sich auch hier wie in anderen Organen und es kann kein Zweifel sein, dass auch im Gehirn Gefäßspasmen nicht anders

---

[1] *Tannenberg* und *Fischer-Wasels:* Bethes Handb. der norm. und pathol. Physiologie, Bd. 7 II, S. 1702, Berlin: Julius Springer 1927.

[2] *Külbs, F.:* Über vorübergehende Hemiphlegien durch Nikotin, Klin. Wschr. **1931,** 2159.

verlaufen wie in anderen Organen. Selbstverständlich werden die Folgen andere, wenn nun diese Gefässkrämpfe noch mit anderen Schädigungen verbunden sind. Ist einmal das Gefäßsystem überempfindlich oder in der Reaktion seines gesamten Gefässnervensystems minderwertig, so treten nicht nur leichter Gefässkrämpfe auf, sondern wir werden bei Kombination mit anderen Schädigungen auch sehr viel leichter schwerere Folgen erleben. *Westphal* hat darauf hingewiesen, dass leichteste Formen der symmetrischen Gangrän sich gerade auf dem Boden der genuinen Hypertonie entwickeln. Wir sehen also, dass die bei der genuinen Hypertonie nachgewiesene Überempfindlichkeit des peripheren Gefäßsystems mit ihrer starken Neigung zu Gefässkrämpfen in einzelnen Fällen zu Gewebsschädigungen und Gewebsnekrosen führt, aber da die genuine Hypertonie eine sehr häufige Krankheit ist, während auch jene leichten Formen von symmetrischer Gangrän noch recht selten sind, so ist der Schluss zwingend, dass noch ein anderer besonderer Schädigungsfaktor hinzutreten muss.

In Versuchen von *Riser* und *Sorel*[1] ist auch am Menschen gezeigt, dass die meningealen Arterien sich auf mechanische oder faradische Reize kräftig kontrahieren können und dass schon eine einfache Berührung einer solchen Arterie einen minutenlangen Spasmus auslösen kann. Von besonderem Interesse ist es auch, dass sowohl die Ligatur eine Arterie, als auch eine Embolie oder eine plötzliche Erhöhung des Innendrucks einen längere Zeit anhaltenden Krampf des befallenen Arterienstückes auslösen[2]. Experimente von *Jacobi* und *Magnus*[3] haben ebenfalls gezeigt, dass Bluttrümmer-Embolien, wie künstliche Embolien von Tusche und Luft in die Carotis zu ausgebreiteten Gefässcontractionen führen, während bei künstlicher Ölembolie von einem solchen Gefässkrampf nichts zu sehen ist. Selbst für das klinische Vorgehen ist bei organisch bedingten Arterienverschlüssen es sehr wichtig, zu wissen, wieweit es zu einem Spasmus der kollateralen Gefässe gekommen ist (*Adson* und *Brown*[4]).

Wir ersehen aus alledem, dass primäre lokale Krampfzustände der Arterien für die Durchblutung des zugehörigen Gefäßsystems von grosser Bedeutung sind und mancherlei klinische Erscheinungen erklären können. Wir sehen aber weiter, sowohl aus den Ergebnissen des Tierversuches wie aus einer grossen Anzahl exakter Beobachtungen am Menschen selbst, dass beim gesunden Organismus spastische Arteriencontractionen keine schweren Folgen auslösen, insbesondere nicht zum Untergange von Gewebsteilen, zu Gewebsnekrosen führen.

---

[1] *Riser* und *Sorel, C.:* Soc. Biol. Paris **104**, 295—98 (1930).

[2] Vgl. *Atzler* und *Lehmann*, Bethes Handb. der norm. u. Path. physiologie, Bd. 7 II, S. 992, Berlin: Julius Springer 1927.

[3] *Jacobi* und *Magnus:* Dtsch. Z. Nervenheilk. **90**, 219 (1926).

[4] *Adson* und *Brown:* J. amer. med. Assoc. **94**, 250 (1930).

a) Die Spontangangrän der Extremitäten und die Raynaudsche Krankheit.

Nun sind aber eine Reihe schwerer krankhafter Zustände auf primäre Gefäßspasmen zurückgeführt worden. Während die Erfahrungen bei Migräne, ja selbst beim epileptischen Anfall und bei den Anfällen von „totem Finger" und „Marmorhand" noch mit den angeführten Feststellungen der Folgen von Gefäßspasmen im normalen Organismus übereinstimmen, ist das, sobald es zu Blutungen, schweren Gewebsschädigungen und gar Gewebsnekrosen kommt, nicht mehr der Fall. Von den pathologischen Erscheinungen dieser Art nenne ich vor allem die Herzinfarkte bei Coronarsklerose, die diffuse Glomerolonephritis, der nach *Volhard* ein Arteriolenkrampf zugrunde liegt, die typische Hirnblutung, die Apoplexie der Hypertoniker, und die *Raynaudsche* symmetrische Gangrän, der wir die juvenile Spontangangrän der Extremitäten, soweit sie nicht auf organischen Gefässverschluss beruht (und selbst einen Teil der letzteren mit Thrombangitis obliterans), anreihen dürfen. Auf die komplexen Verhältnisse des krankhaften Geschehens bei der diffusen Glomerulonephritis und der Coronarsklerose will ich an dieser Stelle nicht näher eingehen, sondern mich nur etwas näher mit den „reinen Fällen" von spontaner Extremitätengangrän und *Raynaudscher* Krankheit beschäftigen. Hier haben wir ja einen ausgedehnten Gewebstod, eine umfangreiche Gewebsnekrose vor uns und diese Nekrosen und Gangränbildungen werden heute von vielen Autoren aus einem primären Gefässkrampf, einem Angiospasmus, abgeleitet.

Verhältnismäßig einfach liegen die Dinge bei den langdauernden Arteriencontractionen, die den *Anfällen von „totem Finger"* oder *„Marmorhand"* zugrunde liegen. Die Anfälle sind schmerzhaft und führen plötzlich zu einer hochgradigen Anämie eines oder mehrerer Finger auf leichte Kältereize oder psychische Erregungen. Besonders bei anämischen Frauen mit leicht erregbarem Vasomotorenapparat werden solche Anfälle beobachtet, doch kehrt alles nach einiger Zeit wieder zur Norm zurück. Auch in den Fällen von *Raynaudscher* Gangrän zeigen die klinischen Beobachtungen übereinstimmend, dass die Krankheit mit ganz ähnlichen Anfällen beginnt. Befallen sind Finger, Zehen oder auch beide Hände, beide Füsse, seltener Nasenspitze und Ohrläppchen. Die Anfälle, die zunächst nur zu einer starken Anämie, wie bei der Marmorhand führen, wiederholen sich hier öfter (wobei auch hier Kältereize eine grosse Rolle spielen). Schliesslich aber dauern sie länger, führen zu stärkeren Schwellungen, blauroter Verfärbung und endlich zu vollkommener Schwarzfärbung mit Absterben des Gliedes. Schon *Raynaud* führte das Krankheitsbild auf krampfhafte Arteriencontractionen zurück und diese Annahme ist auch in der Folge von allen Beobachtern bestätigt, in neuerer Zeit auch durch capillarmikroskopische Untersuchungen[1] ergänzt worden.

---

[1] Die Literatur hierüber findet sich bei *Tannenberg* und *Fischer-Wasels*, Bethes Handb. der norm. u. path. Physiologie, Bd. 7 II, S. 1703, Berlin: Julius Springer 1927.

Landis[1] hat auch den Capillardruck bei *Raynaudscher* Krankheit bestimmt und gefunden, dass der Capillardruck in dem nach Kälteeinwirkung hochgradig cyanotischen Finger 5—8 mm Hg betrug, dass er aber im anfallsfreien Stadium in der Wärme auf 32—45 mm Hg erhöht war. Der niedrige Capillardruck war nicht durch Vorgänge im venösen Teil des Kreislaufes, sondern durch Arteriolenspasmus bedingt. Ich selbst habe vor Jahren einen Fall von symmetrischer Gangrän bei einem 9 Monate alten Säugling schon klinisch zu sehen Gelegenheit gehabt, bei dem man auch durch Kälte rasch einen Anfall auslösen konnte. Während im Anfang der Krankheit die sehr schmerzhaften Anfälle durch Wärmeeinwirkung noch zu bessern und zu lösen waren, wurde das später mit der Wiederholung der Anfälle immer schwieriger und schliesslich waren beide Händchen und beide Füsschen gangränös, als das Kind starb. Die sorgfältige anatomische Untersuchung der Arterien der erkrankten Extremitäten zeigte, dass keinerlei organischer Verschluss vorlag und lediglich einige Elasticaverdickungen der Arterienintima nachzuweisen waren[2].

Es kann also gar kein Zweifel bestehen, dass in diesem Krankheitsbild der *Raynaudschen* Gangrän spastische Arteriencontractionen eine sehr wesentliche Rolle spielen. Wie kommt es nun aber einerseits zu derartig langdauernden Arterienkrämpfen und wie ist es andererseits zu erklären, dass diese Arterienkrämpfe sich hier schliesslich nicht mehr lösen, sondern der Gewebsuntergang eintritt. Das Beispiel der *Raynaudschen* Gangrän, die ja zum Glück eine sehr seltene Krankheit ist, ist deshalb für uns so lehrreich und bedeutungsvoll, weil wir hier im Gegensatz zum Körperinnern die Entwicklung des Krankheitsgeschehens schon klinisch, am Lebenden gut beobachten können. Auch die *Rickersche* Schule hat versucht, die Richtigkeit der *Rickerschen* Gesetze gerade an dem instruktiven Beispiel der spontanen juvenilen Extremitätengangrän darzutun. *Nordmann* aus dem Pathologischen Institut Tübingen (Prof. *A. Dietrich*) hat vor kurzem die Pathogenese dieser Spontangangrän eingehend erörtert und hält dieselbe für restlos in ihren Wesenszügen aufgeklärt durch einfache Anwendung der *Rickerschen* Kreislaufgesetze[3].

Ich fürchte, dass die *Rickersche* Schule es sich hier ein wenig leicht macht, indem sie nicht nur alle Widerlegungen dieser *Rickerschen* Gesetze übergeht, sondern auch in einer sehr primitiven Weise das Krankheitsgeschehen aus diesen Gesetzen ableitet, ohne den Nachweis zu führen, dass wenigstens für den vorliegenden Fall die *Rickerschen* Regeln zutreffen müssen. Nach *Nordmann* entsteht die juvenile Spontangangrän der Extremitäten einfach dadurch, dass ein heftiger Reiz auf das Gefässnervensystem einwirkt. Es wird hier die *Rickersche* Regel zugrunde gelegt, wonach starke Reize die Arterien verengern, während durch denselben Reiz die Capillaren bereits gelähmt sein müssen und sich erweitern, wodurch die peristatische Hyperämie entsteht. Wird die

---

[1] *Landis:* Amer. Heart J. **15**, 247 (1930).
[2] Vgl. *Beck:* Jb. Kinderheilk. **72** (1910) und *Kolisch:* Frankf. Z. Path. **5**, 471 (1910).
[3] *Nordmann, M.:* Mediz. Welt **1932**, 437.

Reizung noch stärker, so müssen sich nach den *Rickerschen* Gesetzen die Arterien nun noch mehr verengern, wodurch der *Capillarstrom* zum Stillstand kommen *muss*, es entsteht die *Stase*. Nach kurzem Verschluss kann der normale Blutstrom zurückkehren, nach längerem Verschluss ist die Verengerungsfähigkeit der Capillaren „*durch Ermüdung und Anämie*" so geschädigt, dass peristatische Hyperämie eintreten muss und nach vielen Wiederholungen der Anfälle die Akrocyanose und schliesslich die Gangrän entsteht. Das ist die ganze Erklärung und die langhaltende Nachwirkung wird lediglich durch eine besondere Konstitution, deren Unterlagen aber unbekannt bleiben, verständlicher gemacht.

Wir können in einer derartigen schematischen Anwendung der in ihrer Allgemeingültigkeit experimentell widerlegten *Rickerschen* Grundgesetze keine hinreichende Erklärung der Spontangangrän der Extremitäten erblicken. Nicht einmal die formale Genese des Krankheitsgeschehens braucht nach diesem Schema zu verlaufen und noch viel weniger ist bewiesen, dass die Pathogenese der Erkrankung auf eine initiale Reizung des Gefässnervensystems zurückzuführen ist. Die Behauptung *Nordmanns*, dass der Mechanismus aller Störungen in der Kreislaufperipherie vollkommen einheitlich ist, ist nicht nur experimentell einwandfrei widerlegt, sondern widerspricht auch den zahlreichen neuen Erfahrungen über die Gefässwirkung der Gewebsabbauprodukte z. B. des Acetylcholins, Histamins usw. Gewiss entstehen pathologische Hyperämien immer durch ein Missverhältnis zwischen zuführender Strombahn und terminaler Endbahn. Aber dieses Missverhältnis braucht nicht auf einer verschiedenen Wirkung des an den Gefäss*nerven* angreifenden Reizes auf Capillaren und vorgeschaltete Arterie im Sinne des *Rickerschen* Stufengesetzes zu beruhen. Sondern es können Stoffwechselprodukte im Gewebe entstehen, die direkt eine Capillarerweiterung herbeiführen, ohne dass dadurch eine gleichzeitige Reizung des Gefässnervensystems vermittelt wird. Abgesehen von unseren Versuchen beweisen dieses Verhalten Experimente von *Krogh*, *Ebbecke* und *Lewis*, die gezeigt haben, dass die Erregung der Dilatatoren nach Gewebsreizen erst sekundär durch die Gewebsstoffwechselprodukte erfolgt. Bei völlig unveränderter Arterie kann auch eine Durchlässigkeitssteigerung der Capillaren und ihre Erweiterung schon zur peristatischen Hyperämie führen. Völlig widerlegt aber ist die Vorstellung, dass in jedem Falle die Stase durch eine weitere Verengerung der vorgeschalteten Arterien hervorgerufen werden müsse. Oft genug tritt Stase auch bei weiten zuführenden Arterien ein und ebenso oft ist die Arterienverengerung erst die Folge der eingetretenen Stase. Auch die Arteriencontraction nach Venenunterbindung erfolgt nicht reflektorisch, sondern durch eine lokale Drucksteigerung in der Arterie infolge Verlegung des Abflussgebietes. Der Beweis dafür ergibt sich ohne weiteres aus der experimentellen Beobachtung, dass die Arteriencontraction centralwärts immer nur bis zu dem Seitenast geht, der zu einem noch durchströmbaren Capillargebiet führt. Die „Ermüdung" der Capillaren im geschädigten Gewebe ist nicht durch nervöse Einflüsse, sondern durch die Entwicklung reichlicher Stoffwechselendprodukte entstanden. Ebenso ist es ungerechtfertigt, zur Erklärung einer pathologisch langen Nachwirkung geringgradiger Reizungen die Konstitution heranzuziehen. Nicht die Konstitution, sondern allgemeine Stoffwechselstörungen führen diese besonderen Zustände der Überempfindlichkeit des Gefäßsystems herbei, wofür auch die von *Nordmann* angeführten Beispiele (Schwangerschaft, Diabetes usw.) sprechen. Nur wenn besondere Stoffwechselschädigungen hinzutreten, kann offenbar eine solche Gangrän sich entwickeln.

Nun ist es gewiss richtig, dass es Schädigungen gibt, die auf die Capillaren erweiternd und gleichzeitig auf die Arterien verengernd wirken. Insbesondere gilt das von der Kälteeinwirkung. Aber es kann keine Rede davon sein, dass das für alle Arten von Schädigungen gilt und auch bei der Kälteschädigung spricht alles dafür, dass es zur Gangrän erst kommt, wenn Capillaren und Gewebszellen *selbst* durch die Kälte irreparabel geschädigt werden, so dass es zur vollkommenen Stase und zum Absterben des Gewebes kommt.

Wenn die Beobachtungen von *Aminjew*[1] als Beweise aufgeführt wurden, der bei Seilspinnerinnen im Ural, die in grosser Kälte dauernd und mit ungeschützten Händen ihre Arbeit verrichten müssen, „symmetrische" Gangränherde an den Händen beschrieben und als gewerbsmäßige *Raynaudsche* Krankheit gedeutet hat, so müssen wir dem entgegenhalten, dass es sich um eine einfache und typische Frostgangrän handelt, nicht um die alleinige Folge eines Arterienspasmus und dass auch im Ural die Kälte keineswegs allein auf das Gefässnervensystem, sondern auch auf die Gewebszellen einwirkt.

Wie können wir uns nun die Entstehung dieser schwersten Störung des peripheren Kreislaufes, der Spontangangrän erklären?

Das Auftreten in Anfällen und die Wiederherstellung des Kreislaufes im Beginn der Erkrankung beweisen ebenso wie die Pulslosigkeit, dass es sich hier um spastische Contractionen, um Krampfzustände der mittleren und kleineren Arterien handelt. Es mag sein, dass dieser Arterien- und Arteriolenkrampf klinisch die primäre Erscheinung im Krankheitsgeschehen darstellt. Zu seiner Erklärung muss aber unter allen Umständen eine krankhafte Überempfindlichkeit der Arterienwände angenommen werden, über deren Entstehung wir nichts sicheres wissen, denn diese Krampfzustände entstehen *keineswegs auf ungewöhnliche Reizungen*, sondern schon nach fast physiologischen Einwirkungen, wie z. B. nach geringgradiger Kälteeinwirkung. Weder die Dauer des äusseren Reizes, noch der Grad dieses Reizes kann im Gegensatz zu den *Rickerschen* Anschauungen irgendwelche Erklärung für das Krankheitsgeschehen hier abgeben. Es bleibt nur die *besondere Empfindlichkeit der Gefässe* und das *besondere Stoffwechselgeschehen* im Bereiche der terminalen Kreislaufbahn zur Erklärung übrig, und dass es überhaupt bis zur Gangrän kommt,

---

[1] *Aminjew:* Arch. klin. Chir. **166**, 1 (1931).

kann in sehr viel höherem Grade seine Ursachen in den besonderen Verhältnissen der Capillarbahn haben, als in den Arteriencontractionen. Im Gegensatz zu den *Rickerschen* Anschauungen konnte ganz einwandfrei experimentell nachgewiesen werden, dass bei primären Stasen im Capillargebiet sich die vorgeschalteten Arterien erst sekundär verengern. Aber nicht nur Arteriencontractionen, sondern auch Stasen sind keineswegs vollkommen irreparable Vorgänge. So liegt durchaus die Möglichkeit vor, dass auch hier die Gefässcontractionen sekundär auf eine Schädigung der Capillaren und Stasenbildungen im Gewebe erfolgen und dass erst, wenn diese Stasen sehr ausgedehnt sind, bei völliger Lähmung der Capillarbahn es zu immer stärkerer Arteriencontraction und zur Gangrän kommt. Es kann uns daher nicht wundern, dass in neuerer Zeit Autoren gerade bei der symmetrischen Gangrän die primäre Veränderung nicht in Arteriencontractionen, sondern in Capillarlähmungen und Stasen gefunden haben. *Halpert*[1] hat durch mikroskopische Capillarbeobachtungen bei *Raynaudscher* Krankheit schon vor Jahren festgestellt, dass bereits im Intervall, zwischen den Anfällen, schwere Capillarveränderungen (erweiterte Riesenschlingen und fadenförmig dünne Capillaren) nachzuweisen sind und dass während des Anfalles lang anhaltender Capillarspasmus auftrat mit Stasen. *Lériche* und *Policard*[2] führen daher die *Raynaudsche* Krankheit nicht auf einen arteriellen, sondern einen Capillarspasmus zurück.

Tatsächlich werden ja gerade bei der *Raynaudschen* Krankheit die allerschwersten Capillarveränderungen gefunden und zwar die höchsten Grade in beiden Richtungen: Atonische Erweiterungen und livide Verfärbung der Schlingen mit asphyktischer Cyanose und andererseits stärkste Spasmen und viele Stasen, also eine Vereinigung von extremen Capillarspasmen und extremen Atonien. Charakteristisch geradezu für *Raynaudsche* Krankheit sind die sogenannten Capillarvarizen, stärkste, sackförmig — aneurysmatische Erweiterungen der Capillarschlingen. Vor dem Eintreten der Gangrän sind dabei die Capillarschlingen durchweg stark erweitert, die Strömung stark verlangsamt, die Stasen vermehrt. Vor allem aber hat in neuester Zeit *Lewis*[3] durch sehr genaue Untersuchung einer ungewöhnlich grossen Zahl von Fällen *Raynaudscher* Krankheit gezeigt, dass es sich hierbei überhaupt nicht um eine primäre Innervationsstörung, um reflektorische Gefässkrämpfe handelt, sondern um eine veränderte lokale Reizbarkeit der Capillaren. In den schweren Fällen der Krankheit geht diese Reizbarkeitsänderung schliesslich in anatomische Capillarveränderungen über.

Da ganz zweifellos Gefässkrämpfe eine grosse (wenn auch nicht die einzige und ausschlaggebende) Rolle in der Entstehung der *Raynaudschen* Gangrän spielen, so darf man von vornherein erwarten, dass diese Arterienspasmen vom Nervensystem aus stark beeinflusst werden können, also für die

---

[1] *Halpert:* Z. exper. Md. **11**, 125 (1920).
[2] *Lériche* und *Policard:* Lyon chir. **18**, 214 (1921).
[3] *Lewis* und *Landis:* J. Heart Americ. **15**, 329 (1931).

Klinik von erheblicher Bedeutung sind. Denn selbst wenn man eine primäre toxische Schädigung von Gewebe oder Capillaren annimmt, wird es durchaus nicht gleichgültig sein, ob es gelingt, eine *stärkere Durchblutung des geschädigten Gebietes* künstlich zu erzwingen oder nicht. In der Tat ist es denn auch gelungen, *vom Gefässnervensystem aus* (entsprechend der schon seit vielen Jahrzehnten bekannten Wirkung der Sympathicusdurchschneidung auf den Kreislauf des Kaninchenohrs) auch bei der *Raynaudschen* Krankheit durch Ausschaltung des Sympathicus eine erhebliche Steigerung der Durchblutung der erkrankten Extremität zu erzielen.

Wir wissen heute, dass die periarterielle Sympathektomie (Operation nach *Lériche*) zu einer starken Erweiterung des zugehörigen Gefässgebietes führt und dass dieser operative Eingriff daher bei Gefäßspasmen gute Erfolge hat (*Bruening* und *Stahl*[1]). Auch durch Röntgenbestrahlung des Sympathicus hat man einzelne Erfolge erzielt sowohl bei Angina pectoris wie bei *Raynaudscher* Krankheit, da auch dieser Eingriff zur peripheren Gefässerweiterung führt (*Delherm* und *Beau*[2]). Aber es sind keine Dauererfolge, sondern nur vorübergehende symptomatische Besserungen. Es zeigt sich, dass bei schwerer *Raynaudscher* Erkrankung, auch wenn die operative Ausschaltung des Sympathicus in vollem Umfange gelingt und zunächst ein Einfluss bis auf die Capillarströmung und Stasenbildung nachzuweisen ist, trotzdem ein Rezidiv auftritt (*Rieder*[3]). Auch die Erfahrungen der Klinik *v. Eiselsberg* mit der *Léricheschen* Operation bei einer ganzen Reihe von Fällen *Raynaudscher* Gangrän waren durchaus *ungünstig* (*Meschede*[4]). Ebenso erklärt *Farkas*[5] in allerjüngster Zeit die periarterielle Sympathektomie nach *Lériche* bei juveniler Gangrän für völlig zwecklos.

Sehr viel bessere Ergebnisse sind besonders in Amerika durch *Exstirpation der lumbalen Sympathicusganglien* nach *Adson*[6], *Scott*[6] u. a. erzielt worden. Hierdurch gelang es, eine jahrelang dauernde Besserung, wenn nicht Heilung der Krankheit zu erreichen.

Wir kennen aber auch eine Reihe von *chemischen Substanzen*, welche auf Gefässkrämpfe lösend wirken. Rein empirisch ist schon seit langer Zeit bekannt, dass Nitrite und nitritbildende Verbindungen (Nitroglycerin) lösend auf Gefässkrämpfe einwirken und Angiospasmen aufheben durch direkte Einwirkung auf die glatte Muskulatur der Arterien und Arteriolen. Daher werden derartige Präparate, wie z. B. das Vasoklin (*G. Roesler*[7]) mit gutem Erfolge gegen die angiospastischen Beschwerden bei Hochdruckkranken

---

[1] *Bruening* und *Stahl:* Klin. Wschr. **1923**, 1928.

[2] *Delherm* und *Beau:* J. de Radiol. **14**, 391 (1930).

[3] *Rieder:* Arch. Klin. Chir. **159** (1930).

[4] *Meschede:* Wien. klin. Wschr. **1929**, 1138.

[5] *Farkas, F.:* Münch. med. Wschr. **1932**, 1117.

[6] *Scott* u. *Morton*; J. amer. med. Assoc. **99**, 982 (1932).

[7] *Roesler:* Med. Klin. **1932**, Nr 14.

angewendet. Aber ebenso wirken die *Kreislaufhormone* hier sehr günstig und sind wahrscheinlich berufen, in der klinischen Behandlung von Gefässkrampfzuständen noch eine Rolle zu spielen. Es liegen bereits eine Reihe günstiger Erfahrungen bei *Raynaudscher* Krankheit, juveniler Gangrän überhaupt und intermittierendem Hinken vor mit *Kallikrein (Padutin, Schwarzkopf*[1], *Rösler*[2], *Bender*[3], *Zlocisti*[4] u. a.) und mit *Acetylcholin (G. Fischer)*[5]. Das Kallikrein bewirkt aber direkt eine, wenn auch ziemlich flüchtige, starke Erweiterung vor allem der Capillaren, dann aber auch der kleinsten Arteriolen. Aus alle dem dürfen wir wohl schliessen, dass von einer beherrschenden Rolle des Gefässnervensystems, und der Nervenreizung in der Pathogenese der Erkrankung keine Rede sein kann. Das pathologische Verhalten des Capillarsystems tritt stark in den Vordergrund. Es soll damit nicht eine zu scharfe Trennung von Arterien, Arteriolen und Capillaren in der Pathogenese der *Raynaudschen* Krankheit befürwortet werden. Wir müssen offenbar annehmen, dass das Zustandekommen der schweren Kreislaufstörungen bei der Spontangangrän geknüpft ist an eine Überempfindlichkeit des ganzen regionären Gefässbaumes, wobei Arterien, Arteriolen und Capillarsystem gleichmäßig beteiligt sein können. Hierauf weisen auch andere Tatsachen hin. *Schum*[6] und *Grenet*[7] fanden bei juveniler Gangrän entzündliche Prozesse in Media und Intima der Extremitätenarterien und wenn wir auch dazu neigen, diese als sekundäre Erscheinungen aufzufassen, so sprechen sie doch entschieden für eine besondere Empfindlichkeit des Gefäßsystems der erkrankten Gebiete. Auch *G. B. Gruber*[8] weist darauf hin, dass ganz abgesehen von der exogenen Ätiologie eine besondere Eigenart der Gefässreaktion zur Erklärung der juvenilen Gangrän angenommen werden muss. (S. auch S. 105.) Der bekannte Kreislaufforscher *Th. Lewis*[9] hat eingehende Untersuchungsreihen über den Entstehungsmechanismus der spastischen Kreislaufstörung an nicht weniger als 9 Fällen von *Raynaudscher* Krankheit durchgeführt. Er fand, dass sich der Krampfmechanismus, der immer durch Abkühlung der Haut auszulösen war, auf das gesamte Gefäßsystem des erkrankten Gebietes erstreckt. Die Ursache liegt in der abnormen Reizbarkeit, Überempfindlichkeit des peripheren Gefässgebietes und die Durchtrennung der Nervenversorgung konnte die abnorme periphere Reaktionsbereitschaft *nicht* ändern. Diese Überempfindlichkeit der kleinen Arterien und Arteriolen und Capillaren aber kann bedingt sein durch pathologische Hormonsteigerungen im Blute und

---

[1] *Schwarzkopf*: Ther. d. Gegenw. **72**, 382 (1931).
[2] *Rösler*: Med. Klin. **1932**, Nr 14.
[3] *Bender*: Zbl. Chir. **1932**, Nr 1.
[4] *Zlocisti*: Klin. Wschr. **1932**, 1836.
[5] *Fischer, G.*: Verh. dtsch. Ges. inn. Med. 44. Kongr. Wiesbaden **1932**, 542.
[6] *Schum*: Bruns Beitr. **146**, 551 (1929).
[7] *Grenet* und *Issac-Georges*: Presse med. Jg. **34**, 449) (1926).
[8] *Gruber, B.*: Z. Kreislaufforsch. **23**, 537 und 573 (1931).
[9] *Lewis*: Cardiac Dep. Univ. Hosp. School, London **15**, 701 (1929).

durch Ansammlung von schädlichen Stoffwechselprodukten in Blut und Gewebe.

Die Schlüsse, die sich aus der kritischen Beobachtung der menschlichen Fälle von Spontangangrän ergeben, werden nun auch weitgehend durch den *Tierversuch* gestützt. Wir mussten schon wiederholt darauf hinweisen, dass auch im Tierversuch ein künstlich erzeugter Gefässkrampf *allein* niemals ein Absterben des Gewebes, eine Gangrän, erzeugt. War nun die Annahme richtig, dass für das Entstehen einer derartigen Gangrän ein weiterer gewebsschädigender oder capillarschädigender Faktor hinzutreten musste, so musste sich ja auch dies im Tierversuch wiedergeben lassen. Versuche dieser Art sind schon 1921 von *Marcus* und in neuester Zeit von *Schmidt-Weyland*[1] angestellt worden. Wenn man Adrenalininjektionen an der Ohrwurzel des Kaninchens macht, so erhält man eine starke und einige Zeit anhaltende Contraction der Ohrgefässe, aber dieser Arterienkrampf löst sich immer wieder von selber und ohne jede Gewebsschädigung. Wenn man aber den gleichen Versuch an Tieren anstellt, die durch Injektionen von Bakterientoxinen eine schwere allgemeine Gewebsschädigung aufweisen, so fällt der gleiche Versuch positiv aus: in einer grossen Zahl von Versuchen entsteht eine Gangrän des Ohres. Die Kontrolltiere, die nur mit lebenden Bakterien oder Bakterientoxinen behandelt waren, zeigten dagegen niemals eine Gangrän. Die Versuche zeigen eindeutig, dass zum Zustandekommen des Gewebstodes eine *Kombination zweier Faktoren* notwendig ist: die lokale *periphere Kreislaufstörung*, der Arterienspasmus und die *toxische Schädigung* von Gewebe und Capillaren.

Werfen wir einen kurzen Blick auf die Ätiologie der Spontangangrän, soweit sie bekannt ist, so sind die erkennbaren Ursachen derartig verschieden, dass *Martinet*[2] das Bestehen einer solchen Krankheit überhaupt geleugnet hat und nur von einem *Raynaudschen* Syndrom sprechen will. Auf jeden Fall kann die Überempfindlichkeit der ganzen peripheren Kreislaufregion hervorgerufen werden durch Stoffwechselstörungen im Gewebe und Giftwirkungen. Zunächst sind hormonale Einflüsse beschuldigt worden: Veränderung der Hypophyse (*Pribram*[3], *Sannicandro*[4]), Hypertrophie des Nebennierenmarks (*Assmann*[5]), Störungen der Schilddrüsenfunktion (*Osborne*[6]). Auch die Hormone der Keimdrüsen sollen einen grossen Einfluss entfalten (*Schönbauer*[7] und *Fornero*[8]). *Iwai* und *Meisal*[9] lehnen die Vasomotorenneurose bei *Raynaudscher* Krankheit ab und führen den Anfall auf mechanischen Capillar-

---

[1] *Schmidt-Weyland:* Klin. Wschr. **1932**, 2148.

[2] *Martinet:* Presse med. **28**, 565 (1920).

[3] *Pribram:* Münch. med. Wschr. **1921**, 1284.

[4] *Sannicandro:* Endocrinologia **3**, 79 (1928).

[5] *Assmann:* Klin. Wschr. **1929**, 1342.

[6] *Osborne:* Münch. Wschr. **1916**, 15.

[7] *Schönbauer:* Dtsch. Z. Chir. **198**, 99 (1926).

[8] *Fornero:* Wien. med. Wschr. **1925**, 2270.

[9] *Iwai* und *Meisal:* Jap. med. World **6**, 345 (1926).

verschluss durch agglutinierte Erythrocyten zurück. Vor allem können auch Gifte eine Rolle spielen: Salvarsan- oder Arsenvergiftung (*v. Werthern*[1], *Steinsleger*[2]). Ich selbst sah einen Fall von *Raynaudscher* Gangrän während des Krieges bei chronischer Sprengstoffvergiftung.

Die verlangsamte Strömung in den erweiterten Capillarschlingen im prägangränösen Stadium muss dabei infolge schlechter Sauerstoffversorgung usw. die Bildung giftiger Stoffwechselprodukte begünstigen und immer mehr steigern. Wenn wir uns an die ätiologischen Faktoren halten, über die wir wirklich schon etwas Genaueres und Sicheres aussagen können, so spricht doch immer wieder alles dafür, dass giftige Substanzen die grösste und Hauptrolle spielen. In allen Fällen von juveniler Extremitätengangrän muss eine stark erhöhte Reaktionsbereitschaft des peripheren Gefäßsystems angenommen werden (*Neubürger*[3]). Auch bei der Blutdruckkrankheit und der Nephritis entsteht der erhöhte Blutdruck durch eine Verengerung des Gesamtquerschnittes der Arteriolen, die wir in erster Linie auf eine Überempfindlichkeit gegenüber toxischen Stoffen zurückführen müssen und die ebenso durch toxische Stoffe entstanden ist. Bei Ratten kann sogar durch Unterernährung eine Spontangangrän der Schwanzspitze erzeugt werden (*Smith* und *Bogin*[4]).

Weiterhin ist es merkwürdig, dass für das Problem der spontanen juvenilen Extremitätengangrän wie für die Probleme der *Raynaudschen* Krankheit eine Gangränform so gut wie nirgends zur Erörterung herangezogen wird: die *Gangrän durch Mutterkornvergiftung*, die gangränöse Form des *Ergotismus*. Hier hängt es sogar direkt von der Menge des zugeführten Giftes ab, ob die Krampfform der Ergotismus oder die gangränöse Form sich entwickelt. Ist der Mutterkorngehalt des Brotes höher, 30—50%, so entwickelt sich an den Extremitäten eine trockene oder feuchte Gangrän. Die Ursache liegt in den giftigen Alkaloiden des Mutterkorns, insbesondere im Ergotamin, das den *Sympathicus lähmt*, zu Krämpfen, Ergotintabes und Ergotinpsychosen führt und direkt die glatte Muskulatur der Gefässe zum Krampfen bringt. Daher Gefässverengerung, Blutdrucksteigerung und Auftreten von Thromboangitis obliterans (vgl. *E. Leschke*[5]). Es ist nicht anzunehmen, dass das Gift des Mutterkorns durch das Gefässnervensystem wirkt, da es ja gerade den Sympathicus (im Gegensatz zum Adrenalin) *lähmt* und also nur direkt auf die Muskelzelle dann noch wirken kann. Von genaueren Untersuchungen über das Verhalten der Capillaren beim Ergotismus ist mir nichts bekannt geworden.

Wir haben weiter hinreichende experimentelle Grundlagen für die Annahme, dass tatsächlich durch chemische Einwirkungen die peripheren Gefässe gegen Reize sensibilisiert werden. So vermindern Adrenalin, Campher und

[1] *v. Werthern:* Klin. Wschr. **1924**, 627.

[2] *Steinsleger:* Rev. med. del Rosario **10**, 85 (1920).

[3] *Neubürger:* Klin. Wschr. **1932**, 533.

[4] *Smith* und *Bogin:* Amer. J. path. **3**, 1 (1927).

[5] *Leschke, E.:* Münch. med. Wschr. **1932**, 1912.

Coffein die Weitbarkeit der peripheren Gefässe, während Hypotonal, Pantopon und Traubenzuckerlösung eine bedeutende Erhöhung der Gefässweitbarkeit zur Folge haben (*Sugiyama*)[1]. Die Reaktionsfähigkeit des gesamten Capillarsystems kann sich ändern bei Infektionskrankheiten, bei ausgesprochener Fleischnahrung, bei Hormonwirkung und durch Medikamente. Vasoneurotiker, Ulcuskranke und Hypertoniker zeigen abnorme Capillarreaktionen auf Adrenalin, Kältereize usw. (*L. Fischer*[2]). Aber es kann natürlich keine Rede davon sein, dass alle diese veränderten Reaktionen ausschliesslich vom Gefässnervensystem abhängig sind: Auch das ganze Gewebe mit seinen sämtlichen Zellen und seinen Gefässen zeigt in gleicher Weise eine Änderung seiner Reaktionsfähigkeit und Reaktionsbereitschaft.

Untersuchungen der neuesten Zeit haben weitere wichtige Unterlagen geschaffen für die Annahme, dass gerade für die juvenile Spontangangrän nicht nur eine besondere Form von Überempfindlichkeit, sondern eine anatomisch nachweisbare Erkrankung des gesamten Gefäßsystems eine Rolle spielt. *Bauer* und *Recht*[3] fanden in Fällen von Spontangangrän ausgedehnte obliterierende Endarteriitis und eine *ebenso ausgedehnte* obliterierende Entzündung der Venenintima, Endophlebitis. Sie fassen die besondere Gefässdisposition bei diesen Kranken als hyperergische Reaktion der Gefässintima auf bakterielle und toxische Schädigungen auf. *Ceelen*[4] fand ebenfalls beim spontan auftretenden Extremitätenbrand eine Endangiitis, die in gleichartiger Weise Arterien und Venen befallen hatte. Er erblickt daher den primären kausalen Faktor nicht in einer Thrombose, sondern in entzündlichen Gewebswucherungen, die den Gefässverschluss herbeiführen und kommt zu dem Schluss, dass die Erkrankung durch chronische oder immer wiederkehrende *Gefässentzündungen* im Laufe von Jahren zur Entwicklung kommt. Ja, die Krankheit ist nicht auf die Gefässe allein beschränkt, sondern betrifft das ganze Mesenchym, das durch irgendeinen Gesamtschaden besonders für Kälte überempfindlich geworden ist und nun eine erhöhte Reaktionsbereitschaft aufweist. Daher kommt *Ceelen* schon zu dem Schluss, dass die juvenile Spontangangrän dem infektiösen *Rheumatismus* sehr nahe steht. Weitere und eindrucksvolle Beweise für diese ganze Auffassung der juvenilen Spontangangrän erbrachte dann die Arbeit von *Jäger*[5], die auf Grund ausgedehnter anatomischer Untersuchungen am Leipziger Pathologischen Institut zeigen konnte, dass die Veränderungen am Gefäßsystem bei jugendlicher Spontangangrän im wesentlichen denen entsprechen, die von der Leipziger Schule als *charakteristisch* für den *Rheumatismus* nachgewiesen worden sind. Insbesondere spielt auch hier die eigenartige *Nekrose des Gewebes mit fibrinoider*

---

[1] *Sugiyama:* Acta. Scholae med. Kioto **11**, 579 (1929).
[2] *Fischer, L.:* Klin. Wschr. **29**, 1337 (1931).
[3] *Bauer* u. *Recht:* Wien. Arch. inn. Med. **23**, 11 (1932).
[4] *Ceelen:* Arch. klin. Chir. **173**, 742 (1932).
[5] *Jäger:* Virchows Arch. **284**, 526 (1932).

Durchtränkung eine grosse Rolle. Damit dürfte die Beweiskette geschlossen und gezeigt sein, dass es sich bei der jugendlichen Spontangangrän um eine *Allgemeinerkrankung des Gefäßsystems* handelt, die engverwandt ist mit der rheumatischen Gefäßschädigung der Periarteriitis nodosa. Zweifellos spielen also auch chronische Infektionen für die Entstehung der Krankheit eine erhebliche Rolle, während nach der *Rickerschen* Schule hier lediglich eine Konstitutionsanomalie vorliegen würde, die immer wieder zu Gefässkrämpfen führen soll. Auf jeden Fall tritt die Bedeutung des Gefässnervensystems für Pathogenese und Ätiologie der Spontangangrän ganz in den Hintergrund und ist nur insofern auch hier für uns von Bedeutung, als eben Empfindlichkeit und Überempfindlichkeit von Geweben, Gewebssystemen und Gefässen in Abhängigkeit vom Nervensystem stehen.

Auf die Fälle von Spontangangrän bei Diabetes oder die sehr seltenen bei Gravidität oder nach Infektionskrankheiten (*Sponheimer*[1]), auf die Endarteriitis obliterans mit Gangrän bei chronischer Nicotinvergiftung (*Silbert*[2]) erübrigt es sich, im einzelnen einzugehen. Bei der diabetischen Gangrän sind eine ischämische und eine nichtischämische Form unterschieden worden (*Ravault*[3]). Die nichtischämische diabetische Gangrän entwickelt sich von Druckstellen oder Verletzungsstellen aus durch Infektion, da ja bekanntlich der diabetische Organismus gegen Infektionen sehr wenig widerstandsfähig ist. Die ischämische Form dagegen entwickelt sich, wie bei schwerer Arteriosklerose, mit Anfällen von Cyanose, Abkühlung und intermittierendem Hinken. Hier dürften schwere sklerotische Gefässveränderungen, die Herabsetzung der Leistungsfähigkeit der terminalen Kreislaufbahn und die durch den Diabetes und die Acidose bereits stark herabgesetzte Vitalität des Gewebes die Hauptrolle spielen.

Im wesentlichen dürften hier überall die gleichen pathogenetischen Faktoren vorliegen und auch die organisch bedingten Fälle von Extremitätengangrän bei Jugendlichen (*Buergersche* Krankheit) unterscheiden sich höchstwahrscheinlich von der akuten Spontangangrän nur dadurch, dass hier der Prozess viel langsamer verläuft und sich primär oder sekundär endarteriitische Prozesse entwickeln. Zur Erklärung müssen wir heute annehmen, dass hier überall eine Überempfindlichkeit eines regionären Arterienbaumes einschliesslich der Arteriolen und Capillaren entsteht und dass durch die Einwirkung eines Stoffwechselgiftes auf Gefässe und Gewebe es zu schwerster lokaler Kreislaufstörung mit Capillarstasen und Arterienspasmus kommt und sich so die Gangrän entwickelt. Überall, wo wir etwas über die Ätiologie der Erkrankung erfahren, zeigt sich die Bedeutung von Stoffwechselstörungen und Giftwirkungen. Die neuen Erkenntnisse über die intensive Einwirkung von Gewebszerfallstoffen auf Kreislauf, Capillaren und Arteriolen

---

[1] *Sponheimer:* Beitr. path. Anat. **82**, 122 (1929).

[2] *Silbert:* J. amer. med. Assoc. **89**, 964 (1927).

[3] *Ravault:* Journ. méd. Lyon **7**, 235 (1926).

bieten eine wesentliche Stütze dieser pathogenetischen Auffassung. Bei der Entstehung der Spontangangrän haben wir in wesentlichen Punkten ähnliche Verhältnisse wie bei intensiver Kälteeinwirkung. Auch die Kälte führt leicht zu einem Arterienspasmus und zu verlangsamter Strömung in den erweiterten Capillaren, aber gleichzeitig schädigt die Kälte das Gewebe so stark, dass die Zellen den Sauerstoff des Blutes nicht mehr ausnützen können und so das abfliessende Venenblut trotz verlangsamter Capillarströmung sauerstoffreicher ist als in der Norm. Dass unter diesen Bedingungen leichter Stasen entstehen, dass auch das Blut durch die Kälte geschädigt wird, dass es erst nach langer Einwirkung dieser Schädigung zur irreparabelen Störung und zur Gangrän kommt, entspricht wiederum ganz den Vorgängen bei der *Raynaudschen* Krankheit. Selbstverständlich soll damit nicht gesagt sein, dass für die toxisch entstandene oder irgendwie konstitutionell gegebene Überempfindlichkeit des regionären Gefässbaumes nicht auch das Gefässnervensystem von Bedeutung ist und in den Ablauf der Erscheinungen eingreifen kann. Das zeigt sich ja schon in den vorübergehenden Erfolgen einer Verbesserung des Kreislaufes durch die Operationen von *Lériche* und besonders von *Adson* bei der *Raynaudschen* Krankheit. Andererseits kommt spontane Gangrän auch bei schwerer Schädigung oder Ausschaltung der centralen Gefässnervenreflexe, wie z. B. bei Tabes vor und wir wissen ja auch, dass eine Frostgangrän an den Füssen leichter entsteht bei Rückenmarksverletzung oder schwerer Rückenmarkserschütterung (Kriegserfahrungen).

Fassen wir das vorliegende Tatsachenmaterial zusammen, so dürfen wir die Pathogenese auch der reinen Fälle von Spontangangrän (ohne organische Gefässverschlüsse) als in ihren Grundzügen aufgeklärt betrachten. Es handelt sich um eine Überempfindlichkeit regionärer Kreislaufbezirke, in denen es unter dem Einfluss toxischer Substanzen oder dem Einfluss von lokal gebildeten Stoffwechselprodukten zum völligen Kreislaufstillstand und schliesslich zur Gangrän kommt. Dem Gefässnervensystem kommt hierbei keine vorherrschende oder primäre Rolle in der Pathogenese zu.

Die nächste Aufgabe der Forschung dürfte darin liegen, festzustellen, welche Gifte und welche Zellzerfallsstoffe im Gewebe und im Blute bei der Spontangangrän zur Wirkung kommen. Wir wollen aber nicht in den gegenteiligen Fehler verfallen und nun die Rolle des Gefässnervensystems in der pathogenetischen Entwicklung der nicht organisch bedingten Spontangrängan vernachlässigen. Die nervösen Einflüsse, Reflexe, Erregungen und Lähmungen greifen an vielen Stellen in das pathogenetische Geschehen ein, aber sie beherrschen es nicht, sie stellen nicht die Causa morbi dar und enthalten auch nicht den einzig wesentlich pathogenetischen Faktor. Es ist wie bei den Entzündungsreaktionen: Nervöse Reflexe greifen auch steigernd und hemmend in den Mechanismus der Entzündungsvorgänge ein, aber diese Vorgänge verlaufen, wenn auch verlangsamt, grundsätzlich in ganz der gleichen Weise, wenn wir alle Nerveneinflüsse ausschalten.

Es ist nicht nur unfruchtbar, sondern hemmt auch Forschung und Fortschritt, wenn man alle experimentellen Widerlegungen der *Rickerschen* Grundlehren unbeachtet lässt, ja als belanglos überhaupt nicht erwähnt.

Von den funktionellen Kreislaufstörungen, die in manchen Punkten Beziehungen zur Spontangangrän aufweisen, wäre hier auch die *Acrocyanose* zu nennen (vgl. *Adson* und *Brown*[1], *Cassirer* und *Hirschfeld*[2]). Diese Krankheit tritt auch zunächst anfallsweise auf, geht mit starker spastischer Verengerung der arteriellen Capillarschenkel einher bei atonischer Erweiterung der venösen Capillarschenkel. In vielen Capillarschenkeln besteht dabei vollständige Stase, livide Verfärbung der Blutsäule und die Krankheit geht später in konstante Cyanose der Hände und Füsse z. B. über. *Parisius* fand hierbei vor allem ein spastische Verengerung der kleinsten subcutanen Venen. Während der Anfälle besteht stets eine Blutdruckerhöhung und die Ätiologie (Alkohol, reichlicher Fleischgenuss, Nephritis, Hypertonie) weist auf die Bedeutung von Stoffwechselstörungen hin (*Cordier*[3]). Nach *Lewis* und *Landis*[4] entstehen hierbei ohne Mitwirkung der Vasomotoren autochthon in den Arteriolen Krampfzustände mit Verringerung der Blutdurchströmung und Abkühlung der Haut.

Zu erwähnen wäre an dieser Stelle auch die *Erythromelalgie*. Hier findet sich eine atonische Erschlaffung aller Capillarschenkel mit stärkster Capillarerweiterung und ohne alle spastischen Erscheinungen. Diese Capillarerweiterungen führen zu Schmerzanfällen in den befallenen peripheren Gebieten.

Lokale Gewebsnekrosen können je nach Art und Grad der einwirkenden Schädlichkeit in sehr verschiedener Weise entstehen. Wie unhaltbar die Thesen der *Rickerschen* Schule sind, geht schon daraus einwandfrei hervor, dass wir durch Lichtbestrahlung und Röntgenbestrahlung — also **nicht akut** zerstörende Einwirkungen — ausgedehnte Gewebsnekrosen erzeugen können und dass von einer wesentlichen Mitwirkung der Gefässe oder gar des Gefässnervensystems hierbei keine Rede sein kann. Denn wir können die gleichen Abtötungen von Zellen sowohl an der sich entwickelnden Eizelle, wo ja noch gar kein Kreislauf vorhanden ist, wie in der Gewebskultur hervorrufen. Der Gewebstod durch Hitze, durch Kälte zeigt sehr komplexe Vorgänge, die sich keineswegs den *Rickerschen* Gesetzen unterordnen. Selbst bei den vorzugsweise von *Ricker* studierten Adrenalinwirkungen zeigt sich das gleiche. Sie verlaufen ganz anders, wenn wir eine Gewebsschädigung anderer Art vorausgehen lassen, ja selbst wenn nur vorher einmal eine starke Adrenalinwirkung an der gleichen Gewebsstelle sich abgespielt hat: Dann werden unter der erneuten Adrenalinwirkung die Capillaren und kleinsten Arteriolen *weit*, weiter als vorher, und es entstehen infolge der bereits bestehenden Gewebs-

[1] *Adson* und *Brown:* J. amer. med. Assoc. **94**, 250 (1930).

[2] *Cassirer* und *Hirschfeld:* Spez. Path. u. Ther. inn. Krankh. von *Kraus* u. *Brugsch*, Bd. 10, Tl. 3. Berlin u. Wien: Urban u. Schwarzenberg 1924.

[3] *Cordier:* Arch. Mal. Coeur **13**, 241 (1920).

[4] *Lewis* und *Landis:* Dep. of Clin. Research, Coll. Med. School **15**, 229 (1930).

schädigung Stasen, während sich die grösseren Arterien in mäßiger Weise verengern. Auch wenn wir alle abführenden Venen unterbinden, kommt es infolge des lokalen Druckanstieges rasch zu einer Verengerung der zuführenden Arterie. Trotzdem erfolgt nun nach einiger Zeit — infolge der immer reicher sich ansammelnden gefässerweiternden Stoffwechselprodukte eine immer stärker werdende Erweiterung der Capillaren mit Austritt von Flüssigkeit und roten Blutkörperchen durch die jetzt schwer geschädigte Wand. Das ist aber nur möglich dadurch, dass eben auch durch die verengte Arterie immer noch Blut zugeführt wird und in die erweiterten Capillaren eindringt. Man kann also unmöglich das Absterben des Gewebes hier von der Arterienverengerung ableiten.

Wie ausschlaggebend die Gewebsschädigung bei der Kreislaufstörung ist, geht aus sehr einfachen Untersuchungen über Fettembolie hervor. Man kann z. B. durch wiederholte intravenöse Injektionen unglaubliche Mengen von Öl in die Lungengefässe bringen, es entsteht trotz der Ausfüllung zahlreicher Gefässe mit Öl kein Infarkt. Wenn man aber diesem Öl eine Spur gewebsschädigender Stoffe (z. B. Crotonöl, Terpentin, Quecksilbersalze usw.) zusetzt, so bekommt man sofort multiple typische anämische Lungeninfarkte (eigene Beobachtungen[1]).

Ist einmal die Pathogenese der reinen Formen von juveniler Spontangangrän, d. h. der Fälle, bei denen organische Gefässverschlüsse nachweisbar keinerlei Rolle spielen, aufgeklärt, so dürfte auch die Erklärung der Fälle, die mit endarteriitischen Veränderungen einhergehen, nicht schwierig sein (vgl. *Gruber*[2], *Dürck*[3], *Assmann*[4]). Ganz im Sinne von *Gruber* und *Neubürger*[5] handelt es sich also bei der „Thrombangitis obliterans“, bei der Endangitis, um eine stark erhöhte Überempfindlichkeit des peripheren Gefäßsystems, die auf exogene Schädigungen verschiedener Art zu schweren funktionellen Störungen und nur in den sehr langsam verlaufenden Fällen zu der durchaus sekundären Endarteriitis führt. Gifte, Infektionen, Stoffwechselstörungen spielen hier in der äusseren Ätiologie die grösste Rolle und auch bei der schweren Stoffwechselstörung der Zuckerkrankheit dürfte die diabetisch-ischämische Gangrän in grundsätzlich gleicher Weise entstehen (über Störungen der peripheren Gefässe bei Diabetes, vgl. *Labbé*[6] und *Starr*[7]).

b) Arterienkrämpfe in anderen Organen.

Noch eine ganze Reihe weiterer pathologischer Prozesse hat man mit mehr oder weniger grosser Berechtigung auf spastische Gefässcontractionen zurück-

---

[1] *Fischer, Bernh.:* Münch. med. Wschr. **1922**, 814; Frankf. Z. Path. **27**, 98 (1922) u. Dtsch. path. Ges. 20. Tagg. Würzburg, S. 291 (1925).

[2] *Gruber:* Z. Kreislaufforsch. **1931**, H. 17 u. 18.

[3] *Dürck:* 25. Tagg. Dtsch. path. Ges. Berlin 272, 1930.

[4] *Assmann:* Klin. Wschr. **1929**, 1342.

[5] *Neubürger:* Klin. Wschr. **1932**, 533.

[6] *Labbé:* Presse med. **33**, 281 (1925).

[7] *Starr:* J. med. Sci. **180**, 149 (1930).

geführt. Ich erwähne die Migräne, den epileptischen Anfall (*Spielmeyer*[1]), die Gefässkrämpfe bei Eklampsie (*Hofbauer*[2]) das intermittierende Hinken (*Zak*[3], *Neuda*[4]) und die disseminierten Hautnekrosen bei Angioneurose (*Bulle* und *Haase*[5]). Wenn *Neubürger*[6] auch die Entstehung mancher Niereninfarkte auf traumatisch bedingte Gefässkrämpfe zurückführen will, so steht einer solchen Annahme die Tatsache entgegen, dass eben ein Trauma im gesunden Organismus, wie früher bereits eingehend dargelegt, wohl zu einem Gefäßspasmus führt, dass dieser Krampf sich aber lösen muss, bevor eine Gewebsnekrose eintritt. Es ist also zum mindesten notwendig, in solchen Fällen anzunehmen, dass pathologische Empfindlichkeiten des Gefässbaumes und vor allem, dass schon primäre Gewebsschädigungen vorliegen, wodurch die Auswirkungen eines Arterienkrampfes ganz andere werden. Wir wissen ja auch aus experimentellen Erfahrungen am Kaninchenohr, am Herzen sowohl wie an der Niere, dass das bereits toxisch geschädigte Organ auf Kreislaufstörungen sehr viel intensiver und sehr viel leichter z. B. mit Infarktbildung reagiert.

Trotz alledem werden wir mit der Annahme funktioneller Gefässkrämpfe und Arterienspasmen zur Erklärung pathologischer Befunde kritisch und vorsichtig sein müssen. Lässt man eine solche Kritik beiseite, so kann man mit der Hypothese von Arterienspasmen allerdings sehr viel erklären. Wir wissen heute aus zahlreichen Tatsachen, dass das lebendige Gewebe, das einmal einer exogenen Schädigung, Reizwirkung, ausgesetzt war, später auf die Anwendung des gleichen Reizes, ja sogar zuweilen eines andersartigen Reizes, ganz anders reagiert, wie bei der ersten Einwirkung. Dasselbe hat auch *Ricker* bei seinen Kreislaufstudien festgestellt und daraus geschlossen, das die Reaktionsfähigkeit des Gefässnervensystems durch den ersten Reiz verändert sei und noch auf lange Zeit sich diese Veränderung nachweisen lasse. Aber es scheint uns auch hier der Beweis, dass die andersartige Reaktion, selbst die andersartigen Gefässreaktionen in dem wiederholt gereizten Gewebe, auf einer Änderung des Gefässnervensystems beruhe, nicht erbracht zu sein. Jedes lebendige Gewebe zeigt eine Allergie bei Wiederholung der Reizung und wir haben daher ein *Grundgesetz der lebendigen Substanz* vor uns, das für die Erklärung der Zweckmäßigkeit des lebendigen Geschehens überhaupt herangezogen worden ist. Ich erinnere nur an die „*Mneme*" von *Semon* und den „*Mnemismus*" von *Bleuler*. Die veränderten Gefässreaktionen nach wiederholter Reizung, auch nach traumatischer Schädigung, ordnen sich durchaus diesen Gesetzen unter.

Vor allem aber darf man die *Rickerschen* Stufengesetze zur Erklärung pathologischer Vorgänge nicht zur Anwendung bringen unter völliger Nicht-

---

[1] *Spielmeyer:* Z. Neur. **109**, 501.

[2] *Hofbauer:* Zbl. f. Gynäk. **1918**, 1330.

[3] *Zak:* Med. Klin. **1923**, 454.

[4] *Neuda:* Wien. klin. Wschr. **36**, 268 (1923).

[5] *Bulle* und *Haase:* Münch. med. Wschr. **1927**, 1498.

[6] *Neubürger:* Virchows Arch. **265**, 789 (1927).

beachtung der von ihm selbst aufgedeckten und betonten Tatsachen. Heute wird von nicht wenigen Autoren der Erklärung mancher schwerer Krankheitsbilder ein durchaus hypothetischer Arterienkrampf zugrunde gelegt unter Berufung auf *Ricker* und mit der weiteren Behauptung, dass durch nervale Reizung, ja durch einfache traumatische Schädigung erzeugte Arterienkrämpfe zum völligen Absterben, zur Nekrose des Gewebes der zugehörigen Gefässbahn führen, obwohl *Ricker* sehr deutlich hervorhebt, dass ein Gefäßspasmus, ein Arterienkrampf niemals zum Gewebsuntergang führt. Trotzdem ist heute in zahlreichen Arbeiten zu lesen, dass die Umstellung des Gefässnervensystems bei wiederholter exogener, ja bei einfacher traumatischer Reizung Arterienkrämpfe mit sekundären Gewebsnekrosen erzeugt, wie z. B. eine für den Gesamtkörper sicher sehr bedeutungsvolle Herzmuskelnekrose.

Auch bei der *Angina pectoris* und der Entstehung der anämischen *Infarkte des Herzmuskels* werden wir auf Grund der allgemeinen Erfahrungen dazu neigen, in einem Gefäßspasmus nicht ohne weiteres und allein die Ursache einer eintretenden Herzmuskelnekrose zu sehen. *Gruber* und *Lanz*[1] beschreiben einen Fall von Epilepsie, der trotz ganz normaler Coronararterien frische Herzmuskelnekrosen aufwies. Wenn die letzteren durch Kreislaufstörungen entstanden sind, was ja wohl sicher angenommen werden muss, so muss auch hier wohl noch ein anderer toxischer Faktor mit im Spiel gewesen sein.

Wie vorsichtig wir mit der Annahme von Gefässkrämpfen zur Erklärung krankhafter Vorgänge sein müssen, das haben in letzter Zeit die ausgezeichneten Untersuchungen von *Thomas Lewis*[2] und seinen Mitarbeitern sehr eindrucksvoll gezeigt. Bisher wurde allgemein angenommen, dass das *intermittierende Hinken* und der dabei auftretende Muskelschmerz durch Arterienspasmus entstehe, obwohl es bisher nie einwandfrei gelungen ist, in einem Anfall von intermittierendem Hinken einen Gefässkrampf nachzuweisen. Mit einer einfachen Funktionsprüfung, nämlich einer 5 Minuten dauernden Zirkulationsunterbrechung an der Extremität konnte *Lewis* nun zeigen, dass die danach einsetzende reaktive Hyperämie an einem gesunden Bein innerhalb von 4 Sekunden auftritt, an einem Bein mit intermittierendem Hinken dagegen erst nach 1,5—2 Minuten. Die sklerosierten Gefässe sind also hier nicht mehr so anpassungsfähig (Verlust der „Weitbarkeit", vgl. *Strasburger* S. 48) und das Auftreten der Schmerzen hängt ganz genau von der noch vorhandenen Durchblutung und der geleisteten Arbeit ab. Die Gefässe des schmerzenden Beines sind dagegen auf dem Höhepunkt der Schmerzen nicht spastisch verengt, sondern weit dilatiert. Unterbricht man den Kreislauf einer gesunden Extremität und lässt ihre Muskeln arbeiten, so treten ganz regelmäßig nach 25 bis 45 Sekunden Schmerzen ein, die nach 60—80 Sekunden unerträglich werden und weitere Contractionen unmöglich machen. Die Versuche von *Lewis* zeigen

---

[1] *Gruber* und *Lanz:* Ischämische Herzmuskelnekrose bei einem Epileptiker. Arch. f. Psychiatr. **61** 98 (1920).

[2] *Thomas Lewis, Pickering* and *Rothschild:* Heart. **15**, 359. Jul 1931.

nun einwandfrei, dass nicht der Sauerstoffmangel die direkte Ursache dieser
Störungen ist, sondern die reichliche Ansammlung von Stoffwechselprodukten
der Muskelarbeit. Lässt man den Muskel daher schon vorher arbeiten, so tritt
nach der Unterbindung die zur Schmerzerregung nötige Konzentration der
Stoffwechselprodukte schon früher ein. Es lässt sich zeigen, dass ganz in der
gleichen Weise der Schmerz bei Angina pectoris dann auftritt, wenn die Durchblutung des Herzmuskels schlecht ist und gleichzeitig eine erhöhte Arbeit vom
Herzmuskel gefordert wird.

Auch für das *intermittierende Hinken* darf die Annahme eines ursächlichen
Gefässkrampfes heute als *widerlegt* gelten. Die Behauptung, dass bei dieser
Störung die Arterien auf Wärme mit einer Contraction statt mit einer Erweiterung reagieren, ist besonders durch die Arbeiten von *Lewis* widerlegt
worden. Die cyanotische Farbe des Fusses bei dieser Erkrankung in der Wärme
beruht lediglich darauf, dass die grossen Gefässe ihre Erweiterungsfähigkeit
durch anatomische Veränderungen in hohem Grade verloren haben und das
erwärmte Gewebe mehr Sauerstoff verbraucht (vergl. *Rothschild*[1]).

Die gleichen Schlussfolgerungen ergeben sich aus den im letzten Jahre
mitgeteilten anatomischen und experimentellen Untersuchungen von *Büchner*[2],
die zugleich ein helles Licht auf die Entstehung lokaler Nekrosen im
Organismus durch funktionelle Überbelastung werfen. Wir erwähnten schon
die neuesten Arbeiten von *Rein*, die gezeigt haben, dass die Kranzaderdurchblutung des Herzens in absoluter Abhängigkeit von der Herzarbeit
steht und nicht vom mittleren Aortendruck abhängt. Eine erhöhte Herzarbeit erfordert also unbedingt eine stärkere Kranzaderdurchblutung. Nun
hat *Büchner* überzeugend dargelegt, dass bei den drei wichtigsten Grund-
krankheiten der Angina pectoris, der Coronarsklerose, der Aortenlues und
der Aorteninsuffizienz eine starke *Beeinträchtigung der Kranzaderdurchblutung*
besteht. Wenn bei einer solchen Grundkrankheit erhöhte Anforderungen
an die Herztätigkeit gestellt werden, so wird es sehr leicht zu einem Missverhältnis zwischen Durchblutung und funktioneller Belastung des Herzmuskels kommen. Hält eine solche Störung längere Zeit an, so wird sich
dieses Missverhältnis in einer schweren Schädigung der arbeitenden Muskelfasern auswirken müssen, denn es wird zu wenig Sauerstoff zur Resynthese
der Contractionssubstanzen zugeführt, die Milchsäure und andere Stoffwechselprodukte müssen sich ansammeln und so eine Gewebsschädigung herbeiführen. *Büchner* zeigte nun, dass bei Angina pectoris, wenn nach dem Anfall
bis zum Tode mehrere Stunden oder 1—2 Tage vergangen waren, regelmäßig
multiple frische Nekrosen an typischen Stellen im Herzmuskel bei mikroskopischer Untersuchung zu finden sind. Tritt der Tod im Anfall sofort ein, so
fehlen diese Nekrosen noch. War aber eine längere Zeit zwischen Anfall und Tod
vergangen, so fanden sich regelmäßig entsprechend junge oder alte Narben.

---

[1] *Rothschild, P.*: Klin. Wschr. 1933, 70.
[2] *Büchner*: Westd. Path.-Tag. Wiesbaden, Sept. 1932 u. Klin. Wschr. **1932**, 1737.

Büchner kommt selbst zu dem Schluss, dass wir zur Erklärung dieser Tatsachen auf die Annahme eines *Krampfzustandes* der Coronararterien *verzichten können*.

Eine sehr starke Stütze seiner Anschauungen konnte er aber weiter durch den Tierversuch beibringen. Es gelang ihm nämlich, diese am menschlichen Herzen bei Anfällen von Angina pectoris beobachteten und typisch lokalisierten Herzmuskelnekrosen in ganz der gleichen Form und Lagerung am Kaninchen künstlich hervorzurufen, wenn er die Tiere künstlich anämisch machte und dann zu einer starken körperlichen Leistung zwang (Lauftrommel). Durch diese Versuchsanordnung wird eben künstlich einem zu höchster Arbeit gezwungenen Organbezirk zu wenig sauerstoffreiches Blut zugeführt und wenn dies Missverhältnis genügend lange anhält, so genügt es zur irreparablen Schädigung der Zellen. Es ist daher auch ein Irrtum, anzunehmen, dass zur Entstehung einer solchen Nekrose immer ein Gefässkrampf unbedingt nötig sei. Es scheint mir zweifelhaft, jedenfalls durch nichts bewiesen zu sein, dass in den *Büchnerschen* Versuchen ein Krampf von Ästen der Coronararterien vorlag. Gewiss wird es hier durch die Ansammlung der reichlichen und toxischen Stoff-wechselprodukte zu einer Gewebsschädigung und wohl auch zu einer lokalen Kreislaufstörung gekommen sein, aber doch nicht in dem Sinne, dass diese Kreislaufstörung das primäre, die Ursache der Nekrose gewesen ist. Auch hier steht wieder das Geschehen im Gewebsstoffwechsel ganz im Vordergrund der Pathogenese und nicht irgendein primärer Gefässkrampf. Wenn ich auf Grund zahlreicher sichergestellter Beobachtungen am Menschen und der direkten Beobachtungen im Tierversuch behauptet habe, dass ein funktioneller Gefässverschluss **allein** nicht zu organischen Veränderungen führen kann, so muss ich diesen Satz auch entgegen *Hiller*[1] durchaus aufrecht erhalten. Nur habe ich den Eindruck, dass hierbei von vielen der Teil des Satzes, auf dem der Nachdruck liegt, übersehen oder nicht genügend beachtet wird. Ich behaupte, dass funktionelle Gefässverschlüsse, Arterienspasmen *nur dann* zum Gewebsuntergang führen, wenn noch andere *Hilfsursachen* dazu kommen. Die letzteren sind oft genug nicht ohne weiteres erkennbar, aber es wird auch viel zu wenig nach ihnen gesucht. Eine gleichzeitig bestehende schwere Anämie, eine gleichzeitig bestehende allgemeine toxische Einwirkung oder eine lokale Schädigung aus anderen Ursachen, eine funktionelle Überanstrengung müssen sofort die Auswirkung eines Arterienkrampfes fundamental beeinflussen. Gerade darin liegt jetzt die Hauptaufgabe, *diese weiteren Voraussetzungen* für die schädliche Wirkung von Gefässkrämpfen aufzudecken. Diese weitere Voraussetzung kann vielleicht auch darin gegeben sein, dass solche Krämpfe sich häufig wiederholen und dadurch aus einer leichten, reparablen eine immer schwerere und schliesslich irreparable Schädigung wird. Gerade die *Büchner-schen* Versuche zeigen, wie wichtig und ausschlaggebend die Kombination zweier Schädigungen ist: weder eine körperliche Überanstrengung, noch eine künstlich erzeugte Anämie führen für sich allein zur Herzmuskelnekrose,

---

[1] *Hiller*: Münch. med. Wschr. **1932**, 1517.

während die Kombination beider Schädigungen die typische und schwere
Herzschädigung mit grosser Regelmäßigkeit erzeugt.

Auch bei der *Epilepsie* liegt es natürlich nahe, als Erklärung für den
epileptischen Anfall Gefäßspasmen anzunehmen. Aber die direkte Beobachtung
des lebenden Gehirns von Epileptikern auch während des künstlich ja leicht zu
erzeugenden Krampfanfalls hat gezeigt, „dass die Gefässzusammenziehung,
das Blasswerden der Hirnrinde, keinesfalls als regelmäßige Teilerscheinung
des Insults bezeichnet werden darf; als auslösendes Moment kommt sie generell
nicht in Betracht". Dagegen ist sie „als Vorbote des kommenden Anfalls
anzusprechen" (*Krause* und *Schum*[1], vgl. auch S. 114). Besonders *Spielmeyer*[2] ist
für die Entstehung des epileptischen Anfalles durch Angiospasmus eingetreten.
Als Beweis wird die im Gehirne der Epileptiker häufig auftretende Sklerose des
Ammonshorns angeführt. In vielen Fällen von Epilepsie findet sich im Ammonshorn, besonders in dem mit Gefässen schlecht versorgten *Sommerschen*
Sektor, ein langsamer Schwund der Ganglienzellen mit sekundärer und reak-
tiver Gliawucherung. Auch diese Befunde beweisen keineswegs, dass ein Gefäss-
spasmus bei Epilepsie zum Absterben von Gehirngewebe führt. Es wäre ja
sehr merkwürdig, dass dieser Vorgang sich dann immer nur an einer Stelle des
Gehirns abspielen soll, während wir doch wissen, dass epileptische Krampf-
anfälle von sehr verschiedenen Gehirngebieten ihren Ausgang nehmen können.
Auch ist es sicher, dass lokale Kreislaufstörungen verschiedener Art, auch
starke Gefässerweiterungen, wie die direkte Beobachtung am Lebenden zeigt,
epileptische Krämpfe auslösen können (vgl. *O. Foerster*[3]). Die Ammonshorn-
sklerose ist deshalb nicht beweisend, weil bei der Epilepsie eine Schädigung des
Gesamtgehirns nachgewiesen ist und es ohne weiteres verständlich ist, dass mit
Blut dürftig versorgte Hirnbezirke hierbei stärker leiden.

Zudem wissen wir, dass häufig wiederholte epileptische Anfälle den
gesamten Organismus in hohem Grade schädigen und auch das Kreislaufsystem
in stärkster Weise beeinflussen. Wir haben also keineswegs reine und eindeutige
Bedingungen vor uns, die uns ohne weiteres gestatten, die Pathogenese der bei
manchen Epileptikern gefundenen anatomischen Veränderungen klar zu
erkennen und reine Arteriencontractionen als Ursache auftretender Gewebsschädigungen anzunehmen.

Die erwähnten, gewiss sehr wichtigen Befunde beweisen auch für die
Epilepsie noch nicht, dass die dort auftretenden Gefäßspasmen bis zur Gewebsnekrose bestehen bleiben. Es wäre ja ganz unverständlich, warum dann immer
nur das Ammonshorn betroffen wäre und gerade die klinische Beobachtung
zeigt ja, dass auch der bei der Epilepsie auftretende Gefäßspasmus vorübergeht,

---

[1] *Krause* und *Schum:* Spezielle Chirurgie der Gehirnkrankheiten, die epileptischen
Erkrankungen. Bd. 49a/II der Neuen Dtsch. Chir. herausgegeb. v. Küttner, Stuttgart:
Ferdinand Enke 1931.

[2] *Spielmeyer:* Dtsch. Z. Nervenheilk. **94**, 54 (1926).

[3] *Foerster, O.:* Dtsch. Nervenheilk. **94**, 15 (1926).

sich löst, dass der epileptische Anfall vorübergeht und nicht zu Gehirnerweichungen, Nekrosen oder Apoplexien führt. Auch das Auftreten multipler Schwielen in Epileptikerherzen (*Neubürger*[1]) scheint uns noch kein vollgültiger Beweis zu sein. Gewiss mag man beim Epileptiker eine Neigung zum Gefäßspasmus annehmen, aber zur Entstehung der Gewebsnekrose genügt das nicht, wir müssen es als höchst wahrscheinlich halten, dass hier zu dem Gefäßspasmus noch andere schädigende Faktoren hinzugetreten sind.

Als *Nothnagel* im Jahre 1876 die Lehre vom Angiospasmus aufstellte und eine Reihe von Krankheitsbildern bei sehr nervösen Frauen durch die Annahme eines Angiospasmus erklärte, handelte es sich ebenfalls um *vorübergehende* Störungen, nicht um solche mit Gewebsnekrose oder anderen schweren Folgen. In neuester Zeit hat *Curschmann*[2] einen eindrucksvollen Fall von „Angina pectoris vasomotorica" beschrieben, der verbunden war mit Anfällen von Asphyxie der Finger, Hemikranie, Ischämie des Augenhintergrundes, Gehörstörungen und Darm- und Nierenkoliken. Alle diese Erscheinungen werden wie die Herzanfälle auf Arterienkrämpfe zurückgeführt und es spricht vieles für die Richtigkeit dieser Erklärung. Für uns ist nur das Wichtige, dass bei richtiger Behandlung all diese Krampfzustände nicht nur *verschwinden*, sondern auch keinerlei Dauerschädigung hinterlassen. Vorübergehende Lähmungserscheinungen an verschiedenen Organen des Körpers durch Nicotinmissbrauch sind von *Külbs*[3] beschrieben worden, die sämtlich nach Rauchverbot vollkommen und ohne Spuren zu hinterlassen verschwanden.

Gerade für die Migräne, für die ja die Flüchtigkeit der Erscheinungen und die Folgenlosigkeit selbst der zahlreichen und immer wiederholten Anfälle charakteristisch ist, ist die Auffassung eines segmentierten cerebralen Gefässkrampfes durch zahlreiche Erfahrungen sehr gut begründet (*L. Hahn*[4]). Die Beweise für die angiospastische Entstehung des Migräneanfalles liegen in der Einseitigkeit und Flüchtigkeit der cerebralen Lokalzeichen und des Kopfschmerzes, in der Blässe und Temperaturherabsetzung der gleichseitigen Gesichtshälfte, in der Verengerung der Arteria temporalis und in der gelegentlichen Beteiligung anderer Gefässgebiete am Krampf (Retina, Extremitäten, Herz und Splanchnicusgefässe). Vasoconstrictorische Einflüsse, wie Kälte, können bei Migränekranken einen Anfall herbeiführen, krampflösende Mittel wirken lindernd, die intravenöse Papaverininjektion, in Beginn des Anfalles ausgeführt, hebt regelmäßig den Gefässkrampf und damit den Anfall auf. Sympathicusresektionen führen in einzelnen Fällen zu Dauererfolgen. Auch hier betont *Hahn* die überragende Bedeutung der blutchemischen Beeinflussung der Gefässweite im Gehirn gegenüber den nervösen Reflexen. Vor allem

---

[1] *Neubürger:* Myokard bei Epileptikern. 23. Tag. Dtsch. path. Ges. Wiesbaden 1928, S. 487.

[2] *Curschmann:* Med. Klin. 1931, Nr 31.

[3] *Külbs:* Klin. Wschr. 1931, 2159.

[4] *Hahn, L.:* Med. Klin. 1932, Nr 22.

hat sich auch hier wieder gezeigt, dass Arterienkrämpfe keineswegs zu irreparablen Gewebsschädigungen führen, selbst im Gehirn nicht, weil ganz gesetzmäßig und zwangsmäßig eine sekundäre Gefässerweiterung am gesunden Gefäss nach jedem Spasmus eintritt unter der Einwirkung der dilatierenden Stoffwechselprodukte. Nach den experimentellen Untersuchungen von *Ricker* und *Tannenberg* zeigt auch der pharmakologisch erzeugte Arterienkrampf regelmäßig die zweite Phase der *Gefässerweiterung*. *Hahn* unterscheidet entsprechend den klinischen Bildern drei ineinander übergehende Phasen des Migräneanfalles, nämlich: 1. Den *Arterienkrampf*, der in den periphersten Teilen einsetzt und auf die mittleren und grösseren Carotis- oder Vertebraläste übergreift. 2. Die *sekundäre Gefässerweiterung* durch die am Orte der Blutleere entstandenen gefässerweiternden Stoffwechselprodukte. 3. Die durch die ebenso entstandene *Gefässwandschädigung* ins Gewebe erfolgende *Transsudation* von Blutflüssigkeit. Wir sehen also, alle diese tatsächlichen Feststellungen stimmen mit den genauen Analysen der Krankheitsvorgänge genau überein und stimmen ebenso überein mit den direkten Beobachtungen der Kreislaufvorgänge am lebenden Tier.

Erklärungen pathologischer Prozesse durch die Annahme von Gefässkrämpfen können wir daher nur berücksichtigen, wenn wirklich hinreichende Unterlagen für solche Annahmen beigebracht werden. In neuerer Zeit werden Hypothesen dieser Art auch bei Krankheitsbildern herangezogen, wo irgendeine genügende Unterlage völlig fehlt. Wir müssen solche Erklärungen dort ablehnen, wo sie einer kritischen Untersuchung nicht standhalten.

Dieser Einwand trifft auf mancherlei Arbeiten in der neuesten Literatur zu, aber die stärkste Kritik fordern doch in dieser Richtung mehrere Arbeiten heraus, die *R. Beneke*[1] in den letzten Jahren veröffentlicht hat. Dieser Autor führt nicht nur die erwähnten Veränderungen, sondern auch noch zahlreiche andere auf Gefäßspasmen zurück. Seine Angabe, dass der Herzmuskel dieser Schädigung besonders ausgesetzt sei, weil er einen solch ungeheuren Bedarf an Sauerstoff habe, trifft bereits nicht ganz zu, da ja der Herzmuskel der einzige ist, der sogar ohne jeden Sauerstoff lange Zeit durch Zuckerspaltung erhebliche Arbeit leisten kann (vgl. S. 64). Aber *Beneke* führt ungefähr alle Nekrosen, die im Körper auftreten, auf Gefäßspasmen zurück und zwar auf akute, rasch vorübergehende Gefäßspasmen, die vor allem durch ein Trauma ausgelöst werden sollen. Die akute Pankreasnekrose, das Magen- und Darmgeschwür, die Milznekrosen, die Nekrosen der Hypophyse, ja sogar die akute gelbe Leberatrophie sind nach *Beneke* Folgen einfacher Arterienspasmen, zumeist nach einem, mehr oder weniger leichten Trauma entstanden. Akute Hodennekrosen, Hodenblutungen bei Neugeborenen werden ebenso erklärt und sogar die weissen Infarkte der Placenta entstehen durch Spasmus der Placentaarterien. Wenn

---

[1] *Beneke, R.:* a) Beitr. path. Anat. 88, 568 (1932); b) Münch. med. Wschr. 1931, Nr 42 ff.; c) Erg. Path. 36, 893—1027 (1932); d) Ärztl. Sachverst.ztg. 1932, Nr 14; e) Zbl. inn. Med. 1932, Nr 31.

dabei in den Arterien oder Arteriolen selbst Thrombosen gefunden werden, so bezeichnet *Beneke* sie als *Sekundär*thrombosen, auf dem Boden des Arterienspasmus entstanden, obwohl das auch im Experiment noch nie beobachtet wurde. Sogar die so ausserordentlich schwierige und komplexe Frage der Geschwulstgenese wird von *Beneke* auf dem gleichen Wege gelöst. Selbst ein leichter Stoss an den Kopf, ja selbst ein psychisches Trauma (Erschrecken) kann nach *Beneke* zu spastischer Contraction von Gehirnarterien führen. Die Folge sind Nekrosen des Gehirngewebes und aus dem Rande der Gehirnnekrosen können sich schon in kurzer Zeit Gliome entwickeln. Es ist klar, dass auf diesem Wege zahlreiche Gehirntumoren selbst durch leichte Traumen entstehen. Es wird uns nicht wundern, dass *Beneke* die angeborenen Gliome als Spätfolgen von ischämischen Gehirnnekrosen durch das Geburtstrauma und in ähnlicher Weise die Dura- und Piatumoren erklärt. Auch die Geschwülste der Hypophyse, der Nebennieren und anderer Organe gehen aus „angiospastischen Gewebsnekrosen" hervor. Da aber nach *Beneke* die Gefäßspasmen sich auch *fernab* von der Stelle des einwirkenden Traumas entwickeln können, so dürfte es kaum mehr eine Frage der Pathologie geben, die nicht auf diesem Wege gelöst werden kann. Die endgültige Lösung all dieser Fragen erwartet *Beneke* von der genaueren Anamnese der Erkrankten und es wird uns bei der Bedeutung der Unfallentschädigung und Unfallversicherung nicht wundern, wenn dieses intensive Forschen nach der traumatischen Ätiologie bei zahllosen Krankheiten in Zukunft Erfolg haben wird. Die Pathogenese der angeführten Geschwulstbildungen und Krankheiten ist nach *Beneke* bereits so klar, dass die wissenschaftliche Entscheidung über den tatsächlichen kausalen Zusammenhang dieser Krankheiten mit Trauma und Gefäßspasmus nicht mehr sehr schwer zu treffen sein wird. „Hierüber," sagt *Beneke* wörtlich, „können in Zukunft nur genauere Anamnesen Aufschluss geben."

Derartige Hypothesen bedürfen eigentlich nur aus dem Grunde einer Widerlegung, weil wir eine Unfallgesetzgebung haben und dadurch zahlreiche, auch einer leisen Kritik nicht standhaltende Ansprüche auf Unfallentschädigungen geradezu künstlich herangezüchtet werden. Ich verweise auf meine soeben erschienene eingehende Widerlegung der *Benekeschen* Hypothesen über die traumatische Entstehung der Gliome[1].

IV. Die typische Apoplexie des Gehirns.

Auf die Einzelheiten all der verschiedenen pathologischen Vorgänge, die mit funktionellen Kreislaufstörungen mit Recht oder mit Unrecht in Verbindung gebracht worden sind, können wir an dieser Stelle nicht näher eingehen. Nur ein sehr wichtiger, praktisch und theoretisch höchst bedeutsamer Vorgang soll hier noch kurz besprochen und in seinen pathogenetischen Faktoren nach dem

---

[1] *Fischer-Wasels, B.*: Die traumatische Entstehung der Gliome und Piatumoren nach R. Beneke. Mschr. f. Unfallheilk. **1932**, Nr 11, 488 und „Grundfragen der Geschwulstforschung" Frankf. Z. Path. **44**, 177 (1932).

augenblicklichen Stande der Wissenschaft dargelegt werden: *Die Entstehung der spontanen Hirnblutung, der Apoplexie.* Es steht hier nicht der Raum zur Verfügung, das interessante Kapitel der Spontanblutung überhaupt im einzelnen zu erörtern. Auch im Gehirn kommen Blutungen vor, die den spontanen Blutungen in anderen Körperregionen entsprechen. Aber die eigentliche Apoplexie, besonders die typische Blutung in den Stammganglien des Gehirns bei älteren Leuten, ist ein besonderer, typischer Vorgang, dessen Pathogenese aufzuklären schon seit langem viele Forscher gereizt hat.

Früher, noch zu unserer Studentenzeit war die Antwort auf die Frage nach der Entstehung der spontanen Hirnblutung eine sehr einfache: Die Gefässe waren sklerotisch erkrankt und die kranke Gefässwand platzte eines Tages, wodurch die Hirnblutung erklärt war.

Das war einfach im wesentlichen die Erklärung der Hirnblutung durch Reissen von Hirnarterien, wie sie schon von *Morgagni* gegeben worden war.

Da zudem noch mancherlei klinische Beobachtungen dafür sprachen, dass eine plötzliche allgemeine Blutdrucksteigerung für das Zustandekommen der Blutung von Bedeutung war, so schien diese Lehre hinreichend gesichert. Aber die genauere anatomische Untersuchung der Gehirne mit typischer Apoplexie deckte eine Reihe von Tatsachen auf, die mit der soeben gegebenen Erklärung sehr schwer zu vereinbaren waren. Während man z. B. bei den oft recht kleinen Aneurysmen der basalen Hirnarterien die Quelle der Blutung, die Gefässruptur leicht finden konnte, liess sich im anatomischen und mikroskopischen Präparat (auch bei Serienschnittuntersuchungen) eine solche einwandfreie Gefässruptur bei der typischen Apoplexie *nicht* so leicht nachweisen. Man fand nur die sog. Miliaraneurysmen der Gehirngefässe nach *Charcot* und *Bouchard* 1868. Das waren aber keine echten Aneurysmen, insbesondere keine Gefässrisse, sondern Hämatome der Arterienwand, die oft noch weitere Veränderungen zeigte, und insbesondere zeigten sich diese Wandhämatome häufig multipel und an zahlreichen Ästen eines Arterienbaumes. Besonders genau und eingehend hat *Pick* mit *Ellis* diese Hirnarterienaneurysmen untersucht und beschrieben, nachdem *Pick* in der Schüttelmethode einen sehr einfachen und schonenden Weg zur Auffindung dieser Miliaraneurysmen angegeben hatte. *Pick* betont aber ausdrücklich, dass bei diesen Untersuchungen kein einziges „wahres" Hirnarterienaneurysma gefunden wurde, sondern nur dissezierende oder falsche Aneurysmen. Es handelt sich hier um verschieden ausgebildete *intramurale Hämatome* der Arterienwand, zuweilen kombiniert mit den später noch zu besprechenden sekundären Gefässwandveränderungen, aber nicht um ältere echte Aneurysmen, die schliesslich zur Ruptur und damit zur Blutung führen, wie das etwa an den basalen Hirnarterien und ganz ausnahmsweise auch einmal an den intracerebralen Arterien beobachtet wird. Besonders bedeutungsvoll für jede Schlussfolgerung aus diesen Befunden ist aber die Tatsache, dass diese Hirnaneurysmen im Bereiche der Blutungen gewöhnlich multipel gefunden werden und ein ganzer Gefässbaum im Bereich der Apoplexie mit solchen Miliaraneurysmen besetzt sein kann. Hier lag also und zwar gerade bei massiven Hirnblutungen keineswegs eine Gefässruptur vor, sondern hier musste offenbar eine gemeinsame Ursache für die an mehreren Stellen gleichzeitig auftretenden Veränderungen angenommen werden. Wenn trotzdem auch einzelne Autoren bis in die neueste Zeit behauptet haben, dass die typische Hirnblutung durch eine Gefässruptur, ein primäres Zerreissen von Gefässen entstände (*Böhne*[1], *Rühl*[2] aus dem Freiburger pathologischen Institut und *Beitzke*[3], *Hiller*[4], *Wolff*[5]), so können wir in den mitgeteilten anatomischen Befunden einen hinreichenden Grund oder gar einen überzeugenden Nachweis *primärer* Gefässrupturen nicht finden.

Von einem Teil dieser Autoren wird auch durchaus zugegeben, dass der histologische Nachweis solcher Gefässrisse nicht erbracht ist und auch nicht zu erbringen sei, „weil am ausgebildeten Herd die ursächlich primäre Gefässruptur von den sekundär abgerissenen Gefässen nicht zu unterscheiden ist" (*Böhne*[6]). Auch *Hiller* erkennt an, dass der einwandfreie Nachweis der Gefässruptur anatomisch nicht erbracht sei. Wenn diese Autoren trotzdem annehmen, dass der Hochdruck für die Entstehung der typischen Apoplexie nur dadurch von Bedeutung sei, dass er ein bereits geschädigtes, insbesondere durch arteriosklerotische Wandveränderungen erkranktes Gefäss zum Reissen bringe, so ist eine solche Hypothese mit unseren *Gesamt*kenntnissen der apoplektischen Hirninsulte m. E. *nicht* zu vereinigen. Schwere Hirnblutungen junger Menschen, z. B. junger Frauen bei Eklampsie zeigen in nicht wenigen Fällen ganz das gleiche Bild der Hochdruckapoplexie, ohne dass auch nur eine Spur von Arteriosklerose vorhanden ist (*Westphal*[7]) und sowohl die reinen Erweichungen ohne Blutung wie die vorübergehenden Lähmungen bei der Hochdruckkrankheit weisen auf einen grundsätzlich gleichen Mechanismus der Störung hin, der in diesen Fällen ja unmöglich auf einer Gefässruptur beruhen kann. Weiterhin kann ich nicht anerkennen, dass der Nachweis der Ruptur einer mittleren, ja kleinen Arterie so schwierig, oder wie *Böhne* sagt, „fast unmöglich" sein muss. Nach der Annahme der Autoren selbst müsste ja die Rupturstelle vorher erkrankt sein und auch dadurch würde der Nachweis erleichtert werden. Endlich ist aber auch der Nachweis des Risses an kleinen Arterien und winzigen echten Aneurysmen keineswegs so schwer zu führen. An meinem Institut habe ich schon vor 20 Jahren einmal im Laufe eines Jahres zehn Fälle von Arterienruptur in der Schädelhöhle beobachten können, die auf dem Boden kongenitaler oder syphilitischer Aneurysmen sich entwickelt hatten

<hr>

[1] *Böhne:* Z. klin. Med. **117**, 31 (1931); Beitr. path. Anat. **86**, 566 (1931) und Z. Neur. **137** (1931).

[2] *Rühl, A.:* Beitr. path. Anat. **78**, 160 (1927) und Med. Klin. **1929**, Nr 5.

[3] *Beitzke:* Beitr. path. Anat. **87**, 272 (1931).

[4] *Hiller:* Münch. med. Wschr. **1932**, 1465 u. Med. Klin. **1932**, Nr 22.

[5] *Wolff:* Beitr. path. Anat. **89**, 487 (1932).

[6] *Böhne:* Dtsch. med. Wschr. **1932**, 1201.

[7] *Westphal:* Dtsch. med. Wschr. **1932**, 1203.

(veröffentlicht von *Ad. Reinhardt*[1]). Obwohl es sich hier z. T. um sehr kleine Gefässe und sehr kleine Aneurysmen handelte, war der Nachweis der Ruptur makroskopisch und mikroskopisch einwandfrei zu erbringen. Warum sollte das also bei den so viel zahlreicheren typischen kompakten Hochdruckapoplexien regelmäßig unmöglich sein?

Besonders *Beitzke* u. *Wolff* haben sich bemüht, an Hand einiger Beobachtungen die alte *Charcotsche* Lehre vom Bersten eines Hirnarterienaneurysmas als Quelle der apoplektischen Blutung wieder zum Leben zu erwecken. Aber ich kann in ihren Ausführungen und Abbildungen keinen stichhaltigen Beweis dafür erblicken. Wenn ein so sorgfältiger und genauer Untersucher wie *Pick* die ja von allen gesehenen und beschriebenen Bildungen nicht als echte Aneurysmen ansieht, so muss das wohl seine guten Gründe haben und es hilft uns wenig, wenn *Beitzke* die Frage von der Nomenklaturseite anfasst und sie nun doch als echte Aneurysmen erklärt. Es ist nicht richtig, dass *Schwartz* z. B. die Angaben über die Natur dieser Bildungen „ohne eingehende Prüfung der Originalarbeiten (von *Charcot* und *Bouchard*) einfach nachgeschrieben" habe. Vor einem solch schweren Irrtum hätte ein gründlicheres Studium der *Schwartzschen* Originalarbeiten mit Sicherheit schützen können. Das, worauf es hier ankommt, hat *Beitzke* m. E. hier überhaupt nicht beachtet. Die Beschreibungen und Bilder, die er gibt, sind nicht nur uns, sondern wohl allen sorgfältigen Untersuchern in allen Einzelheiten sehr genau bekannt, nur müssen wir sie anders deuten. Es handelt sich nicht hierbei um die Nomenklatur der Gefässveränderung, sondern um eine recht einfache Frage. Sie lautet: Ist an der Stelle, wo die Miliaraneurysmen gefunden werden, die Gefässwand schon *seit längerer Zeit* erkrankt und ihr Lumen erweitert (*echtes Aneurysma*) oder handelt es sich um *frische* Veränderungen, frische Blutungen, *frische Arterionekrosen*? Die Antwort auf diese Frage ist durchaus nicht schwer. Es handelt sich um *frische Veränderungen* und es ist ganz gleichgültig, mit welchem Namen man sie bezeichnet. Das Wesentliche ist die Erkenntnis, dass eine ältere Erkrankung der Gefässwand mit Aneurysmenbildung *nicht* die Erklärung für die typische Apoplexie abgeben kann. Die frischen Veränderungen und zwar häufig an mehreren Stellen des Gefässbaumes im Bereich der Apoplexie werden von niemandem bestritten. Sie aber gerade sind es, die eine besondere Erklärung verlangen. Wir bestreiten also durchaus die Angabe von *Beitzke*, es sei „wiederholt und mit aller Sicherheit nachgewiesen, dass zu mindesten die grosse Mehrzahl der apoplektischen Hirnblutungen durch Platzen von aneurysmatisch veränderten Hirnarterien entsteht." So einfach, durch Untersuchung weniger Fälle (7!) und durch Mitteilung einiger, jedem Forscher auf diesem Gebiet wohlbekannten Bilder lässt sich denn doch die Riesenarbeit von *Schwartz*, der heute über ein halbes Tausend sehr sorgfältig untersuchter Fälle von typischer Apoplexie berichten kann, nicht wider-

---

[1] *Reinhardt, Ad.*: Mitt. Grenzgeb. Med. u. Chir. **26**, 432 (1913).

legen. Auch *Beitzke* betont, dass sich Atherosklerose bei apoplektischen Blutungen durchaus nicht immer und überall an den kleinen Hirnarterien findet, während er zustimmt, dass die übrigen hier gefundenen Veränderungen als Angionekrose zu bezeichnen seien. In diesen wesentlichen Punkten stimmt er also mit uns überein. Wenn er aber nun diese Angionekrosen geradezu als eine *akute Form der Atherosklerose* auffasst, so fehlt hierfür jeder Beweis und wir werden noch sehen, dass sie *ganz anders* zu erklären sind. Über die auch von *Beitzke* gelegentlich beobachteten entzündlichen Infiltrate im Bereich der geschädigten Arterienwand werden wir später noch einiges zu sagen haben. Auch hier muss die Erklärung von *Beitzke* und die kausale Bedeutung dieser leukocytären Infiltrate abgelehnt werden.

Die zahlreichen Bilder, die *Wolff* wiederum als Beweise primärer Arterienrupturen beibringt und die nach unserer Auffassung lediglich eine Kombination schwerer sklerotischer Gefässveränderungen mit sekundären autolytischen Arterionekrosen infolge der Blutung und des Zerfalls von Hirngewebe darstellen, werden niemanden, der die Histologie der Hirnarteriosklerose kennt, überzeugen können. Alle diese Bilder müssen jedem, der sich auch nur einigermaßen gründlich mit der Anatomie dieser Gefässveränderungen beschäftigt, vollkommen geläufig sein und auch *Wolff* wird nicht glauben, dass wir sie bei der eingehenden und systematischen Untersuchung von jetzt einem halben Tausend von apoplektischen Gehirnen übersehen hätten. Die Fragestellung auf diesem Gebiete wird immer wieder verschoben. Alles das wissen wir sehr genau, dass es nämlich embolische Hirnblutungen gibt, dass in ganz vereinzelten Fällen auch einmal an einer intracerebralen Arterie (ebenso wie — häufiger — an den basalen Hirnarterien) ein echtes Aneurysma mit Ruptur vorkommt, dass bei älteren Leuten die schwere intracerebrale Arteriosklerose das ganze Bild enorm kompliziert —, aber alle diese bekannten Dinge haben mit dem *Wesen unseres Problems* nichts zu tun. Das Wesen dieses Problems liegt in der Frage, wie es, ohne dass die Gefässe irgendwelche anatomische Erkrankungen zeigen, zu plötzlichen und ausgedehnten Hirnblutungen kommt. Es versteht sich von selbst, dass für die Erforschung dieser Fragen überhaupt *nur wenige Fälle* von Apoplexie *geeignet* sind und anatomisch eingehend untersucht werden müssten: die Fälle von tödlicher Hirnblutung bei ganz jungen Menschen (ich habe eine solche vor kurzem bei einem 16jährigen Knaben gesehen), bei Eklampsie, bei jugendlicher Urämie oder Beobachtungen, wie sie *Singer*[1] mitgeteilt hat, der ausgedehnte meningeale und Gehirnmassenblutungen bei eineiigen Zwillingen durch *Keuchhusten* beobachtete, sind hier von Bedeutung. *Singer* betont, dass für die Entstehung dieser Massenblutungen in erster Linie funktionelle Kreislaufstörungen eine Rolle spielen müssen, zumal diese „zwei eineiigen Zwillinge gleichzeitig erkrankt sind, gleiches klinisches Bild boten und auch im anatomischen Befund nach der Art und Ausbreitung

---

[1] *Singer*: Münch. med. Wschr. **1933**, 361.

der meningealen und Gehirnblutungen ihre „Zwillingseigenschaften" bei-
behielten und damit die Bedeutung konstitutioneller Faktoren beleuchten."
Auch *Oberndorfer*[1] betont, dass diese Beobachtung nur durch die Annahme
gleichartiger vasomotorischer Störungen erklärt werden kann und dass als
Ursache wahrscheinlich eine plötzliche Capillarparalyse, eine primäre und
plötzlich einsetzende erhöhte Durchlässigkeit des ganzen Capillarschwammes
mit Blutstasen anzusehen sei.

Böhne[2] sieht ebenfalls in sklerotischen Gefässveränderungen eine wichtige
Vorbedingung für das Entstehen der Apoplexie und glaubt, dass durch
organische oder funktionelle Kreislaufstörung im Bereich *sklerotischer* Arterien
zunächst eine weisse Hirnerweichung entsteht, durch die die Gefässe nun ihrer
Stützen beraubt werden. Dadurch sollen die Blutungen entstehen. Die Angaben *Böhnes*, dass in keinem Falle von Apoplexie (auch bei jugendlichen
Apoplektikern) eine schwere *Arteriolosklerose* der intracerebralen Hirnarterien
vermisst würde, können wir nicht bestätigen. Auch von *Schwartz* sind ausgedehnte Untersuchungen mit Fettfärbung am Gelatineübersichtsschnitt
durchgeführt worden, und gerade an diesen Bildern haben wir uns überzeugen
müssen, dass der Arteriosklerose und der Arteriolosklerose eine wesentliche Bedeutung für das Entstehen der Apoplexie *nicht* zukommen kann, da eben beide
Arten der Gefässveränderung in ganz typischen Fällen vollkommen *fehlen*
können. Auch *Hiller* betont als Grundlage der apoplektischen Störung
„organische, vor allem arteriosklerotische Gefäßschädigungen". Nun kann
selbstverständlich eine mehr oder weniger schwere Arteriosklerose für den Ablauf der Kreislaufvorgänge im Gehirn von grosser Bedeutung sein. Wir wissen,
dass die Hirnarterien keine Endarterien im *Cohnheimschen* Sinne sind und
nicht nur der Zirkulus arteriosus Willisii sondern auch zahlreiche andere
arterielle Anastomosen sorgen dafür, dass auch der Kollateralkreislauf im
Gehirn im allgemeinen gut funktioniert. Wenn *Hiller* Beispiele hierfür an-
führt, so kann man doch andererseits auch Fälle finden, z. B. bei Ausfall einer
Carotis, wo dieser Kollateralkreislauf selbst an den grossen Gefässen und bei
jungen Menschen auch einmal versagt. Ist nun eine schwere Sklerose an den
Hirngefässen vorhanden, so ist einerseits ein hoher allgemeiner Blutdruck
nötig, um die hinreichende Durchblutung des Gehirns sicherzustellen, andererseits die Anpassung des peripheren Kreislaufs bei erhöhter Organfunktion sehr
stark erschwert. Dadurch werden natürlich viel leichter jene „örtlich-begrenzten
Konstellationen verschiedener und jeweilig wechselnder Faktoren" (*Hiller*)
zustande kommen, welche nun zu der lokalen Blutung führen.

Auch die sehr ausgedehnten und eingehenden anatomischen Untersuchungen, die an meinem Institut zunächst von *Westphal* und *Bär*[3] und

[1] *Oberndorfer*: Münch. med. Wschr. **1933**, 361.

[2] *Böhne*: Z. klin. Med. **117**, 31 (1931).

[3] *Westphal* und *Bär:* Dtsch. Arch. klin. Med. **151**, H. 1 u. 2 (1926).

weiter von *Ph. Schwartz*[1] an vielen Hunderten von Apoplexiefällen und in zahllosen Serienschnitten durchgeführt worden sind, haben keine hinreichenden Unterlagen für die Annahme primärer Rupturen erkrankter Gefässe ergeben. Schwere Gefässveränderungen, auf die wir gleich noch zu sprechen kommen, sind häufig beobachtet, aber keine Ruptur eines grösseren chronisch erkrankten Gefässes (vgl. auch *Lindemann*[2]).

Der erste, der eine ganz neue Auffassung der Entstehung der Apoplexie auf Grund sorgfältiger anatomischer Untersuchungen schon vor Jahren aufstellte, war *Rosenblath*[3]. Er behauptete, dass die Grundlage für die Entstehung der Apoplexie in einer primären Schädigung des Gehirngewebes gegeben sei (die sich ganz unabhängig von arteriosklerotischen Veränderungen entwickelt) und dass diese Schädigung des Gehirngewebes durch fermentative Prozesse in Gang käme, die nun ihrerseits zu einer schweren Schädigung der ganzen Gefässverzweigung im erkrankten Gebiet führen und so die Blutung hervorrufen. Es soll durch die primäre fermentative Hirnschädigung die Blutung aus den massenhaft vernichteten Capillaren und Venen erfolgen.

Rosenblath betont vor allem, und wir glauben mit Recht, dass die typische Apoplexie von Arteriosklerose völlig unabhängig entsteht, ja er glaubt, dass die Arterien im Erweichungsherd um so besser erhalten bleiben, je „dickwandiger und sklerotischer" sie sind. Die Hirnerweichung bereitet nach *Rosenblath* die Hirnblutung vor, beide sind einzig und allein die Folge fermentativer Einwirkungen. Diese pathologischen Fermente sollen Produkte einer krankhaften Nierenfunktion sein, die mit dem Blut in das Gehirn gelangen. Eine Bedeutung der Hypertonie für die Pathogenese der Apoplexie wird von *Rosenblath* nicht anerkannt. Die fermentative Schädlichkeit muss nach *Rosenblath* „mit äusserst wirksamen chemischen Kräften" ausgestattet sein und besonders bei chronischer Nephritis sollen solche fermentativ wirksamen Stoffe in kurzer Zeit ganze Gehirnteile vernichten können.

Diese Erklärung *Rosenblaths* war der erste wesentliche Einwand gegen die alte Rupturtheorie und machte zum ersten Male auf die zahlreichen Unstimmigkeiten dieser Theorie aufmerksam. Aber das Schwierige der neuen Theorie war der Umstand, dass die angenommene primäre Schädigung des Hirngewebes noch rein hypothetisch und unbewiesen war. Man griff deshalb

---

[1] *Schwartz, Ph.:* a) Typen und Lokalisationen der apoplektischen Hirnblutungen Erwachsener (mit *K. Goldstein*). Verh. dtsch. path. Ges. 25. Tag. Würzburg 1925, S. 400; b) Embolische Striatumapoplexie (mit *K. Goldstein*). Münch. med. Wschr. 1925, 2154; c) Morphologie und Genese der apoplektischen Hirninsulte Erwachsener. (Embolische Striatumapoplexie, Putamen-Claustrum Apoplexie) (mit *K. Goldstein*). J. Psychol. u. Neur. **32**, 312 (1926); d) Arten der Schlaganfälle des Gehirns und ihre Entstehung. Monographie, Berlin: Julius Springer 1930; e) Apoplektische Schädigungen bei der essentiellen Hypertonie. „Der Nervenarzt" **3**, 450 (1930).

[2] *Lindemann:* Virchows Arch. **253** (1924).

[3] *Rosenblath:* Dtsch. Z. Nervenheilk. **61**, 10 (1918) und Virchows Arch. **259**, 261 (1926).

besonders unter dem Einfluss der *Rickerschen* Lehren nach dem Ausweg, als primär nicht eine einzelne Gefässruptur, sondern eine lokale funktionelle Kreislaufstörung eines kleineren oder grösseren Gefässgebietes zur Erklärung anzunehmen. Auch das war eine Hypothese, denn unmittelbar ist ja eine solche funktionelle regionäre Kreislaufstörung nur durch die Beobachtung des lebendigen Vorgangs zu beweisen und aus den histologischen Bildern lässt sich eine primäre funktionelle Kreislaufstörung nicht mit Sicherheit nachweisen.

In diesem Sinne haben durch eingehende Untersuchungen an meinem Institut *Westphal* und *Bär* auf Grund der anatomischen und klinischen Befunde die Apoplexie durch einen primären Spasmus einer Hirnarterie zu erklären versucht. Diesem Spasmus sollte dann die Blutung in das durch die Ischämie geschädigte Hirngewebe folgen.

Zu der Annahme der funktionellen Kreislaufstörung gelangt man natürlich nicht durch die unmittelbare Beobachtung, sondern eigentlich nur per exclusionem. Da aber eine andere Erklärung kaum möglich erschien, so hat insbesondere mein Schüler *Schwartz* in eingehenden Untersuchungen darzulegen versucht, dass die anatomischen Bilder nicht anders gedeutet werden könnten, als durch die Annahme einer primären funktionellen Kreislaufstörung. Insbesondere sollten primäre Spasmen kleiner oder grosser Hirnarterien oder andere Formen lokaler Kreislaufstörung zu einer schweren Schädigung der Gefässwände im ganzen Gefässbaum führen, zu Kreislaufstillstand im versorgten Gebiet, und diese Schädigung sollte schliesslich mit einer ausgedehnten massiven diapedetischen Blutung enden.

Zwei Tatsachenreihen sind nun für die Pathogenese der Hirnblutung und ihr Verständnis von grösster Bedeutung:

1. Der Sauerstoffbedarf des Gehirns ist wesentlich grösser als der jedes anderen Gewebes. Er beträgt etwa das 8- bis 10fache der gleichen Muskelmenge und kann natürlich nur durch eine ungewöhnlich reichliche Blutversorgung gewährleistet werden. *A. V. Hill* hat daher nachweisen können, dass eine hinreichende Blutversorgung des Gehirns bei aufrechter Körperhaltung nur möglich ist, wenn sich zugleich das grosse Gebiet der Splanchnicusarterien enger stellt, also in eine Contractionsstellung übergeht. Durch zahlreiche Versuche ist bewiesen, dass die völlige Unterbrechung der Sauerstoffzufuhr schon nach wenigen Minuten die Ganglienzellen des Gehirns schwer und irreparabel schädigt. Es kann also nicht der geringste Zweifel bestehen, dass funktionelle Kreislaufstörungen, die ja gleichbedeutend mit Unterbrechung der Sauerstoffzufuhr sein können, schon nach kurzer Zeit im Gehirn zu schwerster Gewebsschädigung führen können, während dieselben Störungen von gleicher Zeitdauer in anderen Geweben noch kaum Spuren von Schädigung hinterlassen. Aber auch hier sind die früher bereits angeführten Nachweise zu beachten, dass der normale Organismus sogar am Gehirn über genügende Sicherungen verfügt, die eben die Lösung des Arterienkrampfes, bevor noch eine Gewebs-

schädigung eingetreten ist, erzwingen. Ich verweise auch noch darauf, dass gerade bei der Schädigung von Gehirngewebe ungewöhnlich rasch gefässerweiternde Stoffwechselprodukte *in grösster Menge* auftreten, also *sofort* wirksam werden können (vgl. S. 158 *Roy* und *Sherrington*). Also auch hier müssen noch andere Schädigungen hinzutreten, ehe es zu einer Gewebsnekrose durch Arterienspasmus kommt. Es ist selbstverständlich, dass bei schwerer Arteriosklerose der Hirngefässe auch durch Sinken des allgemeinen Blutdruckes (z. B. im Schlaf, *Hiller*) die Durchblutung des Hirns nicht mehr genügend sein kann und auf diesem Wege die Ernährung des Hirngewebes gefährdet wird.

2. Bei allgemeiner *Vasoneurose*, bei der *Hypertonie* besteht eine ungewöhnlich *grosse Neigung zu Gefässkrämpfen und zu funktionellen Kreislaufstörungen* überhaupt. Dieselbe Erscheinung haben wir aber weiter unter Umständen, deren Ätiologie bekannt ist: nämlich bei einer Reihe von *Vergiftungen*. Bei der chronischen Bleivergiftung, bei der Nitroglycerinvergiftung, bei der Kohlenoxydvergiftung *(Abe, M.*[1]*)* kommen abnorme Spasmen und Gefässdilatationen sowie Stasen häufig vor. Von der für die Entstehung der Apoplexie so ungeheuer wichtigen Hypertonie wissen wir, dass hier das gesamte *Gefäßsystem* gegen die verschiedensten äusseren Reize *überempfindlich* ist (*Westphal*). Hier entstehen besonders leicht auf Reizungen verschiedenster Art Arteriolenspasmen und Stasen und es liegt nahe, diese Tatsachen für die Erklärung der Hirnblutung heranzuziehen.

Bereits früher (vgl. S. 21) haben wir die Selbständigkeit der einzelnen Gefässgebiete in ihren Reaktionen betont. Diese Selbständigkeit gilt in besonders hohem Maße für das Gehirn. Durch direkte Beobachtung an Hirndurchströmungsversuchen wie an den Gefässen der Pia und der Retina ist gezeigt worden, dass auch die Weite der Hirngefässe sich *unabhängig vom Verhalten des Gesamtkreislaufs* ändern kann. Auch das pharmakologische Experiment hat mit Hilfe der neuesten Methodik der Strombestimmung nach *Rein* gezeigt, dass sich die Hirngefässe auf Adrenalin aktiv kontrahieren, auf Histamin oder Amylnitriteinatmung stark erweitern, dass die cerebrale Durchblutung unabhängig ist vom mittleren Blutdruck in den grossen Arterien.

Dass wirklich solche Anfälle von Arterienkrampf vorkommen, ist heute durch die unmittelbare Beobachtung am lebenden Gewebe auch für das Gehirn sichergestellt. Man hat solche Spasmen und selbständige Gefässerweiterungen an den freigelegten Piagefässen von Mensch und Tier und auch an den Retinalgefässen beobachten können und in eindrucksvollen photographischen Bildern festgehalten (*St. Cobb*). Vor allem aber hat man das Verhalten der Piagefässe am menschlichen Gehirn unmittelbar beobachten können, während des epileptischen Anfalls. Mit dem Einsetzen des Krampfes kontrahieren sich hier im Bereich der entsprechenden Trepanationsöffnung die sichtbaren Gefässe bis zur völligen Blässe, dieser Contraction folgt aber sehr bald eine allge-

---

[1] *Abe, Masago:* Z. exper. Med. **78**, 254 (1931).

meine starke Gefässerweiterung. Auch durch direktes Auftropfen von Bariumchloridlösung, die die Gefässmuskulatur zur Contraction bringt, hat man im Tierversuch beim Affen länger dauernde Gefässkrämpfe hervorrufen können *(van Wulfften[1])*.

Vor allem gut gestützt ist die Krampftheorie für die *Migräne* und wir haben ja die Beweise hierfür schon kurz besprochen (s. S. 115). Auch hier weisen alle Erfahrungen auf die überragende Bedeutung der humoralen, insbesondere chemischen Einflüsse für die Kreislaufvorgänge im Gehirn hin, wogegen die nervös-reflektorischen Einflüsse ganz zurücktreten.

Bei der *Eklampsie* und bei der *eklamptischen Urämie* werden nun heute allgemein als Ursache der Hirnerscheinungen funktionelle Kreislaufstörungen in der Schädelhöhle, vor allem Arterienkrämpfe als Ursache angenommen und das gleiche gilt für die häufigen flüchtigen Hirnstörungen bei der Hochdruckkrankheit. All diese Dinge sind deshalb so bedeutungsvoll, weil sie ja schon das grundsätzliche der gleichen Störung wie bei der Apoplexie aufweisen, ohne dass hier Gefässrisse irgendeine Rolle spielen können. *Hiller* und andere haben besonders darauf hingewiesen, dass Gefässkrämpfe im Gehirn auch zuweilen mit Angiospasmen in anderen Gefässbezirken des Körpers einhergehen, so mit Angina pectoris, Migräne, Epilepsie, *Raynaudscher* Krankheit. Wenn er weiter betont, dass das Entstehen solcher Gefäßspasmen im Gehirn wohl auf den gleichen Vorgängen beruht, wie das Zustandekommen des genuinen Hochdruckes, so sind ja hierfür die toxischen Faktoren in letzter Zeit stark in den Vordergrund getreten. Sehr wichtig ist es auch, dass man in vielen Fällen die Folgen solcher funktioneller Kreislaufstörungen, insbesondere die Folgen solcher Gefässkrämpfe mit Hilfe des Augenspiegels an der lebenden Netzhaut des Auges, also die lebendigen Vorgänge selbst beobachten kann. Das ist zuerst von *Elschnig* gezeigt worden, der bei einer vorübergehenden Erblindung eines Mannes mit chronischer Bleivergiftung den entsprechenden Spasmus der Retinaarterien beobachtete und solche Beobachtungen sind seither bei der Bleikolik wiederholt gemacht worden. Auch bei Eklampsie und Urämie kommen solche Spasmen der retinalen Arterien vor mit z. T. schwereren sekundären Gewebsveränderungen. Für ihre eurteilung scheint mir die hier ja eindeutige Ätiologie wichtig zu sein, die in einer Vergiftung besteht. Wenn also *Hiller* aus solchen Beobachtungen schliesst, oder es wenigstens für möglich hält, dass auch funktionelle Gefässverschlüsse zur organischen Hirnläsion führen können, so lässt sich aus den angegebenen Beobachtungen wenigstens dieser Schluss nicht stützen, denn es handelt sich hier immer um gleichzeitige schwere Giftwirkungen, die auch für das Gewebe nicht gleichgültig sind. Auch die Beobachtungen von *Mylius*[2] von heftigen Arteriencontractionen am Augenhintergrund bei Hypertonie sprechen in diesem Sinne. Er

---

[1] *van Wulfften*: Psychatr. Bl. (holl.) **36**, 233 (1932).

[2] *Mylius*: Funktionelle Veränderungen am Gefäßsystem der Netzhaut, Berlin: Karger 1928.

beobachtete in kurzer Zeit schwere pathologische Veränderungen, die aber nach der Beseitigung des Hochdrucks (Beendigung der Schwangerschaft) sich wieder zurückbildeten. Auch hier spielen offenbar Gefässkrämpfe und Giftwirkungen zusammen und führen erst durch diese Kombination zum Gewebsuntergang.

Als Grundlage der folgenden Erörterung wollen wir die Tatsachen voranstellen, die an meinem Institut in ihren Grundzügen schon von *Bär* und *Westphal*, dann aber insbesondere durch die ausgedehnten systematischen Untersuchungen von *Schwartz* nachgewiesen worden sind und die heute — unter Fortlassung der strittigen Punkte — wohl als erwiesen gelten dürfen. Es sind dies folgende:

1. Der *wichtigste und grundlegende Faktor* in der Pathogenese der typischen Apoplexie des Gehirns ist der *erhöhte Blutdruck, die Hypertonie.*

2. Die *Arteriosklerose* der Hirngefässe oder gar die Arteriosklerose des gesamten Gefäßsystems ist *keinerlei nötige Vorbedingung* der apoplektischen Hirnläsionen, auch nicht bei bestehender Hypertonie. *Schwartz* hat einwandfrei in einzelnen Fällen von Hypertonie ausgedehnte apoplektische Zerstörungen nachgewiesen, bei welchen sowohl an den Hirngefässen wie an den extracerebralen Arterien keine Arteriosklerose vorhanden war. Fälle dieser Art sind auch von *Neubürger* beschrieben worden. Der Arteriolosklerose können wir im Gegensatz zu *Böhne* und *Wolff* eine wesentliche ursächliche Bedeutung für die Apoplexie **nicht** beimessen.

3. *Nicht wenige Apoplexien* sind überhaupt nicht auf ein Hirngebiet beschränkt, sondern treten *an mehreren Stellen des Gehirns gleichzeitig* auf. Also nicht nur die klinisch lange bekannte Tatsache der sich im Laufe der Zeit wiederholenden apoplektischen Insulte ist zu beachten, sondern ebenso wichtig erscheint die Tatsache, dass auch bei einer plötzlichen und tödlichen schweren Blutung gleichzeitig an verschiedenen Stellen des Gehirns (z. B. gleichzeitig in Brücke und Stammganglien) Blutungen entstehen. Kleinere Blutungen in der Umgebung des Hauptherdes können dabei rein sekundär und auch zeitlich später entstehen (s. später).

4. Es lässt sich in vielen Fällen nachweisen, dass neben den typischen *Hirnblutungen* bei der Apoplexie auch *unblutige Herde*, Erweichungsherde, auftreten, die als gleichwertige apoplektische Hirnläsionen betrachtet werden müssen. Von diesen Erweichungen lässt sich zeigen, dass sie nicht die Folge organischer Gefässverschlüsse darstellen und natürlich auch nicht durch Gefässrisse verursacht sein können. Die typische hypertonische Apoplexie ist also nicht nur durch Hirnblutungen, sondern in vielen Fällen auch durch unblutige Erweichungsherde, die allein oder neben den blutigen bestehen können, charakterisiert (*Westphal* und *Bär, Schwartz*).

Dagegen herrscht keine Einigkeit über die folgenden Punkte:

5. Die Bedeutung der tatsächlich in vielen Fällen nachgewiesenen *Gefässwandveränderungen* ist strittig. Auf jeden Fall reichen die bisherigen Befunde

nicht aus, um die Annahme primärer Zerreissungen der Arterienwand als Ursache der typischen Apoplexie sicherzustellen.

6. Anerkannt wird wohl allgemein, dass auch *grosse massive Hirnblutungen* sich z. T. nur aus zahlreichen *Einzelblutungen* zusammen setzen. Es muss also wenigstens in diesen Fällen an verschiedenen, oft zahlreichen Stellen des Gefässbaumes gleichzeitig zur Blutung gekommen sein und die miliaren Wandaneurysmen sind nur ein Beispiel für die Zusammensetzung dieser Apoplexien aus zahlreichen einzelnen Blutungsherden. Es kann kein Zweifel mehr sein, dass in vielen Fällen von massiver Apoplexie kleine Arterien, Venen und Capillaren eines umschriebenen Gebietes zu gleicher Zeit heftig bluten. Bestritten aber wird, dass das immer so sei, und *Hiller*[1], sowie *Beitzke* und *Böhne*[2] betonen, dass auch massive Blutungen vorkommen, die eben lediglich aus einer grossen Einzelblutung bestehen (Gefässrisse) und diese Autoren glauben sogar, dass diese Form die Mehrzahl der Apoplexien darstellt.

Neubürger, Böhne, Hiller wollen streng die kompakte Hirnblutung von der hämorrhagischen Erweichung unterscheiden. Bei der kompakten Hirnblutung erkranken die Patienten ohne Prodromalerscheinungen aus voller Gesundheit in einem Durchschnittsalter von 58,6 Jahren (*Böhne*) und gehen in den ersten 24 Stunden zugrunde. In keinem Falle soll hier ein wesentlicher Gewebsausfall bestehen und die Ursache liegt in einer primären Ruptur eines oder mehrerer intracerebraler Gefässe. Bei der hämorrhagischen Erweichung dagegen soll das Durchschnittsalter 66,2 Jahre betragen und die Kranken gehen erst Wochen und Monate nach den ersten Erscheinungen zugrunde. Bei dieser zweiten Gruppe der hämorrhagischen Erweichungen zeigen die Herde nach Form und Lokalisation eine unmittelbare Abhängigkeit von der Gefässversorgung.

7. *Schwartz* behauptet, dass die apoplektischen Läsionen bei der Hypertonie, sowohl die blutigen, wie die unblutigen Herde, immer *in den Gebieten der terminalen Gefässbahn* auftreten, wie sich besonders an wenig umfangreichen Herden zeigen lasse. Durch Präparation der Gefäßstämme will er das gleiche auch für grosse Hirnblutungen nachgewiesen haben und betont insbesondere, dass die apolektischen Läsionen bei der Hypertonie in der gleichen Form und den gleichen Hirnteilen auftreten, wie die Schädigungen bei embolischen oder arteriosklerotisch-thrombotischen Gefässverschlüssen.

Nicht nur primäre Spasmen, sondern auch andere Formen funktioneller Kreislaufstörung wie der prästatische Zustand und die Stase selbst führen nach *Schwartz* zur Apoplexie. Da nach den experimentellen Untersuchungen von *Ricker* wie von *Tannenberg* auch Stase und Prästase in den terminalen Gebieten sehr häufig mit Contractionen, Spasmen der zugehörigen Arteriolen verbunden sind, so scheint mir hier keine wesentliche Differenz vorzuliegen.

---

[1] *Hiller, Fr.:* Verh. dtsch. Ges. inn. Med. 1930, S. 202, sowie *Hiller* und *Grinker:* Arch. of. Neur. **23**, 634 (1930).

[2] *Böhne:* Z. klin. Med. **117**, 31 (1931).

Zudem wissen wir, dass in der Natur die verschiedenen, von uns unterschiedenen Formen der lokalen Kreislaufstörung *in sehr enger Abhängigkeit* voneinander stehen. Schon für den Migräneanfall ist gezeigt worden, dass Gefässverengerung, Gefässerweiterung und Durchlässigkeitssteigerung des Capillarschwammes eng miteinander verbunden sind und gesetzmäßig aufeinander folgen. Auch im Tierversuch ist das gleiche festgestellt worden (*Abe* s. S. 125) und ebenso lauten die Berichte über die Lebendbeobachtung des menschlichen Gehirns beim epileptischen Anfall. Auch hier krampfende Contraction der Arterien mit folgender starker Erweiterung des ganzen Gefässgewebes. Bemerkenswert ist auch, dass *Weiss* und *Lennox*[1] bei drei Epileptikern auf die Zufuhr von Histamin, das die Hirngefässe des Menschen stark erweitert, das Auftreten von epileptischen Anfällen beobachten konnten. In alle die feinsten Einzelheiten funktioneller Kreislaufstörung einzudringen, ist eben erst dann möglich, wenn man die Vorgänge selbst im lebendigen Geschehen im Mikroskop verfolgen könnte.

Gewiss ist die *Annahme primärer funktioneller Kreislaufstörungen* als Grundlage der hypertonischen Apoplexie sehr bestechend und wir werden noch mancherlei Gründe für diese Annahme anführen müssen. Aber auf einem wichtigen Wege lässt sich diese Annahme nicht mit voller Sicherheit beweisen, nämlich nicht durch die anatomische Untersuchung. Das liegt ja eigentlich schon im Begriff der funktionellen Kreislaufstörung, es ist eben keine mechanisch bedingte, sondern sie ist durch ein krankhaftes Funktionieren des Gefässbaumes entstanden, das wir als solches niemals ohne weiteres im histologischen Präparat nachweisen können. Wenn wir überhaupt etwas davon sehen, so sehen wir *nur die Folgen* der Störung, nicht die Störung selbst. In diesem Augenblick aber wird das histologische Bild vieldeutig und bringt eine grosse Unsicherheit in die Deutung. Auch darf man aus der histologischen Gleichartigkeit der vorliegenden Bilder nicht ohne weiteres auf eine gleichartige Entstehung schliessen. Es können zwar gleichartige, es können aber auch sehr verschiedene Störungen den gleichen Folgezustand herbeiführen. Ganz besonders gilt das für die Stase, diese wichtigste Grundstörung im Kreislaufgeschehen, die sich histologisch überhaupt nicht erfassen lässt. Niemals kann man daher aus dem histologischen Präparat allein entscheiden, ob der Zerstörungsprozess am Parenchym oder die Stase in den Capillaren das Primäre war. In ihren umfangreichen Lebendbeobachtungen der Stase haben sowohl *Ricker*, wie *Tannenberg* betont, dass die Stasecapillaren gleichfalls und gleichzeitig mit dem Gewebe zugrunde gehen, wenn die Stase so lange anhält, dass als Folge davon das Gewebe nekrotisch wird.

Schwartz hat sich sehr viel Mühe gegeben, „*anatomische Äquivalentbilder*" der funktionellen Kreislaufstörung im Gehirn aufzudecken. Aber diese Bilder sind sehr vieldeutig und haben keine zwingende Beweiskraft. Dazu kommt, dass die Folgen irgendeiner funktionellen Kreislaufstörung morphologisch leichter

---

[1] *Weiss* u. *Lennox*: Arch. of Neur. **26**, 737 (1931).

nachweisbar sind, als etwa primäre Schädigungen des Gehirngewebes selbst. Wenigstens kann man aus den anatomischen Bildern hier überhaupt nicht schliessen, was sekundär und was primär ist.

Trotzdem sprechen sehr viele Gründe für die Entstehung der Apoplexie auf dem Boden einer primären funktionellen Kreislaufstörung eines oder mehrerer Arteriengebiete. Aber die Schwierigkeit der Erklärung lag in ähnlichen Faktoren, wie bei der Spontangangrän: Es war nicht geklärt, wodurch der primäre lokale Arterienspasmus entstehen sollte, und es war ferner gar keine Erklärung dafür zu geben, dass nun auch hier wieder der Arterienspasmus — im Gegensatz zu allen experimentellen Erfahrungen — so lange anhalten sollte bis das Gewebe, ja sogar die Gefässwand selber nekrotisch wird. Wenn auch das Nervengewebe das empfindlichste aller Gewebe darstellt, und gerade gegenüber dem Sauerstoffmangel eine sehr viel grössere Empfindlichkeit besitzt als alle anderen Gewebe des Körpers, so wäre doch erst zu beweisen gewesen, dass die Gehirngefässe den allgemein gültigen Gesetzen über den Arterienspasmus nicht unterliegen und dass bei ihrem Krampf die so rasch entstehenden gefässerweiternden Stoffwechselprodukte nicht zur Wirkung kommen, sondern der Gefäßspasmus bis zur irreparablen Schädigung des Gewebes anhält. Dafür ist bisher keinerlei Beweis erbracht, im Gegenteil, wir haben schon S. 115 eine ganze Reihe von Beispielen dafür beibringen können, dass auch im Bereiche des Gehirns die Gefässkrämpfe (z. B. bei Migräne, Epilepsie, Nicotinvergiftung) sich wieder lösen, ehe schwerere Gewebsschädigungen entstehen.

Auch bleibt die grosse Schwierigkeit aufzudecken, wodurch es zu diesem Gefäßspasmus bei der Apoplexie kommt. Dass der pathologisch *erhöhte Blutdruck* für die Entstehung der typischen Gehirnapoplexie eine *sehr grosse Rolle* spielt, ja wohl ihm die wesentlichste Bedeutung zukommt, daran kann heute wohl nicht der geringste Zweifel mehr sein. Gerade die essentielle Hypertonie ist hier von grösster Wichtigkeit und für die Pathogenese wesentlich wichtiger, als die Arteriosklerose (*Bär*[1], *Böhne*[2], *Herxheimer* und *Schulz*[3]). Insbesondere hat *Bär* an meinem Insitut die überragende Bedeutung der Hypertonie in der Vorgeschichte der Apoplexie festgestellt. Er fand bei 112 Fällen von Apoplexie viermal = 3,6% akute oder chronische Glomerulonephritis, zweimal = 1,8% Aneurysma der A. carotis interna, dreimal bestand ein Zusammenhang mit einem Trauma. Von den übrigen 101 Fällen war in **99 Fällen** eine *Hypertonie* klinisch oder anatomisch sicher oder sehr wahrscheinlich. Auch *Spielmeyer* und *Neubürger* erblicken in der Blutdruckerhöhung das wesentlichste pathogenetische Moment für den apoplektischen Insult. Dass arteriosklerotische Gefässveränderungen eine unterstützende Wirkung haben können, soll damit

---

[1] *Baer, H.:* Frankf. Z. Path. **30**, 128 (1924).
[2] *Böhne:* Beitr. path. Anat. **86**, 566 (1931).
[3] *Herxheimer* und *Schulz:* Klin. Wschr. 1931, 433.

nicht bestritten werden, zumal die starke Herabsetzung der Weitbarkeit des Gefässbaums durch die arteriosklerotische Erkrankung der Gefässwand nachgewiesen ist. Eine grundlegende Bedeutung, wie sie *Böhne, Herxheimer* und *Schulz, Wolff, Rühl* (a. a. O.) der arteriosklerotischen Gefäßschädigung für die Entstehung der Apoplexie beimessen, können wir jedoch nicht anerkennen. Um spätere Wiederholungen zu vermeiden, sei unser Standpunkt zur *Bedeutung der Sklerose der Hirnarterien* für die Entstehung der Apoplexie schon an dieser Stelle genauer festgelegt. Es kann gar keinem Zweifel unterliegen, dass es auch Hirnblutungen gibt, die ganz allein auf dem Boden schwerer Sklerose der basalen und intracerebralen Hirnarterien entstehen. Die Atheromatose der Arterien kann auch im Gehirn, ähnlich wie in den Kranzarterien des Herzens, zu Gefässverschlüssen, schweren lokalen Kreislaufstörungen und damit zu schweren Schädigungen des Hirngewebes führen und auf dem Boden all dieser Veränderungen können geringere oder stärkere Blutungen entstehen. Genau so wie zuweilen ja auch in der Herzmuskulatur bei atheromatösen Verschlüssen der Kranzarterien nicht nur Nekrosen, sondern auch Blutungen auftreten. Es mag eine so entstandene Blutung im Gehirn bei Arteriosklerose (aus später zu erörternden Gründen) auch noch wesentlich häufiger sein, als in anderen Organen des Körpers bei gleich starker Atheromatose der Organarterien. Dazu kommt, dass durch die arteriosklerotische Erkrankung der Gefässwände lokale Kreislaufstörungen sehr viel leichter entstehen. Die verminderte Weitbarkeit der Gefässe, die stark herabgesetzte oder völlig aufgehobene Anpassungsfähigkeit der Gefässwand an die wechselnden Funktionsaufgaben wird bei starker funktioneller Belastung oder gar bei pathologischer Überbelastung sehr viel leichter zu lokalen Kreislaufstörungen, Stasen und Blutungen führen, als bei normaler Gefässwand. Das wird um so leichter und um so häufiger eintreten, wenn eine mehr oder weniger starke allgemeine oder auch nur auf die Hirnarterien beschränkte Atheromatose durch eine *hinzutretende Hypertonie* kompliziert wird. Dieses Zusammentreffen von allgemeiner Arteriosklerose mit der Hypertonie, der Blutdruckkrankheit ist aber etwas ungemein häufiges. Die nachgewiesene Labilität des Gefäßsystems bei der Hypertonie, die Neigung zu Gefäßspasmen und anderen anfallsweise auftretenden leichteren oder schwereren lokalen Kreislaufstörungen wird sich nun bei der atheromatös veränderten Gefässwand besonders schlimm auswirken. Es kann also die unterstützende Bedeutung sklerotischer und atheromatöser Gefässveränderungen für die Entstehung der Apoplexie sicher nicht geleugnet werden. Aber damit ist das *Kernproblem* nicht angegriffen und dieses lautet eben: wie entsteht die typische hypertonische Apoplexie *bei primär anatomisch gesunder Gefässwand?* Die mit schwerer Arteriosklerose kombinierten Fälle können zur Beantwortung dieser Frage überhaupt nicht herangezogen werden, weil das krankhafte Geschehen hier eben viel zu komplex und undurchsichtig ist. Die Forschung hat sich zur Aufdeckung des Mechanismus der typischen hypertonischen Apoplexie zunächst und vorzugsweise mit solchen Fällen zu beschäftigen, bei denen wir diesen komplizierenden Faktor der Gefäßsklerose, Arteriolosklerose und Atheromatose ausschliessen können.

Schwartz hat die Entstehung des Krampfes einzelner Gehirnarterien mit dem Anprall des unter dem hypertonischen Druck stehenden Blutes an die gespannte Arterienwand erklären wollen, etwa ebenso wie bei der Embolie um den eingekeilten Embolus eine heftige Arteriencontraction auftritt. Aber diese Annahme ist wenig einleuchtend und mit Recht von *Volhard* deshalb abgelehnt worden, weil dann ja gerade die Erkrankung, bei der wir die höchste Blutdruckamplitude beobachten, die Aorteninsuffizienz, die besten Vorbedingungen für die Entstehung einer Apoplexie abgeben würde. Bei Aorteninsuffizienz sind aber apoplektische Insulte sicher nicht häufiger als sonst. Auch *Böhne* betont mit Recht, dass bei den hohen und höchsten Blutdruckamplituden in Fällen von Aorteninsuffizienz jugendlicher Kranken kompakte Blutungsherde nicht vorkommen, insbesondere besteht hierbei überhaupt keine besondere Neigung zum Auftreten von Hirnblutungen.

Mit dem Anprall des Blutes hat man die Prädilektionsstellen des kompakten apoplektischen Herdes erklären wollen (Hirnstamm, Stammganglien, Thalamus, Pons und Nucl. dentatus). *Böhne* und *Neubürger* fanden hier keine Beziehungen zum Versorgungsgebiet einzelner Hirnarterien, aber das kann m. E. bei der grossen kompakten und schon in wenigen Stunden zu voller Grösse entwickelten Apoplexie eben daran liegen, dass die Grösse des Blutergusses die Beziehung zu dem primär-blutenden Gefässbaum völlig verwischt.

Gewiss sind die Gefässe des Hypertonikers allen Reizen gegenüber empfindlicher und zeigen eine erhöhte Neigung zu Gefässkrämpfen, auch eine erhöhte Stasebereitschaft (*Westphal, Kauffmann*[1], *Lange*[2]). Auch sind beim Hypertoniker Perioden kritischer Blutdruckerhöhung, die *Palschen* Blutdruckkrisen nachgewiesen, und *Rühl* hat sogar angenommen, dass unter der Wirkung des Traumas der Blutdruckwellen Gefässrupturen entstehen und sogar nichtsklerotische Arterien reissen können. Aber diese Annahme widerspricht Grundgesetzen der Gefässpathologie, denn die normale Gefässwand hält wesentliche höhere Drucke aus als sie überhaupt beim Menschen je beobachtet worden sind. An meinem Institut haben *Lampert* und *Müller*[3] schon vor Jahren festgestellt, dass zum Bersten eines gesunden Gehirngefässes (sogar in der Leiche noch) ein Druck in der Carotis erzeugt werden muss, der drei- bis viermal so gross ist wie der höchste Blutdruck, der jemals in der Carotis beim Lebenden beobachtet

---

[1] *Kauffmann, Fr.:* Pathologie des arteriellen Blutdrucks. Bethes Handb. d. norm. und pathol. Physiologie Bd. 7 II, S. 1303, Berlin: Julius Springer 1927. Ferner über Blutdruckschwankungen und ihre Bedeutung für den Organismus. In „Hypertension" Ärztl. Fortbildungskurs Bad Nauheim, S. 51, Leipzig: Georg Thieme 1928.

[2] *Lange, F.:* Virchows Arch. **248**, 463 (1924).

[3] *Lampert* und *Müller:* Frankf. Z. Path. **33**, 471 (1926). Vgl. auch die Durchströmungsversuche an der Niere an unserem Institut von *Rigo.* Frankf. Z. Path. **31**, 1 (1924) und *Doenecke* und *Rotschild:* Zbl. Inn. Med. **48**, 866 (1927).

wurde. Selbst mit solchen Druckwerten konnte eine Gefässruptur im Gehirn nur erzeugt werden bei Leichen, bei denen klinisch ein Hypertonus oder eine Lues der Gefässe festgestellt war.

Da der Blutdruck ja schwankt und besonders beim Hypertoniker stärkere Schwankungen als sonst vorkommen und die Neigung zu Gefässkrämpfen stark erhöht ist, so können natürlich plötzliche pathologische Steigerungen des Drucks für die Entstehung eines Gefässrisses (besonders an einem erkrankten Gefäss) oder eines Gefässkrampfes eine grosse Bedeutung haben. Aber die Annahme, dass eine solche pathologische Druckwelle wie ein traumatischer Schlag wirke (eine Annahme von *Schwartz*, der sich auch *Neubürger* angeschlossen hat), ist m. E. nicht hinreichend begründet.

Die Auffassung von *Schwartz*, dass dem Arterienkrampf, der Stase und Prästase eine beherrschende Stellung in der Entstehung der Apoplexie zukomme, macht es weiterhin notwendig, geradezu eine Art Ganzheitsreaktion eines Gefässbaumes anzunehmen. Für eine solche Annahme aber haben wir keine genügenden experimentellen Unterlagen; eine solche Ganzheitsreaktion eines Gefässbaumes, wie überhaupt die Fortleitung von Gefässreaktionen im Gehirn, ist sehr schwer verständlich. Experimentelle Grundlagen für eine solche Annahme scheinen mir weder in den Untersuchungen *Rickers* noch in denen *Tannenbergs* gegeben zu sein und wir müssen uns doch immer an die Beobachtungen halten, die am lebenden Tier über funktionelle Kreislaufstörungen gemacht sind. Der Fortleitungsmechanismus von Reizen entlang einem Gefässbaume ist auch nach den Arbeiten von *Krogh* ein anderer als ihn *Schwartz* annimmt. Reize, die an der Arterie angreifen, wirken auch nach *Ricker* nicht anders als an den Capillaren, sondern nur schwächer, weil das Gefäss um so weniger empfindlich ist, je grösser es wird. Auch ist bisher, soviel ich weiss, am lebenden Kreislauf keine Reizwirkung im Capillargebiet beobachtet worden, die sich von da auf den ganzen Gefässbaum der terminalen Kreislaufbahn fortpflanzt. Selbst bei Zerstörung einzelner Capillaren durch stärkste Reize erfolgt nur eine eng umschriebene Gewebszerstörung mit eng begrenztem, entzündlichem Hof. An meinem Institut sind in letzter Zeit von *Peissachowitsch* ausgedehnte experimentelle Untersuchungen über die Fortleitung von Gefässreizen im Gefässbaum durchgeführt worden, die demnächst in der Frankfurter Zeitschrift für Pathologie veröffentlicht werden. Die Versuche liegen abgeschlossen vor und haben keinerlei Unterlagen für die Annahme einer Fortleitung von Gefässreaktionen auf die Verzweigungen eines Gefässbaumes ergeben.

Es ist auch nicht nachgewiesen, dass sich solche lokalen Störungen in anderer Weise fortpflanzen, wie z. B. bei einer Embolie und der hierdurch bedingten Ernährungsstörung des Gewebes. Auch das Auftreten von Erweichungs- und Blutungsherden in gewisser Entfernung von der Stelle der primären Schädigung ist eine besonders am Rückenmark wiederholt festgestellte und bekannte Tatsache. Es hat sich aber bisher nicht nachweisen lassen, dass fortgeleitete Gefässreaktionen die Ursache sind. Nicht fortgeleitete Kreislaufstörungen sind die Ursache der Blutungen im zugehörigen Gebiet einer thrombosierten Arterie, wie *Schwartz* annimmt, sondern die Ernährungsstörung im Ausbreitungsgebiet des verschlossenen Gefässes. Die Annahme solcher Reizfortleitungen und Ganzheitsreaktionen steht also noch auf sehr schwachen Füssen und ich möchte mich nach den bisher vorliegenden Tatsachen durchaus den Schlussfolgerungen von *Wolff* anschliessen, dass z. B. die Blutungen in der Umgebung apoplektischer Herde nicht durch funktionelle Reizzustände ausgelöst sind, sondern direkt als Folge des durch die grosse Blutung entstandenen Traumas gewertet werden können und müssen. Man darf eben auch aus den anatomischen Bildern der Apoplexie Schlüsse auf das lebendige Geschehen nur mit grösster Vorsicht ziehen und nicht komplizierte hypothetische funktionelle Kreislaufstörungen als bewiesen annehmen, wo einfachere Erklärungen durchaus genügen.

Wenigstens ist bei der direkten Beobachtung des lebenden Gehirns bisher nichts beobachtet worden, was solche Anschauungen stützen könnte. *Jakobi* und *Magnus*[1] sahen bei Injektionen von Adrenalin in die Carotis sofort ausgedehnte Gefässcontractionen mit Volumverminderung des Gehirns und auch bei Zerrung an den Halsgefässen liessen sich Contractionen zahlreicher Gehirngefässe feststellen. Bei Injektionen von Tusche und Luft in die Carotis entstanden im Bereiche der Verstopfung und weit darüber hinaus weitausgebreitete Gefässcontractionen, während bei Injektionen von Knochenöl derartiges nicht festzustellen war. Jedenfalls zeigen auch diese Beobachtungen, dass selbst heftige Gefässcontractionen im Gehirn nicht zu schweren Gewebsschädigungen führen müssen. Ob die Ausbreitung von Schädigungen in anatomisch klar definierbaren topistischen Einheiten vom Aufbau des Gefäßsystem abhängig ist, ist noch nicht restlos geklärt. Die Annahme von *Schwartz* und *Cohn*[2], dass die Gefässnetze topistischer Einheiten als in sich geschlossene selbständige Gebiete reagieren, deren Erregung nicht auf die Umgebung weitergetragen wird, könnte auch mit der besonderen Verbundenheit der terminalen Endbahn mit dem zugehörigen Funktionsgebiet begründet sein, ähnlich wie wir es für die Organspezifität der Capillaren (s. S. 19 angenommen haben.

Es scheint mir daher doch noch sehr gewagt, die Erkrankung der topistischen Einheiten des Gehirns auf eine solche „Ganzheitsreaktion" eines Gefässbaumes zurückzuführen, hier scheint mir die Anschauung von *Vogt* über die elektive Erkrankung topistischer Einheiten des Gehirns besser gestützt zu sein.

Solange man noch am Vorhandensein eigener Gefässnerven an den Hirnarterien selbst zweifelte, lag es natürlich besonders nahe, eine Sonder-

---

[1] *Jakobi* und *Magnus:* Dtsch. med. Wschr. 1925, S. 362, u. Dtsch. Z. Nervenheilk. **90**, 235 (1926).

[2] *Schwartz* und *Cohn:* Z. Neur. **126**, 1 (1930).

stellung der Gehirngefässe im pathologischen Geschehen anzunehmen und gerade an diesen Gefässen eine grössere Bedeutung *direkter Reaktionen* zu betonen als an anderen Organgefässen. Noch *Stöhr*[1] konnte an den Gehirngefässen keine eigenen Gefässnerven darstellen. Er fand zwar reichliche Nervenplexus an Arterien, Venen und Capillaren der Pia und in den Chorioideal-Plexus der Hirnventrikel, dagegen gelang es ihm nicht, an den Gehirngefässen selbst Nerven nachzuweisen. Aber dieser Nachweis ist inzwischen von *Kurusu* und *Hamada*[2] und im vollen Umfange besonders durch die Arbeit von *Penfield*[3] erbracht worden. Also auch für die Gefässe des Gehirns müssen wir die Möglichkeit gleicher Reflexe und Reaktionen annehmen, wie für die anderen Organgefässe. Wir betonten früher schon (s. S. 21) die anatomischen und physiologischen Besonderheiten der einzelnen Organgefäßsysteme. Sehr zweifelhaft muss es aber sein, ob nun auch noch *die einzelnen Teile* dieser Organgefäßsysteme, die einzelnen Gefässbäume, wiederum selbständige Einheiten bilden. Hier wird wohl alles in einer engen funktionellen Abhängigkeit stehen und wir möchten eher an eine gewisse Selbständigkeit der Einzelgefässe wie der Einzelcapillaren besonders im pathologischen Geschehen glauben. Es dürfte wenigstens ausserordentlich schwer sein, mit unseren heutigen Methoden hinreichende Beweise für die Annahme beizubringen, dass die „topistischen Einheiten“ des Gehirns mit selbständig-funktionierenden Einheiten des Gefässbaumes ausgestattet sind, wie *Schwartz* und *Cohn* das annehmen. Auch die Beobachtungen am lebenden Tier weisen ja immer wieder darauf hin, dass die Gefässe wie die Capillaren auch einzeln, selbständig, reagieren und funktionieren können und *Jacobj*[4] hat schon 1921 darauf hingewiesen, dass bei lokalisierten Suprareninwirkungen „die Arteriolen sich häufig nicht in ihrer ganzen Ausdehnung kontrahieren, sondern nur unmittelbar nach ihrer Gabelung umschriebene Contractionsringe zeigen“.

Gegen die Krampftheorie mussten sich aber noch weitere Bedenken erheben. Zunächst werden gerade bei den Störungen, die erwiesenermaßen mit Arterienspasmen im Bereiche des Kopfes und des Gehirnes einhergehen, nämlich bei der *Migräne* (die ja oft Jahre und Jahrzehnte anhält) oder bei den *epileptischen Anfällen* Hirnblutungen nicht beobachtet, jedenfalls nicht häufiger als sonst. Das spricht durchaus in dem Sinne, dass auch die Hirnarterien dem allgemeinen Gesetz unterliegen, wonach ihre spastischen Contractionen nicht bis zum Untergang des Gewebes anhalten.

Auch beim Menschen sind ausgedehnte Angiospasmen sogar von ziemlich langer Dauer beobachtet worden, die keine schweren Folgen für das Gehirngewebe hatten (*Bremer*[5], *Riser* und *Sorel*[6] s. auch S. 114 und S. 129).

---

[1] *Stöhr:* Z. Anat. **63**, 562 (1922).

[2] *Kurusu* und *Hamada:* Mitt. med. Ak. Kioto **3**, 33 (1929).

[3] *Penfield:* Arch. of Neur. **27**, 30 (1932), hier auch weitere Literatur.

[4] *Jacobj:* Münch. med. Wschr. **1921**, 385.

[5] *Bremer:* J. de Neur. **31**, 493 (1931).

[6] *Riser* und *Sorel:* C. r. Soc. Biol. Paris **104**, 295 (1930).

Allerdings nehmen eine Reihe neuerer Autoren, vor allem *Spielmeyer*[1] an, dass bestimmte Veränderungen, die bei chronischer Epilepsie im Gehirn gefunden wurden, die Folge von Gefässkrämpfen sind. Es sind dies die sog. Erbleichungszonen, vor allem die Sklerose des Ammonshorns mit Untergang von Ganglienzellen und diffuser Gliavermehrung besonders im *Sommerschen* Sektor. Es spricht manches dafür, dass hier lokale Störungen des Kreislaufs der terminalen Gefässbahn eine wichtige Rolle spielen. Aber die einzige Ursache dieser Veränderungen können auch hier die lokalen Kreislaufstörungen nicht sein, denn auch bei epileptischen Zuständen beschränkt sich ja der epileptische Krampfzustand keineswegs auf einzelne Hirngebiete und daraus allein wäre also die typische Lokalisation dieser Veränderungen nicht zu erklären. Weiterhin zeigt sich auch hier, dass alle diese Befunde nur erhoben werden, wenn die epileptischen Anfälle sich sehr häufig wiederholt haben. Es ist also ähnlich wie bei der *Raynaudschen* Gangrän: niemals hält ein einzelner Gefässkrampf so lange an, dass das zugehörige Gewebsgebiet abstirbt und Veränderungen treten erst nach zahlreichen und wiederholten Gefäßspasmen auf. Wie wir bei der *Raynaudschen* Krankheit immer mehr zu der Annahme gezwungen wurden, einen sehr wesentlichen pathogenetischen Faktor in einer gleichzeitigen oder primären, toxischen Gewebs- oder Capillarschädigung zu erblicken, so legt die genauere Analyse der Folgen von Gefäßspasmen am Gehirn auch für Apoplexie die Annahme nahe, dass hier noch andere Faktoren mit im Spiele sind, vielleicht auch hier irgendwelche toxischen Einflüsse (vgl. auch *Plötzl*[2]).

Weiterhin treten Apoplexien gar nicht so selten auch plötzlich im Schlaf auf, obwohl dieser doch den Blutdruck im allgemeinen herabsetzt, und auf Gefäßspasmen lösend wirkt. Im Schlaf füllen sich ja die Blutspeicher und die zirkulierende Blutmenge ist stark herabgesetzt (vgl. S. 13). Allerdings haben in neuerer Zeit *Westphal* und *Pansdorf* in der *Bergmannschen* Klinik sowie *Fahrenkamp* nachgewiesen, dass auch beim Schlafenden Blutdruckerhöhungen gegen Morgen auftreten.

Einer eingehenden Analyse bedürfen nun die tatsächlich in den apoplektischen Herden am Gefässbaum wie am Gewebe festgestellten anatomischen Befunde.

Schon bei unseren ersten, von *Baer* veröffentlichten Befunden war uns aufgefallen, dass die schweren und ausgedehnten Degenerationen und Nekrosen im Bereiche des Herdes die verschiedensten Gefässe, Arterien, Capillaren und Venen betreffen. Die Schlussfolgerungen jener Arbeit von *Westphal* und *Bär*

---

[1] *Spielmeyer:* Kongressbl. inn. Med. u. Dtsch. Z. Nervenheilk. **94**, 54 (1926), ferner Z. Neur. **99**, 756 (1925) und **123**, 56 (1930) sowie Mschr. Psych. **68**, 605 (1928). Vgl. auch *Foerster, O.:* Dtsch. Z. Nervenheilk. **94**, 15 (1926), sowie *Krause* und *Schum*, Bd. 49a/II d. Neuen Dtsch. Chir. herausgegeb. v. Küttner, Stuttgart: Ferdinand Enke 1931.

[2] *Plötzl:* Med. Klin. **23**, 1718 (1927).

aus meinem Institut vom Jahre 1926 lauten: „Die Schilderung *Löwenfelds* und *Rosenblaths* der anatomischen Befunde bei der Apoplexie wird also weitgehend bestätigt. Es findet sich im blutigen Erweichungsherde und seiner Umgebung eine wechselnde, meist sehr weitgehende, bis zur völligen Nekrose fortschreitende Schädigung aller Gefässe, der Arterien, Arteriolen, Capillaren und Venen. Diese allgemeine Angionekrose und die damit oft verbundene Arterionekrose hat keine direkten Beziehungen zur Arteriosklerose der Gehirngefässe. Aus sämtlichen Gefässen erfolgt die Blutung. Die sog. miliaren Aneurysmen *Charcots* und *Bouchards* sind dabei nur *eine* Form der Durchblutung der geschädigten Gefässwand in eng umschriebenem Bezirk in die Gefäßscheide. Manchmal finden sich auch ausgedehnte Blutungen ohne deutlich erkennbare Schädigung der Gefässe. Viele apoplektische Herde zeigen am Rande die deutliche Entstehung aus zahlreichen kleinen Blutungsherden. Die Kombination von weisser und roter Erweichung in einem Herd im Gehirn oder von mehreren verschiedenartigen im gleichen Gehirn weist auf eine gemeinsame Ursache für beide."

Man sieht also tatsächlich in manchen Fällen geradezu akute Nekrosen der Gefässwand und kann die verschiedenen Stadien der nekrobiotischen Umwandlung in nicht wenigen Fällen von typischer Apoplexie unschwer auffinden. Nicht selten ergreift diese regressive Veränderung die ganze Gefässwand bis zu ihrer völligen Zerstörung. Dabei ist es sehr merkwürdig, dass diese Veränderungen regelmäßig in den Aussenschichten der Gefässwand am stärksten sind und nach innen zu abnehmen. Das kann so weit gehen, dass die ganze Gefässwand zerstört, kernlos, nekrotisch und nur das erhaltene Endothelrohr übrig geblieben ist.

Es ist selbstverständlich, dass diese wechselnden Befunde an den Hirngefässen von vielen Autoren als Rupturen der erkrankten Gefässwand, als Bersten von Aneurysmen und damit als Quelle der Apoplexie gedeutet wurden, wie das zuletzt noch *Beitzke* getan hat. Aber die systematische und genaue Analyse legt doch schon aus den anatomischen Bildern die Annahme nahe, dass die Schädigung des Gefässes von der Adventitia ausgeht und auch *Schwartz* wollte in diesen Tatsachen eine Bestätigung seiner Anschauungen insofern erblicken, als die funktionelle Kreislaufstörung zunächst im Bereiche der Vasa vasorum auftreten und die Gefässwand irreparabel schädigen sollte. Aber Vasa vasorum sind an den intracerebralen Hirnarterien bisher nicht nachgewiesen und bei anderen funktionellen Kreislaufstörungen sind derartige, von aussen nach innen fortschreitende nekrobiotische Veränderungen der Arterienwand bisher niemals beobachtet worden.

Diese eigenartigen und von Fall zu Fall wechselnden anatomischen Befunde am Gefässbaum im Bereiche der typischen Apoplexie verlangten dringend eine Erklärung und die tatsächlichen anatomischen Feststellungen, insbesondere das Fortschreiten der Nekrose in der Gefässwand von aussen nach innen mussten den Gedanken einer von aussen auf die Arterien einwirkenden

Schädigung nahelegen und die Hypothese von *Rosenblath* über die Genese der Hirnblutung wieder in den Vordergrund treten lassen. Wenn wirlich im Bereich absterbenden Hirngewebes derartig schwere Gefässveränderungen auftreten, so könnten auch die schweren nekrobiotischen Gefässveränderungen in den apoplektischen Gehirnherden, die man geradezu als *Angionekrosen* bezeichnen muss, als Folge einer primären Zerstörung des Hirngewebes aufgefasst werden. *Rosenblath* allerdings führte die gefäßschädigenden fermentativen Kräfte auf die erkrankte Niere zurück, so dass durch diese Giftstoffe Hirngewebe und Gefässwand zugleich geschädigt werden sollten. Das war eine reine Hypothese, immerhin sind die Einzelheiten dieser Vorstellung z. Z. noch nicht so wichtig und die neuere Forschung über die Genese der Hypertonie und des blassen Hochdrucks bei Nierenerkrankungen hat ja zur Annahme toxischer Substanzen in der Blutbahn bei diesen Krankheiten geführt. Das durch diese Giftstoffe direkt oder indirekt auf dem Umwege über eine lokale Kreislaufstörung geschädigte Hirngewebe könnte sehr wohl von besonderer Bedeutung sein.

Nun sind aber in den letzten Jahren eine Reihe von Feststellungen über ganz ähnliche Gefässveränderung im Gehirn gemacht worden, wo es sich um ganz andere Erkrankungen handelte. Zunächst haben *Pollak* und *Rezek*[1] im Bereiche einfacher Hirnerweichungen, wo es also noch nicht zur Blutung gekommen war, beginnende oder auch schon vorgeschrittene Stadien der nekrobiotischen Umwandlungen der Gefässwand nachgewiesen. Selbst bei capillaren Gehirnblutungen fand *Kirschbaum*[2] eine schwere Gefäßschädigung mit Infiltration der Gefässwand, Leukocytenthromben und hyaliner Entartung, während das Hirngewebe in der Umgebung des Gefässes nekrotisch war „nach der Art eines anämischen Infarktes". Auch in einem Falle von schwerer Commotio cerebri fand der genannte Autor kleinste Erweichungsherde mit schweren Gefässdegenerationen. Andererseits wurden nun bei Hirnblutungen und zwar nicht allein bei hypertonischen, sondern auch bei Blutungen durch Embolie, anatomische Gefässveränderungen zuweilen nicht gefunden und man müsste hier also wie bei anderen diapedetischen Blutungen eine Wandschädigung annehmen, die mit unseren heutigen anatomischen Methoden noch nicht nachzuweisen ist.

Weitere Tatsachen sind in neuester Zeit aufgedeckt worden. *Staemmler*[3] hat durch genaue histologische Untersuchungen bei traumatischen Hirnschädigungen, insbesondere Hirnerweichungen festgestellt, dass auch hier sehr frühzeitig schwere sekundäre Gefässveränderungen auftreten und dass auch hier der nekrobiotische Prozess der Gefässwand von aussen nach innen verläuft, also offenbar durch fermentative Vorgänge hervorgerufen wird. Auf diesem Wege ist es auch sehr wohl möglich, die traumatische Spätapoplexie zu erklären, da ja der Gewebszerfall und die fermentativen gefäßschädigenden

---

[1] *Pollak* und *Rezek:* Virchows Arch. **265**, 682 und **269**, 1 (1928).
[2] *Kirschbaum:* Frankf. Z. Path. **23**, 444 (1920).
[3] *Staemmler:* Beitr. path. Anat. **78**, 408 (1927).

Abbauvorgänge je nach dem Grade der Verletzung rasch oder langsam verlaufen und sich verschieden schnell an den Gefässen auswirken können. Das ist jedenfalls eine sehr viel besser einleuchtende Erklärung, als die von *Ricker* gegebene einer monatelang anhaltenden Überempfindlichkeit des Gefässnervensystems, zumal auch die Zerfallsprodukte des Gewebes solche Überempfindlichkeiten der Gefässwand durchaus erzeugen könnten. Auch centrale traumatische Hirnblutungen (*Reuter*[1]) sind auf diesem Wege der Erklärung zugängig, zumal ja schon lange bekannt ist, dass Hirntraumen zu ausgedehnten Schädigungen des Gehirns, insbesondere vieler Ganglienzellen führen. Wenn *Neubürger*[2] bei einem jungen Mann nach Sturz auf den Kopf ausgedehnte Zellerkrankungen im Gehirn, Homogenisierung der Ganglienzellen, Zerfall von Glia und Markscheiden und frische ischämische Nekrosen findet, so ist es nicht notwendig, zur Erklärung Gefäßspasmen heranzuziehen.

Wir wissen, dass all dies auch die direkte Folge des Traumas, der Erschütterung und Zerreissung von Ganglienzellen sein kann. Auch beim Geburtstrauma entstehen sicherlich viele Schädigungen direkt mechanisch durch das Trauma selbst und spätere entzündliche Erscheinungen können auch hier sehr wohl ihre einfache Erklärung in den Abbauprozessen des geschädigten Hirngewebes finden. Dass gelegentlich auch Erweichungen und Nekrosen im Gehirn ohne erkennbare Gefäßschädigung vorkommen, ist noch kein zwingender Gegenbeweis, da Art und Schnelligkeit des Gewebszerfalls hier zu verschiedenen Wirkungen führen könnten.

Ähnliche nekrotische Vorgänge am Gehirn finden sich nun auch bei reiner Giftwirkung, nämlich bei akuter Kohlenoxydvergiftung. Wenn hier neben schweren parenchymatösen Veränderungen des Gehirns (*Altschul, Weimann*[3]) auch Blutungen als spätere Folgen beobachtet wurden, so lassen sich eben auch hier im Bereiche der Hirnschädigung, die wir auf direkte Giftwirkung zurückführen dürfen, schwere nekrobiotische Veränderungen der Gefässwände nachweisen (*Petri*[4]).

So einwandfrei also auch die schweren Gefässveränderungen im Bereiche apoplektischer Insulte nachgewiesen sind, so ist trotzdem bis heute die pathogenetische Bedeutung dieser Gefässwandveränderungen immer noch nicht restlos geklärt. Mein Schüler *Ph. Schwartz* ist als erster auf Grund eingehender Untersuchungen zu der Feststellung gekommen, dass diese schweren Gefässveränderungen sich nur dann im mikroskopischen Bilde finden, wenn der Kranke nach dem Auftreten der Apoplexie noch einige Tage gelebt hat. Tritt dagegen der Tod in unmittelbarem Anschluss an eine grosse massive Apoplexie ein, so fand *Schwartz* keine solchen Gefässveränderungen, insbesondere keine

---

[1] *Reuter:* Dtsch. Z. Chir. **207**, 92 (1927).

[2] *Neubürger:* Z. Neur. **105**, 193 (1926) und Jkurse ärztl. Fortbild. **17**, 13 (1926), ferner Dtsch. med. Wschr. **1932**, 690.

[3] *Weimann:* Z. Neur. **116**, 632 (1928).

[4] *Petri:* Zbl. Path. **1927**.

Nekrosen der Gefässwand. Er nimmt daher an, dass auch diese Gefässwandnekrosen erst die *Folge der Blutung*, also dadurch entstanden sind, dass eben auch die Gefässwand selbst durch die Apoplexie aus dem Kreislauf herausgerissen wird und so absterben muss. Auch *Neubürger* hält die Angionekrosen für *sekundäre*, posthämorrhagische Erscheinungen, die in der gleichen Form auch bei schweren akuten Hirntraumen vorkommen.

Selbst über die anatomischen Befunde herrschen hier noch in der Literatur stark auseinandergehende Angaben. Dass die kleinen Blutungen in der Umgebung des Hauptherdes sekundär entstehen können und demnach nichts für die Annahme eines Confluierens des Hauptherdes aus Einzelblutungen beweisen, kann wohl heute nicht mehr bestritten werden. Auch dass ein Gefässkrampf selbst nicht zur Nekrose der Wand führen kann, erscheint sicher. Aber die anatomischen Befunde bei diesen Angionekrosen im Gehirn werden von den verschiedenen Autoren noch sehr verschieden aufgefasst. *Böhne* insbesondere hat behauptet, dass es sich überhaupt nicht um wirkliche Nekrosen handele, sondern lediglich um Aufquellungen und „Faserdesimprägnationen", die stets sekundär durch die infolge des Blutungsherdes entstandene Kreislaufstörung entständen. Die Veränderungen ergreifen nach *Böhne* nur die faserigen Wandelemente und nicht die Zellkerne und finden sich fast ausschliesslich an Arterien, Arteriolen und Venen, während die Capillaren im gleichen Bezirk intakt sind. Ich glaube, dass hier den verschiedenen Beobachtern verschiedene Bilder vorgelegen haben, denn in einem grossen Teil unserer Fälle lag ganz sicher ein voller Zerfall der Gefässe *und* der Capillaren vor. Nun ist aber bekannt, dass in manchen Fällen von Hirnerweichungen im Bereich dieser erweichten Gebiete die Gefässe erhalten bleiben können und *Westphal* führt das auf die verschiedene Stärke der chemischen und autolytischen Prozesse zurück, die vom Alter der Kranken, der Schnelligkeit und Plötzlichkeit der Blutabsperrung und auch von der Lokalisation abhängen, da z. B. die autolytische Milchsäurevermehrung in der grauen Substanz sehr viel stärker ist wie in der weissen Substanz.

Einen wichtigen Beitrag zu dem ganzen Problem hat in allerjüngster Zeit *K. Wolff*[1] in systematischer Weiterverfolgung der schon oben erwähnten Feststellungen von *Staemmler* gegeben. Er hat traumatische Hirnzertrümmerungen eingehend untersucht unter Berücksichtigung des bereits von *Schwartz* in den Vordergrund geschobenen Gesichtspunktes, wie lange *Zeit zwischen* dem Beginn *der Läsion und dem Tode* verstrichen war. Auf diesem Wege konnte er nun zeigen, dass die Angionekrosen der Hirngefässe sich auch in jedem traumatisch zerstörten Hirngewebe finden, vorausgesetzt, dass genügend Zeit zwischen Trauma und Tod liegt. Das geht so weit, dass man aus dem Nachweis angionekrotischer Gefässe im traumatisch geschädigten Hirngewebe den

---

[1] *Wolff, K.:* Grundlagen zu dem Problem der spontanen apoplektischen Hirnblutungen. Beitr. path. Anat. **89**, 249 (1932).

sicheren Schluss ziehen kann, dass nach dem Trauma mehrere Stunden vergangen sind, ehe der Tod erfolgte. Auch hier erfolgt die Zerstörung der Gefässwand von aussen nach innen. Es kann also gar kein Zweifel bestehen, dass das zertrümmerte Hirngewebe die Ursache der Gefässveränderung ist. *Wolff* schreibt zusammenfassend: „Sämtliche Befunde, die *Rosenblath* an den Gefässen des Herdrandes erhebt, decken sich mit den unsrigen, sowohl der Beschreibung, wie den Abbildungen nach.... Schon 4 Stunden nach dem Unfall stellten wir wolkige Umwandlungen des Gefässbandes fest. Sie waren nur gering und abschnittsweise vorhanden. 10 Stunden nach dem Unfall war die Umwandlung schon sehr hochgradig und umfasste die ganze Gefässwand, wobei die Ringform allerdings noch gewahrt blieb. Diese Umwandlung ging Hand in Hand mit einer starken Aufsplitterung des Gefässrohres und war stets mit einer Ansammlung von Leukocyten verbunden." Wir sehen also, dass auch leukocytäre Infiltrationen einfach als Folge der mechanischen Zertrümmerung des Hirngewebes auftreten und alle Schlüsse, die aus dieser leukocytären Infiltration auf das Vorliegen einer primären funktionellen Kreislaufstörung, ja auf die Ätiologie der primären Gefässerkrankung und der Aneurysmenbildung (*Beitzke*) gezogen worden sind, sind ein schwerer Irrtum. Auch die typischen Wandhämatome, die Pseudoaneurysmen fehlen bei den traumatischen Hirnläsionen nicht: „Die Wandlamellen sind durch breite Blutergüsse schichtenförmig auseinandergetrieben.... Die Gefässe können unter Kernverlust zu einer homogenen Masse aufquellen, ein Vorgang, der schliesslich zu einer völligen Auflösung führen kann.... *Die Schwere und Ausdehnung des Gefässunterganges sind abhängig von der Schwere der Zertrümmerung des Grundgewebes....* Angionekrotische Gefässe finden sich in unseren Fällen nur in Hirngebieten, die durch grobe Zertrümmerungen und Blutungen geschädigt sind. Die Hochgradigkeit und Ausdehnung der Gefässumwandlungen geht parallel der Stärke der Gewebsschädigung." „Niemals treffen wir ausserhalb der Trümmer- und Blutungsgebiete Gefässveränderungen an. Andererseits müssen wir aber betonen, dass viele Gefässe in diesen Gebieten, selbst wenn sie von Blutungen umgeben sind, anscheinend unverändert sind."

Für unsere Fragen von grosser Bedeutung sind die, wie ich glaube, überzeugenden, Feststellungen von *Wolff*, „dass die Mantelblutungen reine Begleiterscheinungen sein können und daher für pathogenetische Betrachtungen keinen Wert haben", dass insbesondere auch die Blutungen in den verschiedenen Zonen der Umgebung des Hauptherdes rein *sekundäre Folgen der Hauptblutung* sind, insbesondere gar nichts für eine „Ganzheitsreaktion des Gefässbaumes" beweisen. „Die Kreislaufstörungen spielen sich auch hier im *Grenzgebiet* und *nicht in terminalen Gefässgebieten* ab.... Durch die besonderen und gegen andere Körperteile erschwerten Ausgleichsbedingungen der Kreislaufverhältnisse können bei der eigenartigen Architektonik der Gefässbahnen (im Gehirn) bei einem umschriebenen Insult auch Blutungen in entfernteren und evtl. korrespondierenden Gebieten auftreten." So hat *Wolff* auch in einem Falle

„fern von dem eigentlichen Trümmerherd Blutungen in den Stammganglien
gefunden.... Es bleibt noch die Feststellung, dass in Begleitung und bis in
weite Entfernung von der Trümmerzone unzählige Ringblutungen aufschiessen,
in bisher ungewohnter Ausdehnung und Stärke.“

Mit diesen Feststellungen sind meine Bedenken gegen die *Schwartzschen* Erklärungen der Fortleitung von Gefässreizen, der Ganzheitsreaktion
von Gefässbäumen und der Zurückführung topistischer Läsionen auf solche
Gefässbaumabgrenzungen in vollem Umfange bestätigt. Die Feststellungen
von *Wolff* beweisen, dass „den funktionellen Kreislaufstörungen im Sinne
punktförmiger Blutungen und der Gefässhyperämie“ eine solche Selbständigkeit wie *Schwartz* es annimmt, nicht zukommt. „Wir sehen sie bei den
allerverschiedensten Vorgängen, bei Hirntumoren, Hirnabscessen, traumatischen Zerstörungen usw., kurz und gut, sie stellen tatsächlich die Urformen der
Gefässreaktionen im Gehirn dar.“ Auch der weiteren Feststellung muss man
sich, wie ich glaube, auf Grund der *Wolffschen* Befunde anschliessen, wenn er
schreibt: „Bei den traumatischen Hirnblutungen spielen sich die Erscheinungen
am Gefäßsystem in erster Linie im Trümmergebiet und in der benachbarten
Zone ab. *Die Kreislaufstörung folgt in ihrer Ausbreitung nicht bestimmten Gefäß-
systemen, sondern im Groben den Konturen des Trümmerherdes.* Es handelt sich
um die Vorgänge in der *Peripherie* des Trümmergebietes, um Alteration des
Grenzgebietes.“ Auch *Wolff* findet ebenso wie *Böhne*, dass „die grossen Blutungsherde bei der hypertonischen Apoplexie niemals dem Versorgungsgebiet einer
Arterie oder der terminalen Endausbreitung einer Gefässgruppe entsprechen....
Der mechanische Faktor der Verdrängung spielt die Hauptrolle der Herdent-
stehung. Die Ausläufer der Blutung hängen nicht von terminalen Gefässgebieten, sondern von dem strukturellen Gefüge der Hirnsubstanz ab.“ Die
Kreislaufstörungen in der Umgebung einer Hirnblutung beweisen also nichts
für die Genese und die primäre Entstehungsursache. „Alle diese Reaktionen
im Gefässapparat in der Peripherie eines hypertonischen Blutungsherdes
finden sich in gleicher Weise bei den einfachsten traumatischen Hirnzer-
störungen wieder einfach als sekundäres Geschehen.... Ja, wir ersehen aus
weiteren Untersuchungen, dass die Kugel- und Ringblutungen in ihrer typischen
Form in der Regel sehr viel später nach dem Trauma auftreten, so dass wir hier
einwandfrei behaupten können, dass diese Blutungsformen im wahrsten Sinne
des Wortes erst sekundär auftreten und niemals die *Grundlage, sondern nur die
Folge grösserer Hirnschädigungen darstellen.*“

Mit diesen Feststellungen wird nun eine sehr wichtige Frage aufgeworfen.
Wir wissen nun, dass absterbendes Gehirngewebe in einer überraschend kurzen
Zeit, bevor sich noch irgendwelche Heilungs- und Vernarbungsvorgänge eingestellt haben können, zu einer schweren Schädigung, Nekrotisierung, ja
Verflüssigung aller in seinem Bereich liegenden Gefässwände führt. Es erhebt
sich die Frage, ob denn eine derartige Verätzung und Zerstörung der Gefässe
für die Gefässtätigkeit ganz gleichgültig ist. Gewiss können diese angeätzten

Gefässe im Bereich des Herdes, besonders in seinem Zentrum, durch gleichzeitige Stase und Thrombose verschlossen und so aus dem Blutkreislauf ausgeschaltet werden. Aber wir haben natürlich keinerlei Sicherheit, dass das stets und ausnahmslos geschieht, und wir sahen ja schon aus den *Wolffschen* Untersuchungen, dass im Rande traumatisch zerstörten Hirngewebes ganz zweifellos schon einige Stunden nach der Verletzung *sekundäre Blutungen* auftreten. Damit bekommt die Frage der *traumatischen Spätapoplexie* ein ganz anderes Gesicht. Es bedarf nicht der komplizierten *Rickerschen* Hypothesen einer veränderten Erregbarkeit des lokalen Gefäßsystems zur Erklärung dieser Spätblutungen nach Trauma, sondern die nunmehr festgestellten Tatsachen zeigen uns, dass das nekrotische und erweichende Gehirngewebe schwere Gefässanätzungen erzeugt und damit jederzeit, auch noch Tage und Wochen nach der primären Läsion, schwere, ja tödliche Blutungen entstehen können. Die Tatsache, dass solche Spätapoplexien nach Trauma zu den Seltenheiten gehören, widerspricht unserer Erklärung nicht. Es ist leicht verständlich, dass in den meisten Fällen die nekrotischen und zerstörten Gefässe bei der Ausheilung und Narbenbildung völlig ausgeschaltet werden, aber hier gibt es unendlich viele Zufälligkeiten und Verschiedenheiten des Verlaufs (die auch von Allgemeinfaktoren abhängig sein können), so dass eben *unter besonderen Umständen* die Nekrotisierung und Anätzung des Gefässes auch einmal zu einer Spätapoplexie führt.

Schon bei primären und schweren traumatischen Hirnverletzungen deutet oft genug das klinische Krankheitsbild darauf hin, dass in den ersten Tagen nach der Verletzung schubweise Verschlimmerungen auftreten und wenn wir dann bei der Sektion im Rande des Trümmerherdes und seiner weiteren Umgebung mehr oder weniger ausgedehnte Blutungen finden, so ist jetzt durchaus der Schluss erlaubt, dass es sich hier um *in Schüben auftretende sekundäre Arrosionsblutungen* handelt. Auch die *typische Spätapoplexie* nach Trauma dürfen wir nunmehr in der gleichen Weise erklären. Hinweise auf eine solche Erklärung finden sich schon seit Jahren in der Literatur, konnten aber natürlich bisher noch nicht richtig ausgewertet werden, da eben diese Grundtatsache der Gefässzerstörung durch absterbendes und ganz erweichtes Gehirngewebe noch unbekannt war. Der erste, der, soviel ich sehe, typische Spätapoplexien nach Kopftrauma gesehen und als solche beschrieben hat, war *O. Bollinger*[1]. Er beschrieb mehrere Fälle von tödlicher Apoplexie nach verhältnismäßig leichtem Kopftrauma (ohne jede Knochenfraktur) bei jugendlichen Menschen und führte die *frische Blutung* auf den *durch das Trauma entstandenen Erweichungsherd* zurück. Bei diesen geringen Schädelverletzungen fanden sich Erweichungen und Blutungen vorzugsweise am Boden des vierten Ventrikels und in der Nähe desselben und diese Lokalisation wird von *Bollinger* und anderen

---

[1] *Bollinger, O.:* Internationale Beitr. z. wissensch. med. Festschrift für *Rud. Virchow* zur Vollendung des 70. Lebensjahres, Bd. 2, S. 468, Berlin: Hirschwald 1891.

auf die heftige Bewegung des Liquors in der Schädelhöhle bei Kopftrauma zurückgeführt. Aber auch bei anders lokalisierten Erweichungen des Gehirngewebes durch Schädelverletzungen sind solche Spätapoplexien beobachtet worden, ich verweise auf die Arbeiten von *Huwald*[1], *Kron*[2], *Rosenhagen*[3] und die neueren Handbücher der Unfallheilkunde und ärztlichen Begutachtung.

An dieser Stelle sei auch auf die für unser Problem ungemein wichtige Tatsache der *Tumor-Apoplexie* hingewiesen. Wenn es auch in Geschwülsten anderer Organe zuweilen zu Blutungen kommt, so sind das doch (abgesehen von Tumoren besonderer Art, wie Angiom und Chorionepitheliom) ziemlich grosse Seltenheiten. Nur im Gehirn ist es anders. Hier sind Blutungen im Tumor wie besonders in der Umgebung des Tumors häufige, fast kann man sagen typische Erscheinungen. Das wachsende Gliom führt zu einer mehr oder weniger ausgedehnten gelben Erweichung der Hirnsubstanz — es wird das von der Schnelligkeit des Wachstums vor allem abhängen — und damit auch hier zu oft schweren nekrobiotischen Veränderungen der Gefässe. Wenn auch der Druck des wachsenden Tumors der Entstehung von Blutungen aus diesen geschädigten Gefässen entgegenwirken wird, so sehen wir doch, dass eben in vielen Fällen nun eine mehr oder weniger heftige Blutung im Bereich der zugrunde gegangenen Hirnsubstanz auftritt. Schon seit langer Zeit sind diese schweren Hirnblutungen im Bereich und der nächsten Umgebung der *Hirngliome* so bekannt, dass sie als *typische Komplikation* im klinischen Bilde gelten. So konnte es ja kommen, dass *Beneke* sogar die Hirngewebsnekrosen und Blutungen in der Umgebung der Gliome als *primär* auffasst und die Tumorentwicklung auf ein primäres Trauma zurückführt (s. meine Widerlegung oben S. 117). Jeder erfahrene Pathologe kennt genügende Fälle von Hirngliomen, die plötzlich unter den klinischen Erscheinungen einer schweren Apoplexie erkrankten und zugrunde gingen und wo erst die genauere anatomische Untersuchung als Grundlage der ganzen Erkrankung ein Gliom mit *sekundärer* Hirnerweichung und Blutung aufdeckte.

Alle diese jetzt in einem ganz anderen Lichte erscheinenden Tatsachen sind auch für die *Auffassung der Spontanapoplexie bei der Blutdruckkrankheit* nicht ohne Bedeutung. Es erhebt sich jetzt die Frage, ob wir denn nicht auch bei diesen Apoplexien zu der Annahme gezwungen sind, dass die auf dem Sektionstisch vorgefundenen kleinen und grossen Blutungen *zu verschiedener Zeit* entstanden sind. Anatomisch kann man es natürlich nicht unterscheiden, ob die vorgefundenen Blutungen nicht z. T. erst 6 Stunden, z. T. 10 Stunden, z. T. 20 Stunden oder noch später nach dem Einsetzen der primären Läsion z. B. einer toxischen Gewebsnekrose im Gehirn entstanden sind. Das klinische Bild der typischen Apoplexien bietet, wie wir wissen, genügend Anhaltspunkte

---

[1] *Huwald:* Traumatische Spätapoplexie. Sammelref. Fortschr. Med. 1902, Nr 7, 213.
[2] *Kron:* Dtsch. med. Wschr. 1903, Nr 37.
[3] *Rosenhagen:* Dtsch. Z. Nervenheilk. 114, 29 (1930).

dafür, die eine solche Verlaufsform als durchaus möglich erscheinen lassen. Die häufigen, nach dem ersten Insult folgenden plötzlichen Verschlimmerungen könnten in dieser Weise als weitere sekundäre Blutungen gedeutet werden. Es wird die Aufgabe weiterer klinischer und anatomischer Forschung sein zu prüfen, ob diese Annahmen zutreffen und ob wir weitere Beweise hierfür beibringen können.

Vor allem wichtig sind aber die Feststellungen der *Wolffschen* Arbeit über die Unmöglichkeit, mit Sicherheit aus dem anatomischen Befund die Entstehung von Veränderungen aus *primären funktionellen Kreisstörungen* abzulesen, wie ich das oben schon theoretisch auseinandergesetzt habe. Prall gefüllte Gefässe im Zustand der roten und weissen Stase ohne Blutungen oder mit kegelförmigen Blutungen und Mantelblutungen, mit Diapedese von Leukocyten usw., kurz alle „*morphologischen Äquivalente* funktioneller Kreislaufstörungen", wie sie von *Schwartz* aufgestellt worden sind, findet *Wolff* auch in rein traumatisch geschädigten Hirngeweben. Die *Rickersche* Schule wird natürlich auch hier die Gewebsschädigungen und Blutungen als Folge der Schädigung des Gefässnervensystems, als Folge funktioneller Kreislaufstörung durch das Trauma auffassen. Aber es gibt Fälle genug, wie die Schussverletzungen, wo eben die direkten Schädigungen von Gewebe und Gefässen über jeden Zweifel erhaben sind. Auch die Anwesenheit reichlicher Leukocyten im Trümmerfelde beweist nicht die primäre Kreislaufstörung, sondern, wie die Analyse der traumatischen Hirnveränderung zeigt, ist diese Emigration durch den Zerfall der lebenden Substanz hervorgerufen und als eine Reaktion hierauf anzusehen.

Schon *Staemmler* hat den ganzen Komplex von Veränderungen, die *Rosenblath* bei Apoplexie in der Randzone des Herdes (und auf diese beschränkt) gefunden hat, als eine sekundäre Folge der Zertrümmerung von Hirngewebe und „ des dadurch bedingten Freiwerdens histolytischer Fermente" aufgefasst. *Wolff* spricht von der bedeutenden Rolle „proteolytischer Fermente" im Trümmergebiet und nimmt für die Spätfälle Einflüsse der „Gliafermente" für die Entstehung der Angionekrosen an. Aber genauere Unterlagen für die Annahme fermentativer Wirkungen habe ich in der Literatur bisher nicht finden können. Die einfache Erklärung von *Schwartz*, dass eben die Gefässwände mit dem Gewebe, also gleichzeitig und unabhängig voneinander durch die primäre funktionelle Kreislaufstörung selbst zugrunde gehen, kann deshalb nicht richtig sein, weil wir ja das in anderen Organen und im Bereiche anderer Blutungen bis heute nicht kennen. Auch im Infarkt geht nach einiger Zeit das Gefäss zugrunde, d. h. die Gefässwand wird nekrotisch, aber zunächst einmal sehen die Bilder anatomisch ganz anders aus, man sieht noch die Konturen der Gefässe und nur die Zellkerne der Gefässwand sind nicht mehr darzustellen, also ganz andere Bilder wie sie im Gehirn gefunden werden. Auch dürfte ein so rasches Verschwinden der Zellkerne wie in den apoplektischen und traumatischen Hirnläsionen an anderen Stellen des Körpers nicht auftreten, wenigstens ist mir derartiges in anderen Organen niemals begegnet und auch aus der Literatur nicht bekannt. Alles das spricht dafür, dass zerfallende Gehirnsubstanz ganz besonders schädlich und zerstörend auf die Gefässwand einwirken kann. Der Grund könnte schon allein darin gegeben sein, dass eben in anderen Gewebsnekrosen, Infarkten die Eiweisskörper des absterbenden Gewebes vollkommen gerinnen, also eine *Gerinnungsnekrose* auftritt, während im Gehirn im Gegensatz dazu das absterbende Gewebe erweicht, *verflüssigt* wird. Es ist leicht verständlich, dass gefäßschädigende Substanzen, gelöst oder suspendiert in einer Flüssigkeit sehr viel intensiver auf die anliegende Gefässwand einwirken müssen. Wir wissen natürlich auch dann noch nichts darüber, welcher Art diese gefäßschädigenden Kräfte sind, ob es sich um Fermente oder chemische Substanzen anderer Art handelt.

Es ist selbstverständlich, dass die Art des autolytischen Gewebszerfalls im geschädigten Hirngewebe nach Art und Grad grosse Unterschiede aufweisen kann. *Westphal*[1] hat in neuerer Zeit sein Augenmerk hauptsächlich auf die Bildung von Milchsäure in ischämischen Herden gewandt und gefunden, dass die Vermehrung der Milchsäure schon nach 10 Minuten so gross ist, dass eine Zerstörung des Hirngewebes dadurch erklärbar würde. *Mayer*[2] hat auch eine postmortale Milchsäurezunahme in der Hirnsubstanz bei Tieren gefunden und festgestellt, dass diese autolytische Milchsäurebildung besonders stark in der grauen Substanz ist. Nehmen wir hinzu, dass nun noch Stoffwechselgifte, die bei der Hypertonie z. B. eine Rolle spielen und deren Bedeutung heute noch nicht abzuschätzen ist, von Fall zu Fall in verschiedener Weise mitwirken können, so kann man sich schon eine Vorstellung von der recht verschiedenen Auswirkung des Zerfalles von Gehirngewebe machen.

Durch alle diese Feststellungen sind wir einen sehr wesentlichen Schritt weitergekommen. Zunächst ist die Behauptung von *Schwartz*, dass die schweren im Blutungsherd auftretenden Gefässveränderungen, die Angionekrosen, sekundärer Natur sind und dass ihre Hochgradigkeit durch den Zeitpunkt bestimmt wird, der zwischen Eintreten der Hirnläsion und Tod vergangen ist, restlos bewiesen. Aber auch die Grundanschauung von *Rosenblath*, dass zerfallenes Gehirngewebe zu schwerster Schädigung der Gefässwände führt, ist ebenfalls keine Hypothese mehr und durch zahlreiche Befunde vollkommen sicher gestellt. Aber leider ist dadurch das Problem selbst kaum aufgehellt. Denn es sind nicht nur die Angionekrosen sekundär, sondern auch ein nicht unwesentlicher Teil der Blutungen und insbesondere können wir aus dem anatomischen Bilde auch gar nichts aussagen darüber, ob die vorgefundenen Stasen, Prästasen, Gefässdehnungen, Hyperämien und leukocytären Infiltrate primär oder sekundär sind. Wir stehen also eigentlich wieder am Anfange des Problems und fragen uns, wie entsteht denn nun eigentlich die typische Apoplexie ?

---

[1] *Westphal*: Dtsch. med. Wschr. **1932**, Nr 18.
[2] *Mayer, M. E.*: Naunyn-Schmiedebergs Arch. **134**, 218 (1928).

Die Aufklärung des pathogenetischen Geschehens ist durch diese ausgedehnte Gefässzerstörung, hervorgerufen durch das zugrundegehende Hirngewebe, im höchsten Grade erschwert. Wie das Gefäss anatomisch bei Eintreten der Läsion ausgesehen hat, können wir in den allermeisten Fällen überhaupt nicht mehr feststellen, höchstens dann, wenn nach Einsetzen der Apoplexie der Tod in wenigen Minuten eingetreten ist, was bei der typischen Apoplexie bekanntlich nicht vorkommt. Die genaueste anatomische Untersuchung solcher Fälle, wo wenigstens der Tod schon in 2—3 Stunden auftrat, wäre von höchster Bedeutung, da ja die sekundäre Angionekrose natürlich auch den Nachweis eines primären Gefässrisses im höchsten Grade erschwert. *Schwartz* fand bisher in den wenigen Fällen, wo die Apoplexie rasch zum Tode führte, anatomisch unveränderte Gefässe, weder Gefässrisse, noch andere anatomische Wandveränderungen.

Kann also eine anatomisch gesunde Gefässwand bluten? Das muss nach all unseren Erfahrungen mit ja beantwortet werden. Aber selbstverständlich kommt das nur unter ganz besonderen Bedingungen vor. Und diese Bedingungen herauszufinden, wäre ganz allgemein und dann für den Einzelfall der Apoplexie unsere Aufgabe. Hier müsste vor allem auch für die Apoplexie ein Weg der experimentellen Bearbeitung gefunden werden. Ich habe aber bisher in der Literatur irgendwelche Angaben über die experimentelle Erzeugung apoplektischer Läsionen und Hirnblutungen nicht gefunden bis auf eine eigene Untersuchung von mir, die bereits fast 30 Jahre zurückliegt[1]. Ich habe damals bei chronischen Adrenalininjektionen am Kaninchen mehrere typische Apoplexien gesehen. Da ja gerade in diesen Versuchen ausgedehnte schwere nekrobiotische Veränderungen an den Arterien, besonders an der Aorta nachzuweisen waren — der *Begriff der Arterionekrose* ist zum erstenmal in jener Arbeit aufgestellt worden — so lag es nahe, auch hier Giftwirkungen und schwerste Schädigungen der Arterienwand als Ursache anzunehmen. Ich schrieb damals hierüber folgendes: „Gehirnblutungen finden sich häufig, wenn auch nicht regelmäßig, und können klein sein oder ausgedehnte Apoplexien darstellen. Ich habe solche von 10-Pfennigstückgrösse gesehen, die fast eine ganze Hemisphäre zerstört hatten. Sie bevorzugen ganz besonders die Grosshirnrinde, kommen aber auch in den centralen Teilen vor. Die mikroskopische Untersuchung zeigt, dass das Blut sich zunächst in die Gefäßscheiden ergiesst und dann tiefer in die Gehirnsubstanz eindringt. Zuweilen sieht man die abgerissenen Gefässenden in den Blutergüssen. Als Ursache dieser Gehirnblutungen muss man wohl auch umschriebene Nekrosen der Gefässwände ansehen; ihr histologischer Nachweis dürfte bei der Zartheit der in Betracht kommenden Gebilde kaum gelingen[2]“.

---

[1] *Fischer, Bernhard:* Z. Psychiatr. **62**, 241 (1904) und Münch. med. Wschr. **1905**, 46. Ferner: 22. Kongress f. inn. Med. Wiesbaden 1905, S. 235.

[2] *Fischer, Bernhard:* Die experimentelle Erzeugung von Aneurysmen. Dtsch. med. Wschr. **1905**, 1713.

Nach mir hat dann *W. Erb*[1] ebenfalls über Gehirnblutungen beim Kaninchen nach wiederholten Adrenalin-Injektionen berichtet.

Ich will an dieser Stelle nachtragen, dass diese Apoplexien beim Kaninchen sich im Augenblick ihrer Entstehung auch am lebenden Tier leicht erkennen lassen. Die Tiere bekamen in meinen Beobachtungen schon in den ersten Minuten nach der intravenösen Injektion der verdünnten Adrenalinlösung (es waren zahlreiche andere Adrenalininjektionen der gleichen Dosis vorausgegangen) plötzlich Krämpfe mit meist einseitiger Lähmung. Sie konnten in diesen Krämpfen zugrunde gehen (Sektionsbefund: ausgedehnte frische Apoplexie) oder auch längere Zeit überleben. So sah ich ein Tier, das von diesem Zeitpunkt an noch 92 Tage mit ausgesprochenen Lähmungserscheinungen lebte, und bei der Sektion in der einen Hirnhemisphäre eine tief eingezogene grosse gelbbräunlich gefärbte Hirnnarbe mit reichlich Hämosiderin aufwies.

Die Versuche sind für unser Problem nach mehreren Richtungen von grundsätzlicher Bedeutung. Dass in diesen Versuchen das Ergebnis einer Giftwirkung vorliegt, ist ja, zumal die Art des Giftes bekannt ist, nicht zu bezweifeln. Das wird weiter bewiesen durch die gewöhnlich bei diesen Versuchen auftretenden Nekrosen und Verkalkungen in der Media der grossen Gefässe. Man kann hierfür wohl kaum eine andere Erklärung geben, als eine lokale Bindung des Giftes an die Muskelzellen der Gefässwand. Aber wir wissen ja auch, dass das Adrenalin eines der stärksten gefässkontrahierenden Mittel ist und so könnte an den kleineren Gefässen ja vielleicht auch diese Art der Wirkung für die Entstehung der Apoplexie z. B. von Bedeutung sein. Wenn die *Rickersche* Schule (*F. Lange* a. a. O.) sich bemüht hat, diese Arterionekrosen bei der Adrenalinvergiftung des Kaninchens wieder aus funktionellen Kreislaufstörungen im Bereich der Vasa vasorum zu erklären, so scheinen mir derartige Erklärungsversuche sehr gekünstelt zu sein, da auch sie die Lokalisation der Veränderung nicht klarer machen, noch weniger die Gefäßschädigungen durch die Adrenalininjektionen in Gefässen, die überhaupt keine Vasa vasorum besitzen. Ausserdem ist aber eine direkte Adrenalinwirkung auf das Gewebe selbst nachgewiesen[2]. Gerade für das Hirngewebe wäre eine derartige Einwirkung entsprechend der bereits eingehend erörterten Theorie von *Rosenblath* von besonderer Bedeutung. Auch das ist bis heute nicht zu entscheiden. Dagegen ist eine andere Tatsache sehr wichtig. Es ist oben bereits erwähnt, dass ich bei den experimentell erzeugten Apoplexien des Kaninchens Gefässveränderungen im Gehirn nicht nachweisen konnte. Allerdings waren damals diese Fragen noch nicht so gründlich durchgearbeitet und die vorgenommene anatomische Untersuchung an diesen Kaninchengehirnen war nicht so eingehend, wie man es heute zur Entscheidung der Frage fordern müsste. Ins-

---

[1] *Erb, W.:* Beitr. path. Anat. 7. Suppl. Festschr. f. *Julius Arnold*, S. 500, Jena: Gustav Fischer 1905.

[2] Vgl. *Tannenberg* und *Fischer-Wasels:* „Lokale Kreislaufstörungen" in Beth. Handb. d. norm. u. pathol. Physiol. Bd. 7 II, S. 1559 (1927).

besondere war es unterlassen worden, die ganzen Gehirne in Serienschnitte zu zerlegen.

Um so wichtiger sind aber die Befunde bei den damals beobachteten Aortenrissen, dem Aneurysma dissecans, wie es in Abb. 14 wiedergegeben ist. Hier habe ich in einem Falle die gewöhnlichen *ausgedehnteren* Veränderungen, Nekrosen der Aortenmedia mit den typischen Verkalkungen zwar nicht gefunden, dagegen schmale Nekrosen in der Aortenmedia an verschiedenen Stellen. Im Bereiche des Aortenrisses selber (wie er in der Dtsch. med. Wschr. 1905, Nr. 43, in Fig. 2 und 3 abgebildet ist) ergeben sich nur die gleichen Veränderungen, die ich als charakteristisch in der Wandstelle für die menschliche akute Aortenruptur und das menschliche Aneurysma dissecans schon vor vielen Jahren beschrieben habe[1], nämlich in der Rißstelle schwere Degeneration und Zerstückelung der elastischen Fasern (neuerdings bestätigt *von Roeßle*[2] und *Neubürger*[3]). In einem anderen Falle der gleichen Aortenruptur beim Kaninchen bei chronischen Adrenalininjektionen war aber der histologische Befund noch auffallender. Obwohl das Tier eine ebenso grosse Zahl von Adrenalininjektionen erhalten hatte, wie die anderen Tiere mit schweren und ausgedehnten Aortenveränderungen, war hier makroskopisch die Aortenwand intakt bis auf den deutlich sichtbaren Einriss in der Aorta thoracica. Die genaue mikroskopische Untersuchung[4] ergab nun, dass im Arteriensystem dieses Tieres nirgends irgendwelche Medianekrosen, Verkalkungen oder andere Veränderungen zu finden waren (s. Abb. 14). Ich schrieb hierüber schon früher[4] „Auch die Serienuntersuchung der Rupturstelle selbst liess nirgends eine deutliche anatomische Veränderung erkennen. Wer wollte nun annehmen, dass in diesem Versuche die Arterienwand vollkommen normal war und dass lediglich die — bekanntlich rasch vorübergehende — Blutdrucksteigerung die Aortenruptur erzeugt hätte? Wir wissen, dass die Adrenalininjektionen schwere, bis zur Nekrose fortschreitende Schädigungen der Aortenwand hervorrufen, und wir müssen daraus den Schluss ziehen, dass auf analoge, aber hier histologisch noch nicht nachweisbare Wandschädigungen in diesem Versuch der Riss der Gefässwand zurückzuführen ist. Wenn man also auch bei den menschlichen Aortenrupturen die von mir beschriebenen Degenerationen des elastischen Gewebes in der Rißstelle vielleicht nicht als hinreichend für die Erklärung ansehen will, so bleibt gerade nach dem angeführten Experiment trotzdem die Annahme einer lokalen Wandschädigung unabweisbar." Derselbe Schluss muss gezogen werden für die Gefässe im Bereich der Gehirnapoplexien bei diesen Tieren. Es mag für uns recht betrübend sein, aber es ist nun einmal

---

[1] *Fischer-Wasels, Bernhard:* Verh. dtsch. path. Ges., 10. Tag., Stuttgart S. 148, 1906 und 24. Tag., Wien, S. 80 (1929).

[2] *Roeßle:* Verh. dtsch. path. Ges. 24. Tag., Wien S. 80 (1929).

[3] *Neubürger, K.:* Z. Kreislaufforsch. **24**, 169 (1932).

[4] *Fischer-Wasels* und *Jaffé:* Varicen und Aneurysmen. Bethes Handb. d. norm. u. pathol. Physiologie, Bd. 7/II, S. 1149, Berlin: Julius Springer 1927.

eine Tatsache, die das Experiment einwandfrei aufgedeckt hat, dass selbst schwere Veränderungen der Gefässwand durch Gifteinwirkungen durchaus nicht immer im anatomischen und mikroskopischen Bilde erkennbar sein müssen.

Durch alle diese Aufklärungen ist die Frage nach der eigentlichen primären Ursache der typischen hypertonischen Apoplexie des Gehirns in keinem wesentlichen Punkte gelöst. Wir können eigentlich jetzt nur eine ganze Reihe von Annahmen ausschliessen. Es bleibt nach wie vor übrig die Möglichkeit, dass es sich um eine primäre funktionelle, in ihrem Normalablauf durch irgendwelche besonderen Schädlichkeiten gestörte funktionelle Kreislaufstörung mit sekundärem Gewebsuntergang handelt, oder dass umgekehrt eine primäre Gewebsschädigung dem ganzen Vorgang zugrunde liegt und sekundär Kreislaufstörungen und Blutungen auslöst. Es ist auch sehr wohl möglich, dass beide Vorgänge miteinander verknüpft sind und dass neben der Überempfindlichkeit des Gefäßsystems und einer pathologischen Neigung zu Gefäßspasmen und Stasen noch eine Giftwirkung auf das Gefäss oder das Gewebe oder auf beides hinzutreten muss, um die typische Apoplexie hervorzurufen.

Wir stossen hier auf die gleiche Schwierigkeit wie bei manchen anderen wichtigen pathologischen Vorgängen, z. B. der diffusen Glomerulonephritis. Funktionelle Kreislaufstörungen in den inneren Organen kann man eben am Menschen nicht unmittelbar in Entstehung und Ablauf beobachten und ver-

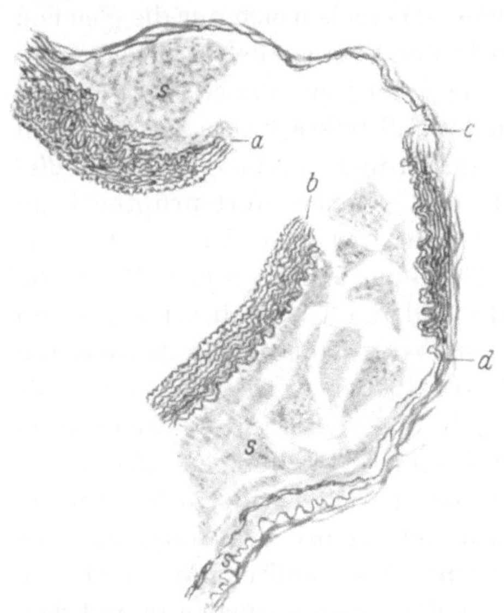

Abb. 14. Mikroskopisches Bild der *Rißstelle* der Aorta bei einem durch wiederholte intravenöse Adrenalin-Injektionen erzeugten *Aneurysma dissecans* beim Kaninchen. s = der Blutraum des Aneurysmas. a und b = die beiden Einrißstellen. c — d = die äussere Hälfte der Media, die bei dem Einreissen an der Adventitia hängen geblieben ist. Die übrige Aortenwand vollkommen frei von irgendwelchen Veränderungen. Auch an der Rißstelle trotz Serienuntersuchung keine deutlichen anatomischen Veränderungen (Nekrosen oder entzündliche Infiltrate) nachzuweisen.

folgen. Sehr oft lässt auch das Experiment am Tier in Stich, weil entweder die gleichen Krankheitsbilder bis heute noch gar nicht zu erzeugen sind, oder auch dann noch das allererste krankhafte Geschehen nicht leicht der unmittelbaren Beobachtung zugänglich gemacht werden kann. So ist bei der diffusen Glomerulonephritis die Frage, wie sich das Arteriolensystem der Niere und die Glomeruluscapillaren im allerersten Beginn der Erkrankung verhalten, immer noch nicht restlos geklärt. Die anatomischen Befunde können trotz grösster Sorgfalt der Bearbeitung eine restlose und überzeugende Entscheidung nicht bringen, da eben kaum festzustellen ist, wie sich die terminale Strombahn im allerersten Beginn der Krankheit verhält und wie alt jede einzelne anatomische Veränderung ist. So behaupten *Volhard* und seine Schule, dass die

Capillarschlingen der Glomeruli bei der diffusen Glomerulonephritis infolge eines primären Arteriolenkrampfes im ersten Beginn blutleer und gebläht sind, während von anderen im Gegenteil im allerersten Beginn der Erkrankung eine starke Hyperämie der Glomeruluscapillaren festgestellt wurde (*Fahr, Herxheimer, Ricker, Hückel*[1]).

Ganz ähnlich liegt die Fragestellung z. Z. bei der Apoplexie. Es wird noch sehr eingehender und sorgfältiger anatomischer und, falls sich ein Weg dazu überhaupt finden lässt, experimenteller Untersuchungen bedürfen, um festzustellen, ob ein Arterienkrampf, eine funktionelle Gefäßstörung oder eine Schädigung des Gehirngewebes den allerersten primären Vorgang bei der typischen Apoplexie vorstellt oder ob vielleicht beides sogar unmittelbar Hand in Hand geht. Bei der Glomerulonephritis liegt die Frage insofern schon klarer, als hier niemand daran zweifelt, dass im Hintergrund der ganzen Vorgänge eine Giftwirkung, eine Toxinschädigung, vielleicht auch eine solche Giftschädigung auf dem Boden einer Überempfindlichkeitsreaktion steht.

Dass hier eine sehr kräftige Antigen-Antikörperreaktion vorliegt, ist ja durch den Nachweis des Komplementschwundes tatsächlich erwiesen worden (vgl. *Veil* und *Buchholz*[2]). Bei der Apoplexie ist dieser Gesichtspunkt bisher noch kaum in den Vordergrund getreten und doch haben wir auch hier gesehen, dass viele Tatsachen und Überlegungen eine toxische Grundlage des ganzen Vorganges sehr nahe legen. Dabei könnte eine derartige Giftwirkung sowohl primär die terminale Kreislaufbahn, wie das Gehirngewebe selbst schädigen. All diese Fragen bedürfen weiterer gründlicher Bearbeitung.

Die Erklärung von *Schwartz* würde eigentlich darauf hinauslaufen, dass es sich bei der typischen Apoplexie um die *Bildung eines hämorrhagischen Infarktes* handelt. Dann stirbt allerdings mit dem ganzen infarcierten Gewebe auch die Gefässwand ab. Eine solche Auffassung könnte vielleicht für manche Fälle von Gehirnblutung zutreffend sein, aber hier würde doch der von *Hiller* gemachte Einwurf schweres Gewicht haben: dass man auf diesem Wege wohl hämorrhagische Erweichungen, aber nicht die massiven, die Umgebung zerstörenden und mit hohem Druck in die Ventrikel durchbrechenden Hirnblutungen erklären könne. Denn in anderen Organen sehen wir ja, dass der hämorrhagische Infarkt zwar zu kleinen und auch grösseren **Sickerblutungen** führen kann, dass aber eine schwere zerstörende, unter stärkerem Druck erfolgende Blutung hierbei nicht beobachtet wird. Trotz alldem kann ich mich der Schlussfolgerung von *Hiller*, dass wir bei diesen grösseren, massiven, sagen wir einmal **Druckblutungen** daher primäre Gefässrisse anzunehmen haben, nicht anschliessen. Auch wissen wir bei der hämorrhagischen Infarcierung anderer Organe, z. B. des Darms, dass sehr ausgedehnte und hochgradige Blutungen auftreten können, ohne dass irgendwelche Gefässrisse nachzuweisen

---

[1] *Hückel, R.:* Referat über Nephritis, Wien. med. Wschr. **1932**, Nr 15/17.
[2] *Veil* u. *Buchholz:* Klin. Wschr. **1932**, 2019.

sind. Dasselbe gilt für die seltenen Formen von sogar tödlicher parenchymatöser Blutung aus der Magenschleimhaut bei schwerem Ikterus. Ausserdem betont *Schwartz*, dass selbst bei den grossen massiven Hirnblutungen keineswegs — wie man es bei einem Gefässriss erwarten sollte — die Blutung Hirnteile voneinander losgerissen hat und dass man selbst im Bereich der massiven Blutungen überall noch die an der lädierten Stelle früher vorhandene Hirnsubstanz in Maschen und Netzen nachweisen kann. Auch die grosse Blutung entstände also entgegen der Ansicht von *Böhne* und *Hiller* nicht durch Explosion an einer kleinsten umschriebenen Stelle, sondern durch Zusammenfliessen vieler kleiner Blutungen, wie das für viele Fälle an meinem Institut zuerst von *Westphal* und *Bär*, dann besonders von *Schwartz* anatomisch nachgewiesen worden ist.

Für die hämorrhagischen Erweichungsherde wird die Beziehung zu bestimmten Gefässbezirken, die Erhaltung der Struktur, das Hervorgehen aus kleineren Blutungen, die konfluieren, und der Gewebsausfall im Bereich des älteren Herdes auch von *Böhne* ohne Einschränkung anerkannt. Die Behauptung aber, dass „die Differenz des hämorrhagischen Erweichungsherdes gegenüber dem kompakten apoplektischen Blutungsherde eine absolute und prinzipielle" (*Böhne*) ist, können wir nicht anerkennen. Sie hebt aber das grundsätzliche der verschiedenen Auffassung sehr klar hervor. Es gibt nach unseren Beobachtungen allerdings *keinen* grundsätzlichen Unterschied zwischen diesen beiden Blutungsformen, es lässt sich auch an den Bildern von *Böhne* zeigen, dass diese Unterschiede absolut fliessende sind und eine zum mindesten anatomisch scharfe Unterscheidung der beiden Arten in zahlreichen Fällen ganz unmöglich ist. Ob ein kompakter grosser massiver Herd entsteht, oder eine noch als solche erkennbare hämorrhagische Erweichung, hängt lediglich von der *Quantität* und Schnelligkeit der Blutung ab, genau so wie es nur von der Menge des rasch ergossenen Blutes abhängt, ob eine diapedetische Blutung der Magenschleimhaut durch Verblutung zum Tode führt oder nicht. Es ist ein Irrtum, zu glauben, dass eine diapedetische Blutung nicht imstande wäre, in kurzer Zeit ein hühnereigrosses oder noch grösseres Hämatom zu erzeugen. Gewiss werden wir bei einer solchen diapedetischen Blutung keinen so grossen Bluterguss und keinen so raschen Tod beobachten wie nach der freien Ruptur einer verletzten Carotis oder einer Aorta. Aber das kommt auch gar nicht in Frage. Die Zeit, die vom ersten Beginn einer apoplektischen Blutung bis zum Eintritt des Todes verläuft, beträgt selbst bei den akutesten, ganz grossen und kompakten Hirnblutungen nach der immer wieder bestätigten klinischen Erfahrung *mindestens einige Stunden*. Auch *Böhne* betont, dass der kompakte Blutungsherd *schon in einigen Stunden* seine höchste Ausbildung erreicht und die Hirnsubstanz der Herdumgebung daher intakt, verdrängt sei. Diese Zeitspanne genügt aber vollkommen, um auch durch Diapedese eine Blutung von dem Umfange hervorzurufen, wie sie tatsächlich bei der kompakten Apoplexie auf dem Sektionstisch gefunden wird.

Allerdings bedarf gerade diese anatomische Frage noch genauerer mikroskopischer Untersuchung. *Neubürger*[1] betont jedenfalls auf Grund genauer Untersuchungen das in den einzelnen Fällen verschiedene Verhalten der Hirnsubstanz. Er schreibt darüber: „Was den Herd selbst anlangt, so darf ich zunächst daran erinnern, dass wir die rote Hirnerweichung, den hämorrhagischen Infarkt, scharf von der Apoplexie trennen müssen. Bei der roten Erweichung bleibt die Gewebskontinuität zunächst erhalten, die erkrankten Gebiete sind durch ihre verminderte Konsistenz und punktförmige Blutungen gekennzeichnet, wobei nennenswerte Verdrängungserscheinungen fehlen; bei der Apoplexie dagegen finden wir eine massige Blutung, die den Gewebszusammenhang auf das schwerste geschädigt hat; die nervöse Substanz ist teilweise spurlos in den Blutmassen verschwunden.

Gerade das Verschwinden von Hirngewebe ist meines Erachtens ein besonders charakteristischer Befund bei der Apoplexie. Selbst in frischen Fällen können beträchtliche Mengen von Hirnsubstanz völlig in dem mächtigen Hämatom aufgegangen sein. Nach Ausspülen des Blutes wird der Substanzdefekt in Form einer ovalen oder rundlichen Höhle sichtbar. Weitaus die Mehrzahl der Untersucher bestätigt die Tatsache des Verschwindens von Gewebe neben Verdrängungserscheinungen.“

Auch *Neubürger* betont also, dass das rasche Verschwinden von Hirnsubstanz im Bereiche einer massiven Blutung bei der typischen Apoplexie eine besondere Erklärung nötig macht und erwartet von chemischen Untersuchungen des Hämatoms weitere Aufklärung.

Auch hier stossen wir also wieder auf einen wesentlichen Unterschied in den Angaben der Untersucher über die tatsächlichen anatomischen Befunde. *Schwartz* sowie *Neubürger* halten durchaus daran fest, dass auch bei der grossen massiven und kompakten Apoplexie im Bereiche der Blutung Gehirngewebe selbst zugrunde gegangen ist. *Neubürger* betont das rapide spurlose Verschwinden der chemisch-physikalisch veränderten Hirnsubstanz im Blutungsgebiet. *Schwartz* sagt, dass Reste dieser zerstörten Hirnsubstanz auch in grossen Blutungsherden nachzuweisen sind, *Böhne* dagegen behauptet, dass dies nicht der Fall sei und insbesondere durch exakte Messungen der Wasserverdrängung beider Hemisphären nach Ausspülung des Herdinhaltes immer nachgewiesen werden könne, dass keine Hirnsubstanz zerstört sei, sondern es sich lediglich um Verdrängungserscheinungen handelt. Dies wäre deshalb von grundsätzlicher Bedeutung, weil dann allerdings die Annahme einer Blutung durch Gefässriss naheliegt und nicht einer Blutung aus einem hämorrhagisch infarciertem Gebiet. Aber ich glaube, dass die Schlüsse *Böhnes* nicht zwingend sind, denn mit der von ihm geübten Methode kann er zwar die nicht bestrittene Bedeutung der Verdrängung gut nachweisen, aber der Nachweis, dass ein kleines Gebiet von Hirnsubstanz mit zerstört und zugrunde gegangen ist, dürfte auf diesem Wege nicht zu erbringen sein.

---

[1] *Neubürger, K.:* Dtsch. med. Wschr. 1932, 690.

Hiller[1] betont mit Recht, dass man bei den Hirnblutungen den hohen Prozentsatz embolischer Fälle nicht übersehen darf und dass für die klinischen Symptome vor allem auch unblutige arteriosklerotische Hirnerweichungen eine erhebliche Rolle spielen. Diese ischämischen Zirkulationsstörungen haben nach *Hiller* eine andere gesetzmäßige Lokalisation im Gehirn als die Massenblutungen. Die Massenblutungen sollen sich nicht im terminalen Stromgebiet grösserer Hirnarterien entwickeln, aber auch für die Massenblutungen nimmt *Hiller* trotzdem eine Beziehung zur Arteriosklerose an, *„obwohl dann und wann Massenblutungen bei Jugendlichen ohne deutliche Gefässveränderungen arteriosklerotischer Art beobachtet werden"*. Das aber sind grade und zunächst allein die Fälle, deren Pathogenese zu klären ist. Gefäßspasmen wirken sich nach *Hiller* vor allem an den kleinen Gefässen der Hirnrinde aus und hinterlassen dort ihre Spuren, also in einem Gebiet, in dem typische Massenblutungen sich gerade *nicht* finden. Aber auch *Hiller* scheint mir von diesen Erklärungen wenig befriedigt zu sein. Er nimmt an, dass für die Entstehung der Massenblutungen „*ein z. Z. noch ungeklärter Faktor* hinzukommen muss, der nicht mit arteriosklerotischen Gefässveränderungen indentisch sein kann, sondern *zu den Eigenheiten der Gefässreaktion bei der sogenannten essentiellen Hypertonie* Beziehungen haben muss". Dem möchte ich vollkommen zustimmen und nur betonen, dass dieser „z. Z. *noch ungeklärte Faktor*" das einzige Wesentliche ist, wonach wir suchen, weil hier allein die Erklärung auch für die Apoplexie der Jugendlichen liegen muss, bei denen eben primäre Gefässveränderungen ausscheiden und wenigstens anatomisch nicht nachzuweisen sind.

Wie dem auch sein mag, der überzeugende und einwandfreie anatomische Nachweis eines *primären* Arterienrisses kann nur erbracht werden an ganz frischen Fällen, die rasch nach dem Einsetzen der Blutung zugrunde gehen, bei denen also eine sekundäre Angionekrose sich nicht entwickeln kann, weil keine Zeit dazu war. Gerade der primäre Gefässriss erklärt natürlich niemals die ebenfalls für die typische Apoplexiekrankheit des Hypertonikers charakteristischen reinen Erweichungsherde ohne Blutung und es kann sich sehr wohl um ein vielgestaltiges Zusammenwirken verschiedener Faktoren handeln. Sprechen wir einmal der Einfachheit wegen von einer gefässanätzenden Wirkung des zerfallenen Gehirngewebes, so könnten sich aus dem verschiedenen Grad dieser Ätzwirkung und der verschiedenen Zeitdauer sehr verschiedene physiologische und anatomische Wirkungen erklären, wie noch unten auseinanderzusetzen sein wird.

Leider leidet diese ganze Diskussion überhaupt an zahlreichen Unklarheiten des Ausdrucks und der Grundbegriffe. Sind die Anschauungen von *Schwartz* in ihren Grundlinien richtig, so handelt es sich bei der typischen hypertonischen Apoplexie niemals um eine Rhexisblutung, sondern stets um eine diapedetische Blutung. Die Grundgesetze der diapedetischen Blutungen

---

[1] *Hiller*: Münch. med. Wschr. **1933**, 361.

müssen also auch hier maßgebend sein. Diese uns hier interessierenden *Grundgesetze der diapedetischen Blutung* lauten:

1. Diese Blutungen treten aus Gefässbäumen auf, deren Wand mit unseren heutigen Methoden *anatomisch nachweisbare Schädigungen* **nicht** erkennen lässt, bzw. die anatomische Intaktheit der Gefässwand beweist nichts gegen das Vorhandensein einer diapedetischen Blutung.

2. Auch bei anatomisch intakter Wand lässt sich zeigen, dass die blutende *Gefässwand* **stets geschädigt** worden ist.

3. Diese Schädigung erfolgt durch *Gifte* oder durch *lokale Kreislaufstörungen*. In letzterem Falle tritt niemals die Blutung sofort mit der Kreislaufstörung auf, sondern erst nach längerer Zeit, wenn eben die Vitalität der Gefässwand infolge der Kreislaufunterbrechung geschädigt ist. Diese Schädigung der Gefässwand muss mit der Zeit entstehen, da nunmehr die Produkte des Gewebsstoffwechsels nicht mehr abgeführt werden können und auch durch die Sauerstoffsperre pathologische Stoffwechselprodukte entstehen können.

4. Diapedetische Blutungen werden nur an den kleinsten Gefässen der terminalen Strombahn beobachtet, insbesondere bluten die kleinsten Venen, die venösen Capillaren, dann die übrigen Capillaren und vielleicht auch die kleinsten Arteriolen. Es sind, kurz gesagt, diejenigen Stellen des Gefässbaums, an denen schon physiologischerweise die stärkste Durchlässigkeit für Flüssigkeiten besteht und die daher auch für die Auswanderung der Leukocyten und das Austreten der roten Blutkörperchen in erster Linie in Frage kommen. Ich weise hier auf den Nachweis von *Peyton Rous* (s. S. 31) hin, der experimentell die Stellen grösster Durchlässigkeit der terminalen Gefässbahn aufdecken konnte.

Die Kenntnis der Grundgesetze der diapedetischen Blutungen verdanken wir vor allem den Beobachtungen am lebenden Tier von *Cohnheim, v. Recklinghausen, Thoma*, in der letzten Zeit von *Ricker* und *Tannenberg*. Die diapedetische Blutung ist auch die Grundlage der hämorrhagischen Diathese, bei der wir auch *trotz des fehlenden anatomischen Nachweises* gezwungen sind, Gefässveränderungen als Grundlage anzunehmen (vgl. das Referat von *Morawitz*[1]). Selbst in den Fällen, wo an den kleinen Gefässen, besonders den Venen, anatomische Veränderungen bei hämorrhagischer Diathese nachgewiesen werden können, blutet es in der Regel nicht aus diesen Gefässen, sondern aus den zugehörigen Capillarnetzen (*M. B. Schmidt*[2]).

Ist also einerseits eine Gefässwandschädigung Voraussetzung der diapedetischen Blutung, so lässt sich andererseits auch zeigen, dass gerade toxische und bakterielle Schädigungen die Hauptrolle bei der diapedetischen Blutung

---

[1] *Morawitz:* 25. Tag. Dtsch. path. Ges. Berlin, S. 32 (1930).

[2] *Schmidt, M. B.:* Ref. über hämorrhagische Diathesen, 25. Tagg. Dtsch. path. Ges. Berlin, S. 10 (1930).

und den hämorrhagischen Diathesen spielen. Die rheumatische Endokarditis (*Simon*[1]), die Grippe auf der einen Seite, die Benzolvergiftung, die Kohlenoxydvergiftung (*Wiemer*[2]), die Gelbsucht und Urämie (*v. Borbely*[3]) auf der anderen Seite seien als Beispiele genannt. Auch das „Endothelsymptom", das bei diesen Schädigungen klinisch nachzuweisen ist, ist ja nur ein Ausdruck der Capillarwandschädigung und steht weiter unter dem Einfluss der Hormone, z. B. des Ovarialhormons (*Seyderhelm* und *Heinemann*[4]) und des Vitaminmangels (*Göthlin*[5]).

Das wären diejenigen für unsere Frage hier m. E. grundlegenden Tatsachen aus der Lehre von der diapedetischen Blutung. Sie weisen eindringlich darauf hin, dass *eine Gefässwandschädigung Voraussetzung auch der typischen hypertonischen Apoplexie* ist, auch wenn man ihren rein diapedetischen Charakter anerkennt. Ob diese unbedingt anzunehmende Gefässwandschädigung ihrerseits wieder erst die Folge einer funktionellen Kreislaufstörung der terminalen Gefässbahn ist, oder toxisch bedingt ist, wird sich nicht ohne weiteres und insbesondere nicht mit unseren heutigen anatomischen Methoden zur Entscheidung bringen lassen. Es ist auch sehr wohl möglich, dass hier verschiedene Faktoren zusammenwirken: sowohl die Neigung der Kreislaufbahn zu Spasmen und Stasen bei der Hypertonie, wie das Auftreten von Giftstoffen in der Blutbahn bei Hypertonie und Nierenschrumpfung, wie endlich eine starke gefäßschädigende Wirkung von zerfallendem Hirngewebe.

Die *Rosenblathsche* Anschauung ist vor allem dadurch auf erheblichen Widerstand gestossen, dass sie rein hypothetisch das Vorhandensein hochwirksamer Fermentgifte im zerfallenen Hirngewebe annahm und damit alles zu erklären suchte. Es ist eigenartig, dass diese Hypothese bisher noch nicht zu eingehenderen Untersuchungen über physiologische und pathologische Wirkungen zerfallener Hirnsubstanz geführt hat. Es ist doch eine sehr einfache Aufgabe, im physiologischen Versuch die Wirkung autolytisch zerfallener Hirnsubstanz zu prüfen. Wir wissen aus der heute ja geradezu ungeheuren Literatur über die Organtherapie, dass jedem spezifischen Organ ganz besondere und eigenartige biologische Wirkungen zukommen und dass diese Verschiedenheit, selbst wenn wir von den genauer charakterisierten spezifischen Hormonen absehen, nicht so selten auch in besonderen chemisch-physiologischen Wirkungen zum Vorschein kommt. Ich erinnere nur an die neueren Untersuchungen der *Volhardschen* Schule, die zeigen, dass das im Körper resorbierte Nierengewebe ganz andere Wirkungen entfaltet als die Resorption eines anderen Organgewebes. Warum könnte nicht ebenso die Resorption zerfallenden und autolysierten Gehirngewebes besondere und eigenartige Wirkungen

[1] *Simon:* Z. Kinderheilk. **48**, 437 (1929).
[2] *Wiemer:* Z. exper. Med. **78**, 229 (1931).
[3] *v. Borbely:* Münch. med. Wschr. **1930**, 886.
[4] *Seyderhelm* und *Heinemann:* Dtsch. med. Wschr. **1930**, 860.
[5] *Göthlin:* Uppsala Läk. för Förh. N. F. **36**, 75 (1931).

auslösen? Wir sahen bereits, dass auch die Erzeugung und das Freiwerden vasoaktiver, insbesondere gefässerweiternder Stoffe von Organ zu Organ die grössten Unterschiede aufweist und dass grade in dieser Hinsicht sogar grosse individuelle Unterschiede nachgewiesen werden können. Was liegt also näher, als anzunehmen, dass vielleicht auch zerfallenes Hirngewebe eine grosse Menge gefässerweiternder, ja stark gefäßschädigender Stoffe frei werden lässt.

Die Anschauung von *Rosenblath*, dass es sich bei diesen hoch wirksamen Stoffen um *Zellfermente* handele, der sich auch andere angeschlossen haben, war natürlich lediglich eine Hypothese. Die neueren Arbeiten über die Gewebszerfallsstoffe und ihre Bedeutung für den lokalen Kreislauf legen den Gedanken nahe, dass es sich um chemische Substanzen ganz anderer Art hier handelt. *Rosenblath* sprach von „fermentativen Schädlichkeiten mit äusserst wirksamen chemischen Kräften", *Stämmler* nimmt an, dass „histiolytische Fermente" frei werden beim Zerfall des Gehirngewebes und *Wolff* spricht von „proteolytischen" und „Gliafermenten". Nach den neueren Untersuchungen wird man aber doch wohl eher an Wirkungen andersartiger Substanzen, etwa vom Typus der H-Substanzen, Histamin und Acetylcholin denken müssen.

Aus diesem Grunde haben wir selbst bei den gleich zu besprechenden Untersuchungen bewusst auf die Untersuchung von Fermentwirkungen verzichtet und die von uns dargestellten Extrakte (s. unten) müssen ja als fermentfrei gelten. Die chemische Natur dieser Stoffe aufzudecken, wäre die Aufgabe weiterer Forschung. Entsprechend der grossen individuellen Differenz in der Produktion der H-Substanzen könnten auch hier in der Hirnsubstanz noch erhebliche individuelle Unterschiede in der vorhandenen Menge und sogar qualitative Unterschiede je nach der Konstitution oder nach der Grundkrankheit — man denke nur an Hypertonie und Schrumpfniere — vorhanden sein.

Es war also zu prüfen, welcherlei Wirkungen man an Hirnautolysaten nachweisen kann. Bei dem Suchen in der Literatur ist es uns leider nicht gelungen, hierüber eingehendere und genauere Angaben zu finden.

Die Wirkung von Hirnextrakten auf den Blutdruck ist zwar wiederholt studiert worden. Bei Injektionen wässriger und ätherischer Extrakte wurde keine Beeinflussung des Blutdruckes festgestellt. Bei Injektion des Acetonextraktes aus der Zwischenhirnbodensubstanz wurden starke Blutdruck*senkungen* beobachtet, die offenbar nicht durch Histamin oder Cholin bedingt waren, sondern durch andere Stoffe (*A. Leimdörfer*[1]). Hier dürfte es sich also um besondere Substanzen handeln, die immerhin schon eine starke Einwirkung auf das Gefäßsystem zeigen. Es dürfte sich lohnen, die Wirkung von Hirnautolysaten auch auf die Organgefässe und die Gefässwand selbst zu untersuchen.

---

[1] *Leimdörfer, A.*: Wien. klin. Wschr. **1930**, Nr 44.

Eine einzige Arbeit konnten wir ausfindig machen, die sich mit einer ähnlichen Fragestellung befasst und schon über 40 Jahre zurückliegt, es sind dies Untersuchungen von *Roy* und *Sherrington*[1] aus dem Jahre 1890. Diese Forscher injizierten das Filtrat eines zerriebenen Hundegehirns, das sie in Kochsalzlösung 4 Stunden im Brutschrank gelassen hatten, in die Carotis eines Hundes. Die Injektion bewirkte sofort eine *hochgradige Erweiterung aller Gehirngefässe* und eine hochgradige Hirnschwellung. Die Verfasser schliessen aus ihren Versuchen, dass in einem Gehirn, dessen Blutzufuhr für kurze Zeit unterbrochen war, sich eine Substanz bildet, welche bei Einführung in die Blutbahn eine aktive Gefässerweiterung hervorruft. Da derartiges bei anderen Organen nie beobachtet wurde, so nehmen die Autoren eine Besonderheit der Gehirnsubstanz an, in der gefässerweiternde Stoffe beim Gewebszerfall sehr leicht und in grosser Menge freiwerden.

Wenn dieser Schluss von *Roy* und *Sherrington* richtig ist, so muss eine solche Substanz aus Hirngewebe bei allen Störungen des Gewebsstoffwechsels im Gehirn und bei allen Kreislaufstörungen im Gehirn eine grosse Rolle spielen. Jedenfalls aber fordert all dies dazu auf, genauere und umfangreichere Untersuchungen über die Wirkung von Gehirnautolysaten anzustellen. Einige Versuche in dieser Richtung habe ich bereits durchgeführt, die noch in keinem Teile abgeschlossen und als endgültig zu betrachten sind, die aber trotzdem bereits Ergebnisse zutage gefördert haben, die hier erwähnt werden dürfen.

Diese Versuche waren bereits im Gange, als die Mitteilung von *Westphal*[2] erschien, der eine besonders leichte Entstehung von Milchsäure bei der Autolyse des Hirngewebes (am stärksten in der grauen Substanz) fand. Es ist ja auch seit langem bekannt, dass am absterbenden Hirngewebe eine Säuerung ziemlich bald auftritt. *Westphal* nimmt demnach an, dass diese Milchsäurevermehrung die Ursache der schweren Gefäßschädigung ist und berichtet über Versuche am lebenden Kaninchen, bei denen die Carotis von aussen mit einer 0,37%igen Milchsäurelösung umspült wurde, d. h. einer Milchsäuremenge, wie sie nach den chemischen Analysen der Vermehrung im autolysierten Hirngewebe entspricht. Er fand hierbei ausgedehnte Nekrosen der Media mit Zerfall und Schwund der Kerne, und glaubt hierdurch die Angionekrose im Bereich autolysierten Hirngewebes erklären zu können.

Diese Schlussfolgerungen von *Westphal* scheinen uns nicht hinreichend begründet zu sein. Die Milchsäurevermehrung im autolysierten Hirngewebe mag unbestritten sein, aber das berichtete Experiment entspricht nicht den natürlichen Verhältnissen. Denn die p_H-Zahl einer 0,37%igen Milchsäurelösung liegt zwischen 2,8 und 3 (wir fanden für eine 0,34%ige Milchsäurelösung bei der elektrometrischen Bestimmung eine p_H-Zahl von 2,95, während die

---

[1] *Roy* und *Sherrington:* Regulation of the blood-supply of the brain. J. Physiol. **11**, 85 (1890).

[2] *Westphal, K.:* Dtsch. med. Wschr. **1932**, 685 u. 758.

p_H-Zahl der grauen Hirnsubstanz an der menschlichen Leiche bei der gleichen Bestimmung 5,4—6,3 betrug). Der Säuregrad ist also in den *Westphal*-Versuchen mindestens hundertmal so gross als im autolysierten Hirngewebe, da eben auch die hier vermehrte Milchsäure stark abgepuffert ist und eine Säurezahl von 2,95 unter natürlichen Verhältnissen niemals in Frage kommt. Die *Westphal-schen* Versuche beweisen daher lediglich, dass man eine lebende Gefässwand durch starke Säuren schädigen, verätzen, zerstören kann, beweisen aber nichts für die Wirkung der vermehrten Milchsäure im autolysierten Gewebe. Zu diesem Zwecke müsste der Versuch mit einer entsprechenden, aber auf die p_H-Zahl im autolysierten Gewebe eingestellten Milchsäuremenge angestellt werden.

Nicht unerwähnt will ich lassen, dass nach *Holmes* und *Sherif*[1] die post-mortale Milchsäurebildung im Gehirn von der jeweiligen Höhe des Blutzuckers bei der Tötung des Tieres abhängt und dass auch die Anfangswerte der Milch-säure im Gehirn von der augenblicklichen Blutzuckerhöhe bestimmt werden. Sie nehmen an, dass das Hirngewebe des lebenden Tieres den aus dem Blut kommenden Zucker rasch in Milchsäure umwandelt und dass der Zuckerstoff-wechsel des Gehirns vom Blutzucker direkt abhängig ist (Erklärung der Hirn-erscheinungen bei Hypoglykämie). Man sollte dann allerdings erwarten, dass beim Diabetes eine reichlichere Milchsäurebildung im Gehirn vorhanden wäre?

In unseren Versuchen wurden von frischem menschlichen Gehirn, das zerrieben in Kochsalzlösung 10—20 Stunden im Brutschrank bei 37⁰ auf-bewahrt war, eiweissfreie Filtrate hergestellt[2]. Von diesem Filtrat wurden 0,3 ccm unter sorgfältiger Vermeidung jeder Gefässverletzung subcutan am Kaninchenohr eingespritzt. Die Injektion erzeugte eine blasse, flache, weisse Quaddel im lockeren Bindegewebe der Cutis des Ohres. In zahlreichen dieser Versuche zeigte sich nun bereits 1 Stunde nach der Injektion eine makro-skopisch deutliche und fast immer recht kräftige Blutung im Bereich der Quaddel. Untersucht man etwa nach 24 Stunden diesen Blutungsherd mikro-skopisch, so zeigt sich ein heftiges entzündliches Ödem mit einigen Leuko-cyten und, was für uns hier von besonderem Interesse ist, eine schwere, wechselnd hochgradige *Schädigung der Gefässwände*. Im Bereich der Injektion ist die Wand kleiner Arterien und Venen homogenisiert, aufgequollen (,,Faser-

---

[1] *Holmes* u. *Sherif*: Biochemic. J. **26**, 381 (1932).

[2] Die *Filtrate* wurden in der chemisch-physiologischen Abteilung des Instituts von Herrn Priv.-Doz. Dr. *Gerh. Schmidt* in folgender Weise dargestellt: Die frisch ent-nommenen Gehirnteile werden in einer Fleischmühle zerkleinert, mit dem fünffachen Volumen Aqua dest. versetzt, mit etwas Toluol überschichtet und über Nacht im Wasser-bad von 37⁰ stehengelassen. Am nächsten Tage wird das Eiweiss mit 5%iger Metaphosphor-säure gefällt und filtriert. Darauf wird die Metaphosphorsäure mit einer gesättigten Barytlösung ausgefällt, abermals filtriert und ein Überschuss von Baryt durch Schwefel-säure vollkommen beseitigt. Die klare Lösung wird dann im Vakuum auf ¹/₅ des Volumens eingeengt. Zur Injektion wird der Extrakt jeweils mit Natronlauge genau neutralisiert.

desimprägnation") und von Blutkörperchen durchsetzt (s. Abb. 15 u. 16)
Die fibrinoide Umwandlung, Homogenisierung, Zerfaserung und Aufquellung
der Gefässwand, ja selbst die leukocytäre Infiltration — alle Veränderungen
der Gefässe einschliesslich der starken Blutung — entsprechen bis in Einzelheiten den Veränderungen, wie sie *Wolff* an den Gefässen im traumatisch zerstörten Hirngewebe beschrieben und abgebildet hat. Es geht dies ohne
weiteres aus einem Vergleich mit den Abbildungen bei *Wolff* hervor. Schon
die bisher durchgeführten Versuche deuten darauf hin, dass die Autolysate
verschiedener Gehirne verschieden stark wirken und es scheint insbesondere,
dass das Hirnautolysat von Fällen mit Hypertonie oder Apoplexie ganz
besonders wirksam ist. Sind dies auch zunächst nur orientierende Versuche,
so ermuntern sie doch sehr dazu, die Gefässwirkung des Hirnautolysats
einem genauen experimentellen Studium zu unterwerfen, das in nächster
Zeit an meinem Institut durchgeführt werden soll. Da Gefäßschädigungen
dieser Art auch bei traumatischer Zerstörung von Hirngewebe gefunden
werden, während wir bisher nichts davon wissen, dass autolysiertes Gewebe
anderer Organe dieselben oder ähnliche Gefässwandschädigungen hervorruft, so spricht alles dafür, dass im autolysierten Hirngewebe gefäss-
schädigende Stoffe besonderer Art oder in besonderer Menge freiwerden und
diese Fragestellung wird ja leicht einer weiteren anatomischen und experimentellen Prüfung zugänglich sein. Insbesondere wird natürlich auch festzustellen sein, inwieweit die Wirkung dieser Hirngewebsextrakte auf dem
Gehalt an freier oder gebundener Milchsäure beruht. Mit Untersuchungen
in dieser Richtung ist Herr *Wienbeck* an meinem Institut z. Z. beschäftigt
und wird demnächst über die Ergebnisse berichten.

Nehmen wir also an, dass wirklich im zerfallenen Gehirngewebe gefässerweiternde und gefäßschädigende Stoffe in besonders grosser Menge frei
werden, so würde diesen Stoffen für die Erklärung der typischen Apoplexie
wohl eine Bedeutung zukommen. Dabei könnte immer noch das Geschehen
im Einzelfall sehr vielgestaltig sein. Stoffe, die einfach lokal eine hochgradige
Erweiterung aller Abschnitte der Gefässbahn hervorrufen, werden immer bei
stärkerer Einwirkung zu einer erhöhten Durchlässigkeit der Gefässwände
und damit zu einer Blutungsgefahr führen. Wir wissen, dass bei den Krankheitszuständen, die erfahrungsgemäß besonders häufig zur typischen Apoplexie
führen, auch eine sehr starke Neigung zu Gefässkrämpfen und funktionellen
Störungen des peripheren Kreislaufs besteht. Nehmen wir dazu, dass die
Volhardsche Schule in neuerer Zeit Giftsubstanzen in der Blutbahn bei Hochdruck und Schrumpfniere nachgewiesen hat (vgl. *Bohn*[1]), so können wir uns sehr
wohl ein Versagen des Kreislaufs mit Gefäßschädigung in einzelnen Teilen des
Gehirns unter diesen Umständen vorstellen. Nun ist aber kein Organ so
ungeheuer empfindlich gegen ein selbst kurzes Ausbleiben der Sauerstoffzufuhr wie das Gehirn. Störung des lokalen Kreislaufs ist aber gleichbedeutend

---

[1] *Bohn*, Z. klin. Med. **123**, 558 (1933).

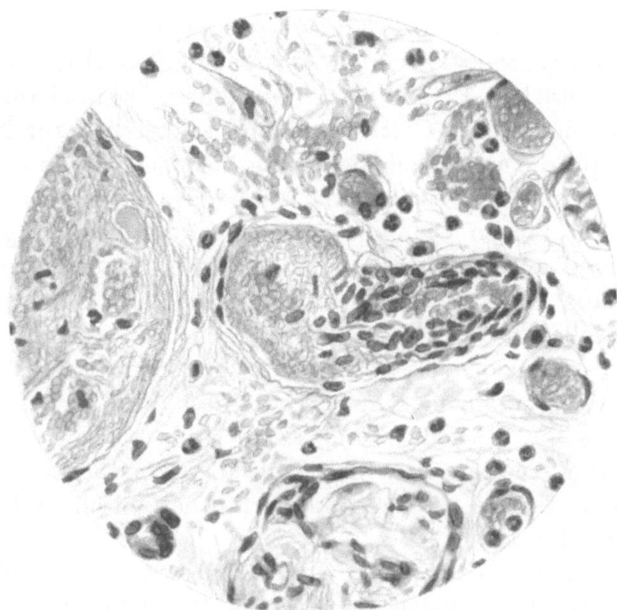

Abb. 15. Subcutanes Gewebe des Kaninchenohres, 10 Stunden nach subcutaner Injektion von 0,3 ccm des eiweissfreien Extraktes autolysierten Gehirngewebes. Man sieht die nekrobiotische Veränderung der Wand einer kleinen Vene (links) und das Gleiche an einem Teil der Wand einer kleinen Arterie (in der Mitte). Die Veränderungen entsprechen der homogenisierenden und fibrinoiden Umwandlung der Gefässe, wie sie *Wolff* im Bereich der traumatischen Hirnzertrümmerung beschrieben und abgebildet hat. Durch die geschädigten Gefässwände sind schon zahlreiche rote und weisse Blutkörperchen ausgetreten. Leitz Obj. 6, Okul. 5.

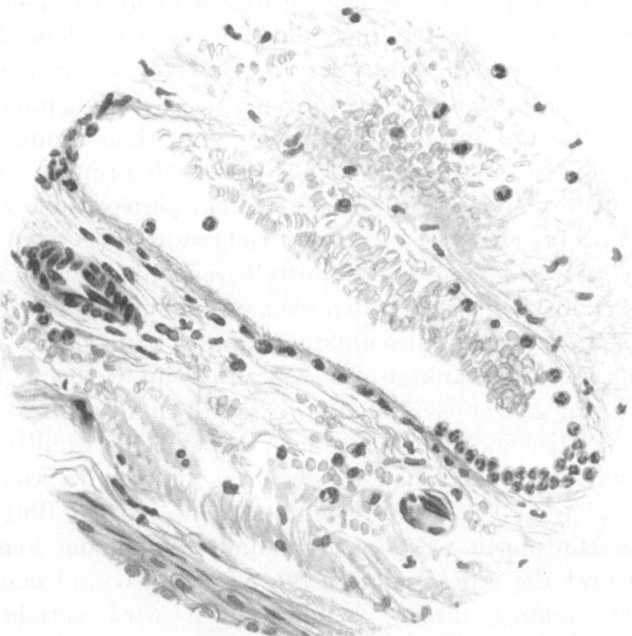

Abb. 16. Eine kleine Vene aus dem gleichen Versuch, wie Abb. 15 mit stark geschädigter Wand, heftiger diapedetischer Blutung und reichlicher Leukocytenansammlung (vgl. z. B. *Wolff* Abb. 9, 11 u. 13) Leitz, Obj. 6, Okul. 4.

mit Störung der Sauerstoffzufuhr und so werden hier besonders leicht Zerfallserscheinungen, autolytische Vorgänge im geschädigten Hirngewebe eintreten, die nunmehr zu starker Erweiterung des ganzen Gefässbaumes, zu stark erhöhter Durchlässigkeit der Gefässwand und schliesslich zur Nekrotisierung der Gefässwand führen. Je nach dem verschiedenen Grade der Einwirkung und nach der Verteilung der Wirkungsflächen können wir hier eine diapedetische Blutung aus einem ganzen Gefässbaum, eine Hämatombildung an mehreren Stellen der Gefässwand (intramurale Hämatome, Pseudoaneurysmen), aber vielleicht auch eine lokal stärkere Blutung durch lokal stärkere Schädigung einzelner Wandstellen haben.

Diese Schlüsse, zu denen wir bei kritischer Verwertung der bisher festgestellten Tatsachen kommen, scheinen mir deshalb wertvoll, weil sie neue Problemstellungen, die methodisch angreifbar sind, ergeben, und die Richtigkeit oder Unrichtigkeit aller einzelnen Teile dieser pathogenetischen Theorie des apoklektischen Insults nunmehr klinisch, anatomisch und experimentell genau geprüft werden kann.

Wir glauben nach alledem von der *Pathogenese der typischen Apoplexie des Gehirns* auf Grund der bisher vorliegenden Tatsachen folgendes Bild entwerfen zu dürfen:

Kommt es an einer oder mehreren Stellen des Gehirns direkt (Trauma-, Giftwirkung) oder indirekt (Gefäßspasmen oder andere Formen der lokalen Kreislaufstörung, wie Embolie, Stase, prärubrostatischer Zustand usw., die sich infolge besonderer pathologischer Umstände nicht rechtzeitig lösen) zu einem Zerfall von Hirngewebe, so kann dieser Gewebszerfall infolge der eigenartigen chemischen Zusammensetzung der Hirnsubstanz zur reichlichen Bildung von besonderen Zellzerfallsprodukten führen. Diese Zerfallsprodukte können unmittelbar auf die Gefässwand schädigend einwirken, wodurch einerseits schon vorhandene oder eingeleitete lokale Kreislaufstörungen verstärkt und verschlimmert werden, andererseits direkt Stasen, peristatische Zustände und schwerste anatomische Veränderungen der Gefässwand bis zur Angionekrose hervorgerufen werden können. Die unmittelbare Einwirkung auf die Gefässwand kann natürlich auch das Gefässnervensystem treffen und reflektorische Störungen auslösen. Durch all dies entstehen multiple und massive Blutungen im Bereich des ganzen erkrankten Gefässbezirkes im Gehirn. Unter diesen Umständen kann ein ganzer Gefässbaum in sämtlichen Teilen zu gleicher Zeit bluten, es können aber auch die Blutungen auf einzelne Stellen des Gefässes beschränkt bleiben. Dabei sprechen die oben angeführten Tatsachen durchaus dafür, dass in vielen Fällen es sich nicht um eine einzige Blutung handelt, sondern dass die Blutungen *zeitlich verteilt* sind, aufeinander folgen und dass in vielen Fällen erst die *Nachblutungen* schwere Folgen und den Tod herbeiführen. Die Entstehung dieser Nachblutungen wird gerade im Gehirn dadurch wesentlich gefördert, dass das primär oder sekundär absterbende Nervengewebe rasch zu schweren Anätzungen der Gefässwände führt.

Die primäre Schädigung des Gehirngewebes kann also durch lokale Kreislaufstörungen im Bereich einer erkrankten Gefässbahn, kann auch durch mechanischen Druck, durch Trauma, durch Ansammlung schädlicher Stoffwechselprodukte oder durch direkte Giftwirkung hervorgerufen sein.

Ungeklärt ist bis heute, wie und wodurch es gerade bei der Hypertonie, insbesondere bei der essentiellen Hypertonie, zu einer solchen Ansammlung gefäßschädigender Stoffe kommt. Da aber fast allgemein für die Erklärung des Hochdrucks, insbesondere des blassen Hochdrucks das Auftreten gefäßsensibilisierender Stoffe im Blute heute angenommen wird und die *Volhardsche* Schule bereits eine Reihe eindrucksvoller Beweise für das tatsächliche Vorhandensein solcher giftiger Stoffe erbracht hat, so erscheint die gegebene Erklärung hinreichend gestützt und durch alle tatsächlichen Befunde gesichert. Allerdings ist diese Erklärung nicht der Schlußstein im Gebäude der Lehre von der Apoplexie, im Gegenteil, sie ist eine neue Grundlage, auf der nun zahlreiche wichtigste Fragen anatomisch, experimentell und klinisch angegriffen werden können. Die Bearbeitung dieser neuen Fragen erscheint nicht nur theoretisch aussichtsreich, sondern eröffnet auch für die praktische Medizin neue Ausblicke und Hoffnungen auf wesentliche Fortschritte.

E. Schluss.

Für die übrigen Kapitel der funktionellen Störungen des peripheren Kreislaufs wollen wir es an dieser Stelle bei den kurzen früheren Bemerkungen bewenden lassen. Zu weiteren Ausführungen fehlt hier der Raum, war es doch auch nicht die Absicht, ein Sammelreferat mit Zusammenstellung der gesamten Literatur an dieser Stelle zu geben, sondern nur die besonders für die Klinik heute aktuellen Fragen der funktionellen, peripheren Kreislaufstörungen auf Grund kritischer Sichtung der im Schrifttum niedergelegten Tatsachen wie auf Grund eigener Beobachtungen meines Instituts grundsätzlich zu erörtern und das Wesentliche herauszuarbeiten, in der Hoffnung, dass auf diesem Wege vielleicht neue Gesichtspunkte gewonnen werden können. Der über diese Fragen in Prag im April 1932 gehaltene Vortrag (s. Vorwort) war mit der Vorführung eines an meinem Institut und auf meine Veranlassung von meinem Schüler und Mitarbeiter Prof. *J. Tannenberg* hergestellten Films verknüpft. Dieser *Kreislauffilm* gibt die Beobachtungen zahlreicher Vorgänge in der terminalen Strombahn am lebenden Granulationsgewebe des Kaninchens wieder und ich habe dieser Abhandlung auch eine Reihe von einzelnen Bildern aus diesem Film (vgl. die Abb. 1—4 u. 6—13) beigegeben. Das Einzelbild kann natürlich niemals die Beobachtung des lebenden Vorganges, wie ihn der Film trotz der Einfarbigkeit so eindrucksvoll wiedergibt, ersetzen. Immerhin hoffe ich, dass auch die Leser aus diesen Bildern einen kleinen Eindruck von der Bedeutung solcher Filmbeobachtungen bekommen werden, während natürlich diejenigen, die den Film selbst gesehen haben, aus den Abbildungen manches Kreislaufphänomen sich leicht in die Erinnerung zurückrufen werden.

Über die Bedeutung solcher *Filmbeobachtungen* für Forschung, Fortschritt und Unterricht sei mir an dieser Stelle noch ein Wort gestattet. Auch unser Kreislauffilm bringt erklärlicherweise nur einen winzigen Bruchteil der zahlreichen Beobachtungen, die man am Kreislauf des lebenden Tieres machen kann. Wir wären aber durchaus in der Lage, alle wesentlichen experimentellen Befunde unserer Beobachtungen am lebenden Tier im Film vorzuführen. Wie es gelungen ist, jedem im Film die Auswanderung der Blutleukocyten zu zeigen, so dass jeder Widerspruch gegen diese Tatsache verstummen muss, so würden wir ebenso gern die vielen, von uns beigebrachten tatsächlichen experimentellen Beweise z. B. gegen die Allgemeingültigkeit der *Rickerschen* Lehren, insbesondere das *Rickersche* Stufengesetz im Film wiedergeben. Aber diese Absichten müssen vorläufig fromme Wünsche bleiben, weil uns die Apparate und Mittel zur Herstellung solcher Filme fehlen und schon für den einen Film grosse Schwierigkeiten zu überwinden waren und nur durch Hilfe anderer überwunden wurden. Solche Filme wären ausserordentlich instruktiv und könnten auch denen, die nicht monatelang sich ausschliesslich mit den äusserst diffizilen Kreislaufbeobachtungen am lebenden Tier beschäftigen können, die Endergebnisse all dieser Arbeiten schön, klar und eindeutig vor Augen führen. Das wäre nicht nur für den Unterricht, sondern auch für den wissenschaftlichen Fortschritt höchst bedeutungsvoll, da jahrelange Differenzen über tatsächliche Befunde auf diesem Wege leicht und einfach aus der Welt geschafft werden könnten. Dazu kommt, dass das sorgfältige Studium der *Einzelbilder* solcher Filme noch viele wissenschaftliche Aufschlüsse über wichtige Einzelheiten gibt, die man im raschen Ablauf des lebenden Vorganges und des Filmes selbst nicht beobachten und analysieren kann.

Unser Kreislauffilm ist ein erster Versuch, einzelne Kreislaufphänomene im Film festzuhalten und in dieser Weise gründlich zu studieren, aber ich hoffe, dass doch die Zeit kommen wird, wo jedem Studenten die Grundgesetze der Kreislaufpathologie im Film, d. h. zum Teil noch rascher, sicherer und besser als im einzelnen Tierversuch selbst, vorgeführt werden können.

Namenverzeichnis.

Abe, M. 125, 129.
Adson 95, 101, 107, 108.
Adson u. Brown 95, 108.
Adson, Scott u. Morton 101.
Alexander 52.
Altschul 139.
Aminjew 99.
Anochin 28.
del Aqua 37.
Arnold 29, 34.
Aschoff 33.
Ascoli 15.
Asher 40, 64.
— u. v. Frey 57.
Assmann 103, 109.
Atzler 5, 6, 44, 95.
— u. Lehmann 5, 44, 95.

Bär 50, 122, 124, 127, 130, 136, 152.
— u. Rössler 50.
— u. Westphal 127.
Del Baere 29.
Barcroft 3, 12, 17.
Bargmann 19.
Bartosch 33, 53.
—, Feldberg u. Nagel 53.
Baruch 93.
Basch 38.
Bauer u. Recht 105.
Bayliss 24.
Beau 101.
Beck 97.
Beitzke 119, 120, 121, 128, 137, 141.
Bender 102.
Beneke, R. 116, 117, 144.
Bennhold 9.
v. Bernuth 37.
Bettmann 38, 44.
Bier, Aug. 8.
Biebl, M. 51.
Bisbini 36.

Bleuler 110.
Bock 37.
Böhne 119, 122, 127, 128, 130, 131, 132, 140, 142, 152, 153.
Bogin 104.
Bohn 4, 39, 160.
Bollinger, O. 143.
Boothby 4.
v. Borbely 156.
Boshamer 81.
Bouchard 118, 120, 137.
Bremer 135.
Brinkmann u. Szent-Györgyi 31.
Brown 27, 52, 95, 108.
Bruening u. Stahl 101.
Buchholz 80, 151.
Büchner 64, 112, 113.
Büngeler, W. 45, 46.
Bürger 47.
Bürker 14.
Bulle u. Haase 110.

Cantarow u. Gordon 31.
Carrier 15, 26, 27.
Cassirer u. Hirschfeld 108.
Castellotti 27.
Ceelen 105.
Cohn 134, 135.
Cohnheim 54, 122, 155.
Charcot u. Bouchard 118, 120, 137.
Clark, C. u. E. 28.
Cobb, St. 125.
Cordier 108.
Cramer 53.
Crawford 28, 36.
Curschmann 94, 115.
Czarnecki 40.

Dale 17, 39, 43, 45, 50.
Danzer 37.

Degener 90.
Delherm u. Beau 101.
Deusch u. Liepel 36.
Deutsch 21.
Dietrich 78, 79, 80, 82, 88, 97.
— u. Nordmann 42, 51.
Domagk 34.
Doxiades 38.
Drinker 30.
Dürck 109.

Ebbecke 14, 26, 27, 28, 41, 43, 44, 69, 98.
v. Eiselsberg 101.
Ellis 118.
— u. Weiss 29.
Ellmer 26.
Elschnig 126.
Embden 63.
Eppinger 32.
Ernst 49.
Erb, W. 148.

Fahr 151.
Fahrenkamp 136.
Farkas 101.
Feldberg 53.
— u. Nagel 33.
Felix u. Lange 43.
Field u. Drinker 30.
Fischer, A. W. 50.
— G. 102.
— L. 34, 38, 105.
Fischer-Wasels 20, 58, 76, 96, 109, 117, 147, 149, 148.
— u. Jaffé 149.
— u. Tannenberg 79, 80.
Fleisch 4, 8, 29, 41, 50.
— u. Hürthle 4.
—, Sibul u. Ponomarew 8.
Florey 26.
Foerster, O. 114.
Fontaine 29.

Sachverzeichnis.